ANDREAS KÖNINGS | LISA KÖNINGS

SCHMERZ IST KOPFSACHE

Bibliografische Information der Deutschen Nationalbibliothek
Die Deutsche Nationalbibliothek verzeichnet diese Publikation in der Deutschen Nationalbibliografie. Detaillierte bibliografische Daten sind im Internet über https://dnb.de abrufbar.

Für Fragen und Anregungen
info@m-vg.de

Wichtiger Hinweis
Dieses Buch ist für Lernzwecke gedacht. Es stellt keinen Ersatz für eine individuelle medizinische Beratung dar und sollte auch nicht als solcher benutzt werden. Wenn Sie medizinischen Rat einholen wollen, konsultieren Sie bitte einen qualifizierten Arzt. Der Verlag und der Autor haften für keine nachteiligen Auswirkungen, die in einem direkten oder indirekten Zusammenhang mit den Informationen stehen, die in diesem Buch enthalten sind.

Ausschließlich zum Zweck der besseren Lesbarkeit wurde auf eine genderspezifische Schreibweise sowie eine Mehrfachbezeichnung verzichtet. Alle personenbezogenen Bezeichnungen sind somit geschlechtsneutral zu verstehen.

Originalausgabe
2. Auflage 2025

Türkenstraße 89
80799 München
Tel.: 089 651285-0

Redaktion: Susanne Schneider
Umschlaggestaltung: Pamela Machleidt/Marc-Torben Fischer, riva Verlag
Umschlagabbildungen: Nils Schwarz, Shutterstock/Printstocker
Bildnachweis: siehe Seite 283

Models: Daniela Dihsmaier von FREISTIL Sportmodels, Hamburg, Nicky Laungani
Layout und Satz: Ortrud Müller – Die Buchmacher, Köln
Druck: Florjancic Tisk d.o.o., Slowenien
Printed in the EU

ISBN Print 978-3-7423-2448-1
ISBN E-Book (EPUB, Mobi) 978-3-7453-2219-4

ANDREAS KÖNINGS | LISA KÖNINGS

SCHMERZ IST KOPFSACHE

Mit neurozentrierten Übungen Beschwerden in den Gelenken, im Verdauungstrakt und chronische Schmerzen selbst behandeln

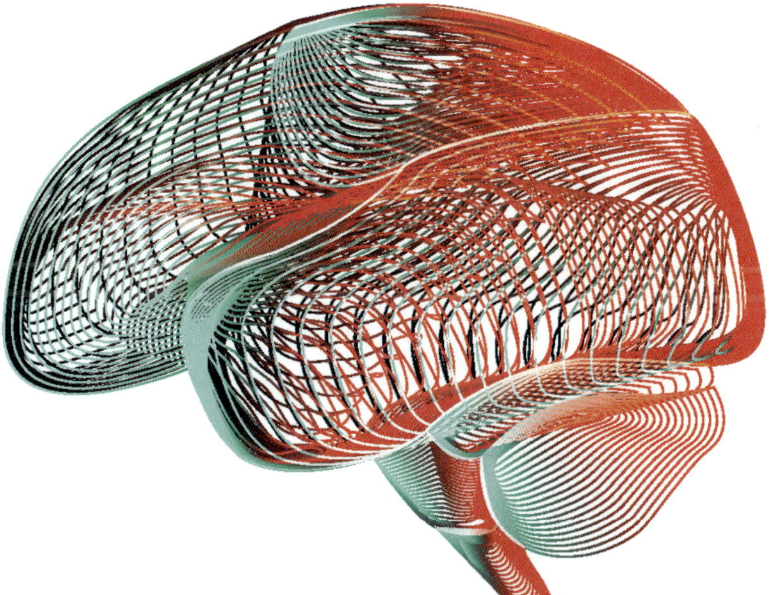

riva

Inhalt

Die neurologische Lücke schließen

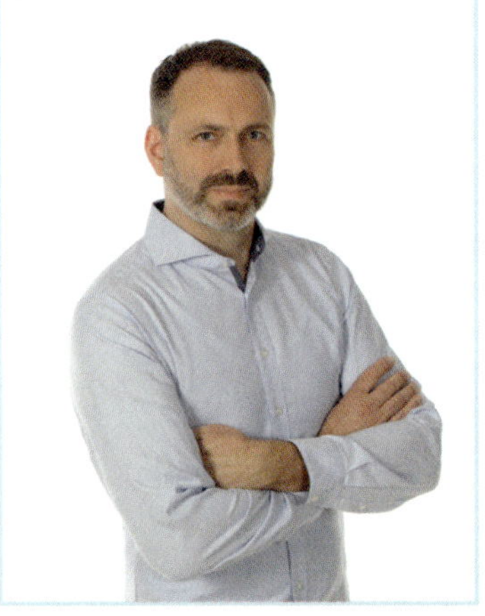

Es ist an der Zeit, dem Nervensystem im Training, in der Therapie und in der Medizin einen festen Platz einzuräumen. Das klingt möglicherweise so, als ob das Nervensystem bisher ignoriert worden wäre. Einerseits stimmt das nicht, denn bei Störungen wie einem Schlaganfall oder der Demenz denkt man sofort an das Nervensystem. Andererseits stimmt das schon, da das Nervensystem bei allen anderen Störungen oder Erkrankungen bisher nur sehr bedingt oder gar nicht berücksichtigt wurde. Sämtliche Körperfunktionen werden jedoch vom Gehirn und vom Nervensystem gesteuert. Deshalb sollte man bei allen Störungen der Körperfunktionen, auch bei Schmerzen, immer daran denken.

Die Anatomie und Funktion des Nervensystems werden seit Jahrhunderten erforscht. Bereits Galen (ca. 130–200 n. Chr.) lenkte die Aufmerksamkeit auf die Funktionen des Gehirns und des Nervensystems. Trotzdem wurden bei Beschwerden, wie zum Beispiel bei Schmerzen am Bewegungsapparat, bisher im Wesentlichen Gelenke, Muskeln und Faszien in den Mittelpunkt von Therapien gestellt. Begründet wird dies oft mit Verkürzungen der Muskeln, Sehnen und Faszien – und so wird gedehnt, was das Zeug hält. Klassisches Dehnen, Fasziengymnastik oder Mobilisation durch den Therapeuten können durchaus hilfreich sein. Insbesondere nach Verletzungen und Operationen kann es zur Narbenbildung und damit zu einer eingeschränkten Funktion des Gewebes kommen. Liegt aber Derartiges nicht vor, ist eine tatsächliche Verkürzung des Gewebes eher unwahrscheinlich. Trotzdem ist eine im wahrsten Sinne des Wortes umfangreiche Bewegung in Form von Gymnastik oder anderen Leibesübungen immer sinnvoll, um eine gute Beweglichkeit ein Leben lang zu erhalten.

Eine andere Begründung, die für Beschwerden am Bewegungsapparat oft zu hören ist, ist eine unzureichende Kraft der Muskulatur. Das kann tatsächlich eine Ursache sein, denn der Alltag bietet meist zu wenig Bewegung. Knochen, Bindegewebe und Muskeln brauchen aber eine ausreichende Belastung, damit sie funktionstüchtig bleiben. Kraft- und Gewichtstraining werden deshalb zu Recht immer beliebter, gestützt durch neueste wissenschaftliche Erkenntnisse, nachdem jahrzehntelang hauptsächlich Ausdauer- und Herz-Kreislauf-Training für die Gesundheit propagiert wurden.

Lokale Behandlungen von Gelenken, Muskeln und Faszien und einfaches Bewegungs- und Krafttraining helfen aber nicht immer oder verursachen manchmal sogar mehr Beschwerden. Es müssen also noch andere Ursachen vorhanden sein.

Den Blick auf das System zu richten, das alle Körperfunktionen steuert, ist die logische Konsequenz. Die Funktionen des Nervensystems müssen klar sein, um neurologische Prinzipien anwenden zu können. Die wichtigste Funktion ist Bewegung – wir müssen uns zur Nahrungsbeschaffung bewegen –, aus der Neurowissenschaft ein, wenn nicht der Grund, warum wir ein Gehirn haben. Zeitgleich muss das Gehirn die aktuelle Situation inner- und außerhalb des Körpers permanent bewerten, um den Körper vor Gefahren schützen zu können. So sichert das Nervensystem das Überleben und sendet bei Gefahr Signale, zum Beispiel Schmerzen.

Eine zentrale Funktion bei Bewegung ist die Koordination, was unter anderem im Abschnitt »Das Kleinhirn – ein wichtiges Integrationszentrum« (ab Seite 36) genauer betrachtet wird. Koordination sorgt dafür, dass aus mehreren hochspezialisierten Systemen und Funktionen wie dem Sehen, dem Gleichgewichtssinn, dem Bewegungssinn und der Bereitstellung von Energie eine gut funktionierende Einheit wird. Die Augen erfassen die Umgebung, in der die Bewegung stattfinden soll. Der Mensch verfügt außerdem für die Fortbewegung nur über zwei, im Vergleich zum restlichen Körper, winzige Flächen: die Füße. Damit der aufrechte Gang trotzdem möglich ist, ist ein gut funktionierendes Gleichgewichtssystem notwendig. Der gesamte Körper meldet zudem ständig an das Gehirn, wie sich eine geplante Bewegung tatsächlich ausgewirkt hat. Nur so kann diese sofort an sich verändernde Umstände angepasst werden. Für diese Funktionen brauchen sowohl der Körper als auch das Gehirn Energie. Dafür muss Nahrung aufgenommen und verdaut werden. Die Atmung liefert den nötigen Sauerstoff. Währenddessen wird von bestimmten Bereichen des Gehirns die gegenwärtige Situation permanent bezüglich der Sicherheit bewertet. So tragen verschiedene Teile des Körpers im Zusammenspiel mit dem Nervensystem dazu bei, dass wir uns sicher durch die Welt bewegen können.

Warum ist aber ausgerechnet das Nervensystem in den letzten Jahren so in den Mittelpunkt gerückt? In der Vergangenheit fehlten schlichtweg direkte und einfache Anwendungen der neurologischen Prinzipien. Diese stehen heute zur Verfügung, die neurologische Lücke kann somit jetzt geschlossen werden.

Ihr
Dr. med. Philip Eckardt

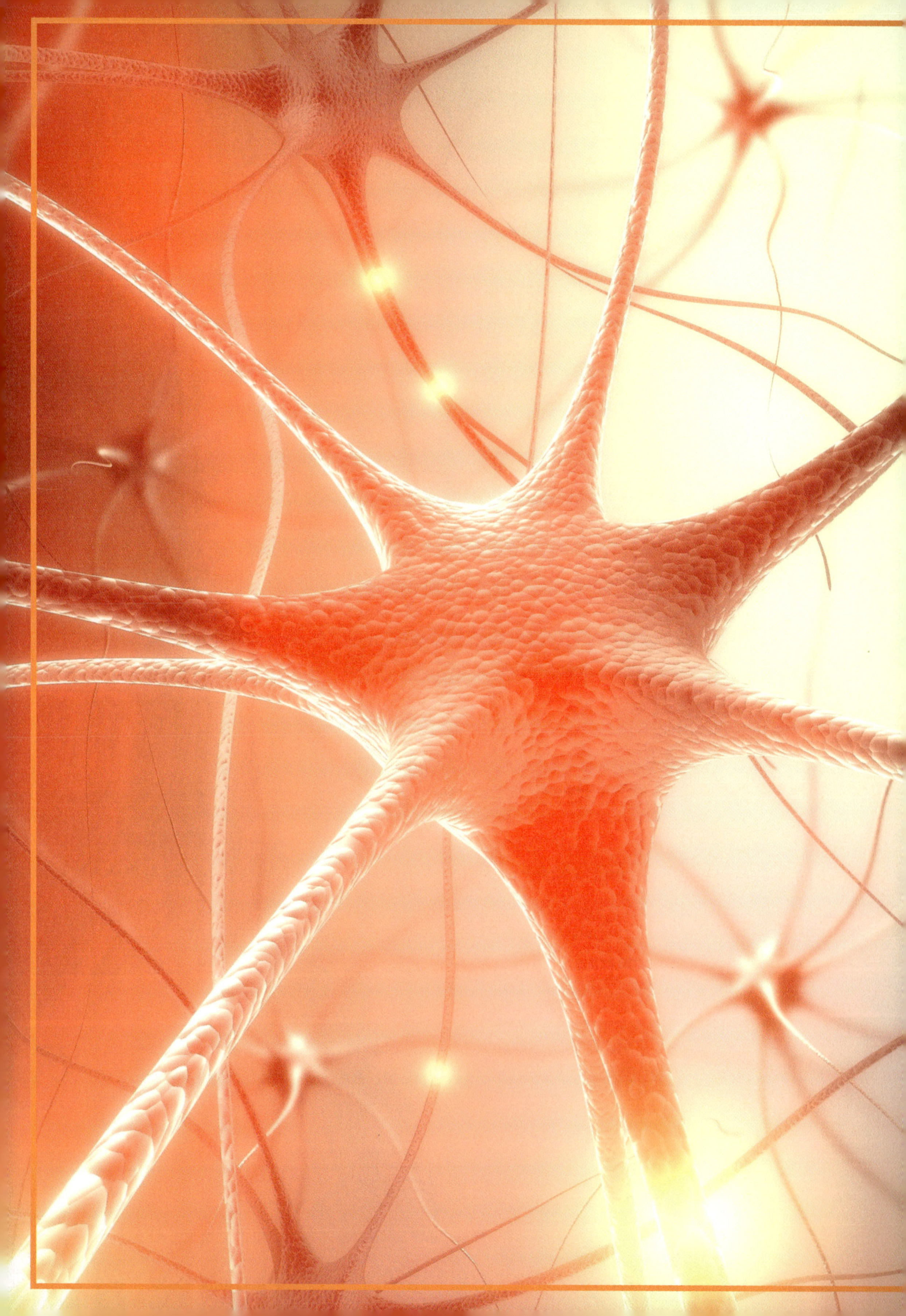

Kapitel 1

Die Ursache von Schmerz

Was ist Schmerz und wie entsteht er?

Schmerz wird als »ein unangenehmes sensorisches und emotionales Erlebnis, das mit tatsächlichem oder potenziellem Gewebeschaden verbunden oder dem ähnlich ist«, definiert. Diese vor Kurzem überarbeitete Definition von der International Association for the Study of Pain (IASP) betont bereits, dass Schmerz immer eine persönliche Erfahrung ist und von vielen Faktoren beeinflusst wird. Hierzu zählen unter anderem biologische, psychologische und soziale Faktoren, wie ein inaktiver Lebensstil, eine ungünstige Ernährungsweise, Einsamkeit, negative Lebensereignisse, chronische Stressoren, aber auch persönliche Erfahrungen, unter anderem mit Schmerzen, die jemand im Laufe seines Lebens gesammelt hat. Was Schmerz bedeutet und die Art und Weise, wie Schmerz empfunden wird, ist also bei jedem individuell. Es ist wichtig, Schmerzsignale wahrzunehmen und zu respektieren, anstatt sie zu ignorieren oder »wegmachen« zu wollen. Doch warum sollte man etwas so Unangenehmes respektieren?

Auch wenn Schmerz unangenehm ist und jeder von uns ihn am liebsten vermeiden möchte, ist er grundsätzlich ein wichtiger und nützlicher Mechanismus unseres Körpers. Dabei erfüllt Schmerz zwei Funktionen: zum einen eine sensorisch-diskriminierende Funktion (das heißt, die Fähigkeit, Reize einzuordnen und zu bewerten), um den schädlichen Reiz zu beurteilen. Wo ist der Reiz? Welche Art von Reiz ist es? Wie stark ist der Reiz? Zum anderen generiert Schmerz unangenehme Emotionen, die die Grundlage für zukünftige Vermeidungsreaktionen bilden können und Erinnerungen hervorrufen, die dabei helfen sollen, vergleichbare schmerzhafte Situationen in Zukunft zu vermeiden. Schmerz soll uns dementsprechend über mehrere Wege vor potenziellen Schäden schützen.

Für Sie ist wichtig zu verstehen: Schmerzen sind ein Signal, das Ihr Nervensystem sendet, um Sie auf mögliche Gefahren aufmerksam zu machen und um Ihnen zu verdeutlichen, dass irgendetwas nicht stimmt. Es kann ein unangenehmes Symptom für viele Zustände sein. Letztendlich entstehen Schmerzen immer dann, wenn sich Ihr Gehirn einer realistischen oder potenziellen Bedrohung ausgesetzt sieht. Verstehen Sie Schmerzen daher als eine »Meinung« Ihres Gehirns zu Ihrer aktuellen Situation. Diese Meinung bildet sich aufgrund der Verarbeitung und Interpretation der eingehenden Informationen. Dies hört sich für Sie im ersten Moment vielleicht etwas kompliziert und verwirrend an, dabei ist es jedoch im Grunde recht einfach. Schmerzen entstehen im Gehirn. Wie sie zustande kommen und was Sie dagegen tun können, möchten wir Ihnen in den folgenden Kapiteln näherbringen. Lassen Sie uns starten!

Schmerzen sind keine Sinneswahrnehmung

Schmerzen stellen ein Aktionssignal des Gehirns dar. Ihr Gehirn möchte, dass Sie aktiv werden und etwas ändern. An dieser Stelle ist es wichtig zu verstehen, dass Schmerzen ein Ausgangssignal des Gehirns sind. Eine Reaktion auf eine bestimmte Situation. Schmerz ist kein Eingangssignal und keine Sinneswahrnehmung. Dies wird häufig missverstanden. Sinneswahrnehmungen werden von Sinnesrezeptoren ermöglicht. Diese Rezeptoren leiten die entsprechenden Signale über das Fühlen, Riechen, Hören, Sehen und Schmecken an das Gehirn weiter.

Es gibt jedoch keine Schmerzrezeptoren im Körper, sondern lediglich Gefahrenrezeptoren. In erster Linie sind dies Nozizeptoren, über die Sie auf Seite 109 noch mehr erfahren. Über diese Gefahrensensoren können Sie verschiedene Gefahren wahrnehmen. Dies ist ähnlich wie bei den Sinneswahrnehmungen, aber nicht das Gleiche. Hier einige Bespiele:

- Stellen Sie sich vor, Sie berühren versehentlich eine heiße Herdplatte. Die Nerven in Ihren Fingern senden ein Signal an Ihr Gehirn, um Sie zu warnen, dass etwas nicht stimmt. Dieses Signal löst zumeist eine Schmerz- sowie auch eine Reflexreaktion aus. Der Schmerz sorgt dafür, dass Sie Ihre Hand sofort automatisch zurückziehen, um weitere Verletzungen zu vermeiden. Das ist ein Beispiel dafür, wie Schmerz uns vor potenziellen (größeren) Schäden bewahrt.
- Im Fall einer Entzündung senden die entzündeten Zellen in Ihrem Körper Gefahrensignale aus, um Ihr Gehirn zu alarmieren, dass etwas nicht in Ordnung ist. Dies kann zu einem anhaltenden Schmerzgefühl führen, das schwer zu ignorieren ist und Sie dementsprechend zu einer Handlung auffordert.
- Chronische Schmerzen dagegen können sogar völlig unabhängig von der Aktivierung von Gefahrenrezeptoren auftreten. Wenn Ihr Gehirn entscheidet, dass eine Bedrohung besteht – welche auch immer das sein mag – und Ihr Überleben gefährdet ist, erzeugt es ein Schmerzsignal, um Sie zu warnen.

Das Verständnis über die Ursachen von Schmerzen und wie sie durch Veränderungen der Eingangsinformationen oder der Gehirnverarbeitung beeinflusst werden können, trägt dazu bei, dass Sie besser verstehen, was in Ihrem Körper geschieht und wie Sie Ihre Schmerzen lindern können.

Die Schmerzspirale

Die Entstehung von Schmerzen läuft meist nach einem bestimmten Schema ab, das auch unter dem Begriff »Furcht-Vermeidungs-Modell« bekannt ist. Dieser komplexe Kreislauf trifft insbesondere bei chronischen Schmerzen zu und ist fundamental an der Aufrechterhaltung von Schmerzen beteiligt. Sich dieses Ablaufs bewusst zu sein und ihn zu verstehen, ist ein Schlüssel dafür, den Kreislauf zu durchbrechen. Lassen Sie uns nun einen genauen Blick darauf werfen, wie sich die verschiedenen Aspekte gegenseitig verstärken und einen Teufelskreis bilden:

- **Schmerzen:** Am Anfang stehen Schmerzen, die akut oder chronisch sind und in verschiedenen Körperbereichen auftreten können. Sie bilden das Ausgangssignal des Kreislaufs und senden Ihnen ein Warnsignal, das Ihre Aufmerksamkeit einfordert.
- **Angst vor Verletzungen:** Nicht selten rufen Schmerzen Ängste hervor, insbesondere die Angst vor weiteren möglichen Verletzungen oder einer Verschlimmerung der bestehenden Schmerzen. Diese Ängste können sich negativ auf Ihr Denkmuster auswirken und Ihr Handeln beeinflussen.
- **Angst, sich zu bewegen:** Eine mögliche Folge der Angst ist, dass Sie Aktivitäten oder Bewegungen meiden, um sich selbst zu schützen. Dies kann zu einer generellen Angst vor Bewegung führen. Betroffene Menschen können sich unsicher fühlen, wenn es darum geht, sich zu bewegen oder an Aktivitäten teilzunehmen, selbst an solchen, die ihnen Freude bereiten. Hieraus kann ein eingeschränkter Lebensstil und sozialer Rückzug resultieren.
- **Bewegungsreduktion:** Mit der Angst vor Bewegung geht häufig eine generelle Verringerung der körperlichen Aktivität einher. Die Reduzierung der Bewegung aufgrund von Schmerzen und Ängsten führt Sie weiter in den Teufelskreis, denn sie hat Folgen. Bewegung ist essenziell für ein gesundes Nervensystem.
- **Körperlicher und geistiger Abbau:** Die Einschränkung Ihrer körperlichen Aktivität setzt weitere degenerative Prozesse (auch im Gehirn) in Gang und Ihre allgemeine körperliche Leistungsfähigkeit nimmt ab. Dies kann in Muskelverspannungen, Steifheit und einer erhöhten Schmerzempfindlichkeit resultieren. Gleichzeitig können Symptome wie Depressionen, Angstzustände und Schlafstörungen hinzukommen, die wiederum Ihren Zustand weiter verschlimmern.

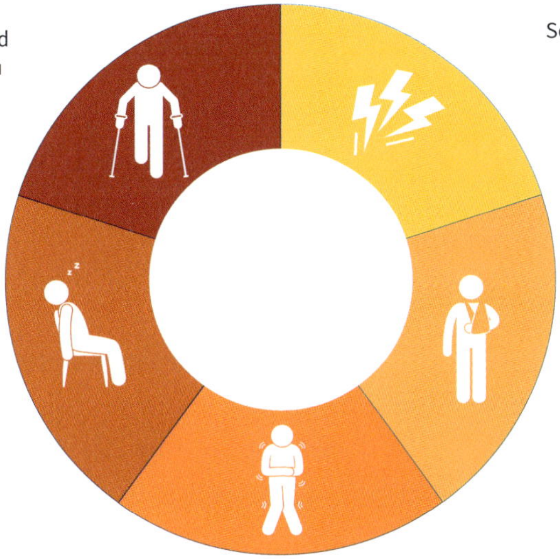

Die Schmerzspirale beschreibt einen Teufelskreis aus Schmerzen, die Verhaltensmuster nach sich ziehen, welche dafür sorgen, dass sich Schmerzen verstärken und fortsetzen können.

Der Kreislauf schließt sich, denn der körperliche und geistige Abbau verstärken wiederum Ihre Schmerzen und befeuern Ihre Ängste nur noch mehr. Um diesen Teufelskreis zu durchbrechen, ist es wichtig, geeignete Schmerzbewältigungsstrategien zu erlernen, die Schmerzen kontrollieren, Ängste reduzieren und die Ihre Bewegungsfreiheit wiederherstellen können.

In diesem Buch stellen wir Ihnen solche Schmerzbewältigungsstrategien vor und helfen Ihnen, sie zu erlernen und damit Ihre Schmerzspirale zu durchbrechen. Ein relevanter Faktor dafür ist, dass Sie die Warnsignale beziehungsweise bestimmte Merkmale kennen, die auf das Risiko der Entwicklung einer vor allem chronischen Schmerzerkrankung hinweisen können. Dazu zählen die folgenden Faktoren:

- **Pessimistische Einstellung gegenüber Schmerzen:** Schmerzen sind grundsätzlich dazu da, Ihr Überleben zu sichern, und gehören bis zu einem gewissen Maß zum Leben. Sie sind also per se nichts Schlechtes, sondern eher etwas Positives, denn sie übernehmen eine wichtige Schutzfunktion. Eine negative Einstellung gegenüber Schmerzen und die Erwartung, dass Ihre Schmerzen anhalten oder sich verschlimmern, können dabei die Wahrscheinlichkeit einer Chronifizierung erhöhen.

- **Übermäßige Angst vor Bewegung und Aktivität:** Diesen Punkt haben Sie bereits bei der Schmerzspirale kennengelernt. Die Furcht vor Schmerzen kann dazu führen, dass Ihr Lebensstil zunehmend inaktiver wird und Sie dadurch umso eher in der Schmerzspirale landen können.
- **Wenig Hoffnung auf Besserung:** Sie glauben, Sie sind ein hoffnungsloser Fall, oder sind fest davon überzeugt, dass Ihre Schmerzen unvermeidlich sind. Diese Einstellung kann die Aussicht auf eine positive Veränderung beeinträchtigen.
- **Unzufriedenheit und Konflikte:** Stress und Konflikte im beruflichen und privaten Umfeld, insbesondere wenn sie dauerhafte Begleiter Ihres Lebens sind, können sich negativ auf Ihre Schmerzwahrnehmung auswirken und Ihre Genesung erschweren.
- **Psychische Erkrankungen:** Depression oder Angststörungen können nicht nur eine Folge von Schmerzen sein, sondern tragen auch dazu bei, die Schmerzwahrnehmung zu verstärken und die Bewältigung von Schmerzen zu erschweren. Sie sind ein Teil der Schmerzspirale.
- **Wunsch nach passiver Behandlung:** Sie bevorzugen passive Behandlungsansätze wie Medikamente, Massagen oder Operationen? Dieser Wunsch kann Ihre tatsächliche Bewältigung von Schmerzen behindern. Niemand kann Ihren Schmerz besiegen, außer Sie selbst, und dazu gehört aktiver Einsatz.
- **Missbrauch:** Frühere traumatische Erfahrungen, gleich ob körperlich, emotional oder sexuell, können Ihre Schmerzwahrnehmung und -verarbeitung negativ beeinflussen.
- **Drogenabhängigkeit:** Der Missbrauch von Drogen kann sowohl Ihre Schmerzwahrnehmung verstärken als auch Ihre Fähigkeit zur angemessenen Bewältigung von Schmerzen beeinträchtigen. Dazu zählt auch der Konsum von Alkohol.

Nun, da Sie diese Warnsignale kennen, prüfen Sie, ob und, wenn ja, welche auf Sie zutreffen. Sie allein haben es in der Hand, auf diese Faktoren einzuwirken und damit aktiv Einfluss auf Ihr Schmerzempfinden zu nehmen.

Ein wichtiger Faktor, um Schmerzen zu reduzieren, besteht darin, Schmerzen besser zu verstehen. Durch gezielte Aufklärung und Informationen können Sie ein besseres Verständnis für die Funktionsweise des Schmerzsystems entwickeln. Allein das Lesen dieses Buches trägt dazu bei und kann Ihnen helfen. Wie Schmerzen aus neuronaler

Sicht entstehen, erfahren Sie in Kapitel 2 ab Seite 26. Zusätzlich möchten wir Ihnen dazu folgende Gedanken als Hilfestellung an die Hand geben.

Es ist wichtig zu verstehen, dass Ihre Schmerzen auf zentralen Prozessen in Ihrem Gehirn beruhen und nicht unbedingt auf strukturellen oder körperlichen Problemen. Hieraus ergibt sich eine hervorragende Nachricht: Schmerzen sind umkehrbar! Immer. Für Sie als Betroffener ist es wichtig, Ihre Schmerzempfindungen bewusst wahrzunehmen und sie in einem Kontext der Sicherheit zu bewerten. Sehen Sie Schmerz nicht als Bedrohung, sondern als Signal Ihres Körpers. Der Sicherheitsaspekt spielt dabei für Ihr Gehirn eine außerordentliche, um nicht zu sagen die wichtigste Rolle.

Sammeln Sie für sich persönliche Beweise, dass auch Ihr Schmerz ein zentraler Prozess ist, und notieren Sie sich diese. Das Schmerztagebuch auf Seite 75 wird Ihnen dabei eine gute Hilfe sein. Im Folgenden finden Sie einige Anhaltspunkte, die für Sie Beweise darstellen können, die zentrale Natur Ihrer Schmerzen zu erkennen:

- Inkonsistenzen in der Art und Weise, wie der Schmerz auftritt
- Schmerzen ohne eine spezifische Verletzung, dazu zählen auch unauffällige Befunde bei Röntgen- oder MRT-Untersuchungen
- Schmerzen während stressiger Zeiten
- Soziale Kontexte als Schmerzauslöser: Einsamkeit, Unzufriedenheit, Arbeitsplatzsituation
- Situationen, in denen der Schmerz trotz Ausübung von körperlichen Positionen oder Aktivitäten, die normalerweise Schmerzen verursachen, nicht vorhanden ist
- Vorliegen anderer Schmerzsyndrome in der Vergangenheit

Wie bereits erwähnt, spielen auch emotionale Bedrohungen wie Angst, Stress, Depression oder Traumata eine wichtige Rolle und können mit Schmerzen einhergehen. Gehen Sie diese Faktoren an. Die Bewältigung kann Ihre Schmerzwahrnehmung positiv beeinflussen.

Als letzte Komponente ist es enorm hilfreich, sich auf positive Gefühle und Empfindungen zu konzentrieren. Stellen Sie positive Erlebnisse in den Vordergrund und rufen Sie sich diese immer wieder in Erinnerung. Notieren Sie sich die positiven Erlebnisse in Ihrem Schmerztagebuch (Seite 75). Mit dieser Veränderung Ihres Mindsets können Sie Ihre Aufmerksamkeit von den Schmerzen weglenken und Ihr Wohlbefinden verbessern. Zudem hilft es Ihnen, aus der Schmerzspirale auszusteigen.

Gut zu wissen:
Was Schmerz nicht ist

Es gibt verschiedene Mythen und Glaubenssätze im Zusammenhang mit dem Schmerzverständnis. Diese halten sich auch bei Medizinern und Therapeuten hartnäckig. Wie Sie bereits wissen, ist ein richtiges Verständnis von Schmerzen ein wichtiger Bestandteil für die Genesung. Einige Mythen wollen wir nun aufklären.

Schmerzen entstehen im Körper

Wie schon zuvor beschrieben, sind Schmerzen eine Art Meinung Ihres Gehirns. Somit entstehen Schmerzen auch nur im Gehirn. Aus Ihrem Körper empfängt Ihr Gehirn »lediglich« verschiedene Signale, die zu einer Schmerzreaktion führen können, jedoch nicht zwangsläufig müssen.

Schmerzen gehen mit einer Verletzung einher

Ihr Gehirn reagiert immer dann mit Schmerzen, wenn es sich »bedroht« fühlt. Diese Bedrohung kann durch eine reale Verletzung entstehen (Sie haben sich in den Finger geschnitten), sie kann jedoch auch völlig unabhängig davon auftreten. So kann sich Ihr Gehirn auch bedroht fühlen, wenn es fehlerhafte oder unzureichende Informationen durch Ihre Sinnesorgane erhält. Ihr Knie schmerzt beispielsweise beim Treppensteigen, weil Ihr Gleichgewicht beeinträchtigt ist.

Je größer der Schmerz, desto schlimmer die Verletzung

Schmerzen sind immer vom Kontext abhängig. Dies wollen wir Ihnen anhand von zwei Beispielen erläutern: Für einen Pianisten kann ein Bienenstich im Finger am Abend vor einem großen Auftritt unvorstellbare Schmerzen bedeuten. Der Stich kann sich negativ auf die Leistung und somit auch auf das zukünftige Leben sowie seine Karriere auswirken. Somit ist dieser »Beeinträchtigung« nun höchste Aufmerksamkeit zu widmen, was das Gehirn in Form von intensiven Schmerzen mitteilt. Dementgegen kann eine »lebensgefährliche Verletzung« wiederum keine Schmerzen auslösen, wenn Sie sich in einer noch bedrohlicheren Ausnahmesituation befinden, der es zu entfliehen gilt, um zu

überleben. Ein angeschossener Soldat spürt seine Verletzung nicht, bis er aus der lebensgefährlichen Situation, etwa weiterhin andauernder Beschuss, entkommen ist. In dieser Situation lässt das Gehirn schlichtweg keinen Schmerz zu, um sein Überleben zu sichern.

Schmerz – ein multifaktorielles Phänomen

Ihr Körper strebt nach einer dynamischen Balance und Schmerz fungiert als Ventil, um auf Ungleichgewichte hinzuweisen. Es gibt eine große Anzahl an Einflussfaktoren, die täglich auf Sie einwirken und für Ihr Befinden verantwortlich sind. Stellen Sie sich vor, in Ihrem Gehirn befände sich ein Fass, das sämtliche Informationen sammelt: Sinneseindrücke, Bewegung, Schlaf, Arbeit, Beziehungen und Ernährung, um nur einige Aspekte zu nennen. Diese Informationen laufen in das Fass hinein und befüllen es.

Ihr Körper befindet sich in einer Balance, wenn dieses Fass weder zu leer noch zu voll ist. Ein leeres Fass bedeutet, dass Ihrem Gehirn wichtige Informationen fehlen, um Bedrohungen richtig einzuschätzen. Zum Beispiel können Rückenschmerzen auftreten, wenn Sie für eine längere Zeit gesessen haben und physisch inaktiv waren. Das Schmerzsignal erinnert Sie daran, sich zu bewegen und aktiv zu werden. Ein volles Fass wiederum bedeutet, dass Ihr System überlastet ist. Im Extremfall kann es sogar dazu kommen, dass das Fass überläuft.

Auch in diesem Fall signalisiert Ihr Gehirn durch Schmerzen, dass Sie Ihr Verhalten oder auch Ihre aktuellen Umstände verändern sollten. Ziel dieses Signals ist es, Sie auf Ungleichgewichte hinzuweisen und die Balance wiederherzustellen. Sie erinnern sich daran, dass Schmerzen einen Schutzmechanismus darstellen.

Das Gleichgewicht in Ihrem Körper kann durch verschiedene Maßnahmen wiederhergestellt werden. Eine gesunde Ernährung, regelmäßige Bewegung, positive soziale Kontakte und Stressabbau sind entscheidende Komponenten. Wenn das Fass kurz vor dem Überlaufen ist, ist es wichtig, bewusst auf die verschiedenen Stressoren, die das Fass füllen, Einfluss zu nehmen und sie zu reduzieren. Das kann bedeuten, dass Sie sich Zeit für Entspannung nehmen, gesunde Bewältigungsstrategien entwickeln und auf sich selbst achten. Sowohl die Menge der Stressoren als auch deren Intensität beeinflussen Ihre Schmerzempfindung.

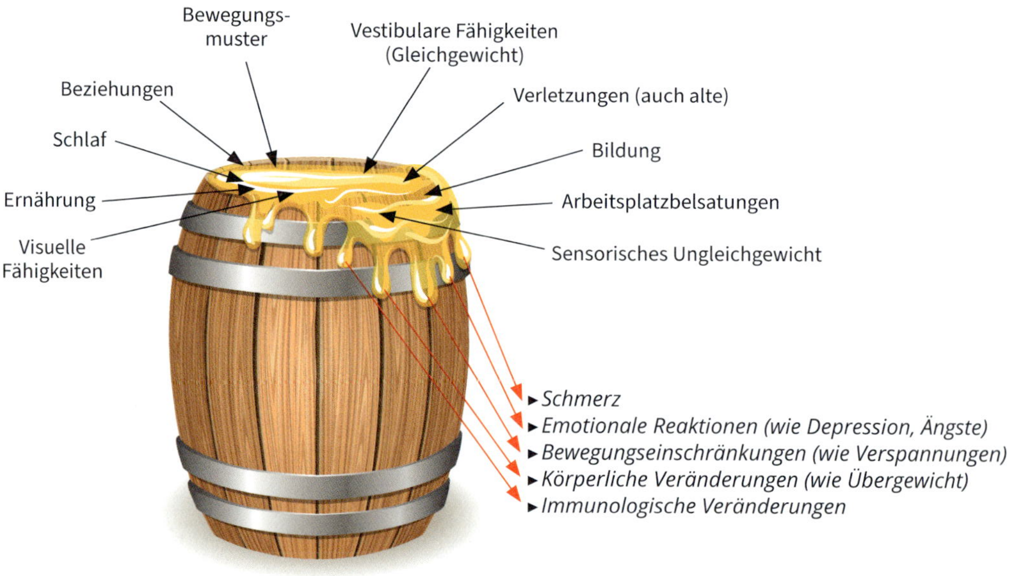

Das Gefahrenfass beschreibt unsere Kapazität, mit Stress umzugehen. Ist diese überschritten, hat dies negative Auswirkungen auf die psychische und körperliche Gesundheit.

Jeder Mensch hat dabei eine individuelle Stresstoleranz und kann unterschiedlich viel Stress vertragen. Was Stressoren sind, ist für jeden individuell. Für einige kann es Lärm sein, grelles Licht oder viele Menschen, während für andere eine dunkle Umgebung oder wenige Menschen Stress auslösen. So können verschiedene Menschen auf dieselbe Situation unterschiedlich reagieren. Hinzu kommt, dass manche mit hohem Stress sehr gut umgehen können und schmerzfrei bleiben, während andere bereits bei geringem Stress Schmerzen verspüren. Es ist wichtig, dass Sie Ihre individuelle Stresstoleranz erkennen und respektieren und Wege finden, um Ihr persönliches Gleichgewicht aufrechtzuerhalten. Indem Sie sich selbst besser kennenlernen und die Bedürfnisse Ihres Gehirns berücksichtigen, können Sie aktive Schritte unternehmen, um Ihre Schmerzen zu lindern. Hierbei hilft Ihnen dieses Buch.

Die Optimierung der Sinneseindrücke, die Ihrem Gehirn als Informationsgeber dienen, ist ebenfalls von Bedeutung. Indem Sie bewusst sensorische Informationen wahrnehmen und modulieren sowie ein angenehmes Umfeld schaffen, können Sie Ihre Belastung reduzieren. Zum Beispiel kann ein ruhiges und angenehmes Umfeld visuellen und auditiven Stress verringern. Übungen zur Verbesserung der Körperwahrnehmung, wie die in diesem Buch aufgeführten Mobilisationsübungen (ab Seite 115), sowie Achtsamkeitsübungen zur Verbesserung der Innenwahrnehmung (ab Seite 222) können ebenfalls hilfreich sein. Durch diese Maßnahmen lernen Sie, Ihren Körper bewusster wahrzunehmen und frühzeitig auf mögliche Ungleichgewichte zu reagieren.

Sowohl bei der Bewertung von Situationen als auch bei der Schmerzwahrnehmung spielt die allgemeine Lebensführung eine wichtige Rolle. Ein gesunder Lebensstil, der ausgewogene Ernährung, regelmäßige körperliche Aktivität und ausreichend Schlaf umfasst, verbessert nicht nur Ihr allgemeines Wohlbefinden, sondern auch Ihre Schmerzwahrnehmung positiv. Darüber hinaus ist es hilfreich, allgemein anerkannte negative Stressoren wie Nikotin, Alkohol, Drogen und übermäßigen Koffeinkonsum zu reduzieren oder gänzlich zu vermeiden. Hinzu kommt, dass jeder Mensch individuelle Prägungen und Erfahrungen erlebt hat, die seine Schmerzwahrnehmung beeinflussen können – zum Beispiel, wie Ihre Bezugspersonen reagiert haben, wenn Sie sich als Kind verletzt haben oder Schmerzen hatten. Nicht nur in der Vergangenheit, sondern auch im Hier und Jetzt sind soziale Reaktionen wie etwa Verständnis und Empathie von großer Bedeutung. Der Austausch mit anderen Betroffenen, sei es in einer Schmerz-Selbsthilfegruppe oder durch anderweitigen Kontakt zu Menschen, die ähnliche Erfahrungen machen, kann eine wertvolle Unterstützung bieten.

Es ist wichtig zu verstehen, dass Schmerzen eine komplexe Erfahrung sind und von verschiedenen körperlichen, emotionalen, mentalen und sozialen Faktoren beeinflusst werden. Daher ist es notwendig, eine ganzheitliche Herangehensweise an die Schmerzbewältigung zu wählen, die auch das Nervensystem beziehungsweise das Gehirn als alles entscheidende Instanz einbezieht.

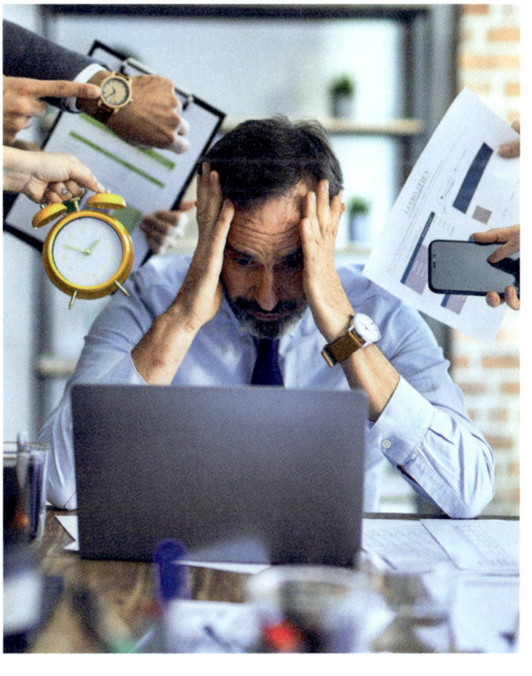

Das alltägliche Umfeld kann ein erheblicher Stressfaktor sein. Dieser wiederum hat einen maßgeblichen Einfluss auf Ihr Schmerzempfinden und kann dieses negativ beeinflussen.

Schmerz hat viele Gesichter

Ebenso wie die Ursachen von Schmerzen kann auch das Erscheinungsbild sehr unterschiedlich sein. In erster Linie wird zwischen somatischen, viszeralen sowie neuropathischen Schmerzen unterschieden. Diese drei Schmerzarten differenzieren sich vor allem in ihrer Erscheinungsform und teilweise auch in ihren Auslösern.

- Ein **somatischer Schmerz** wird häufig als scharf, dumpf, stechend oder brennend beschrieben und ist meistens auf einen bestimmten Körperbereich begrenzt. Ein Beispiel für somatische Schmerzen sind Gelenkschmerzen. Sie verstauchen sich den Knöchel und spüren an dieser Stelle einen scharfen Schmerz. Innerhalb des somatischen Schmerzes lässt sich noch zwischen einem Oberflächen- oder Tiefenschmerz unterscheiden. Bei einem sogenannten Oberflächenschmerz reagieren die Rezeptoren in den oberflächlichen Hautschichten oder Bandstrukturen auf eine tatsächliche oder potenzielle Bedrohung, wie zum Beispiel eine Gewebeschädigung. Der Tiefenschmerz hingegen wird durch Signale aus Rezeptoren in tiefer liegenden Gewebsbereichen, wie zum Beispiel der Knochenhaut oder den Muskeln, ausgelöst. Diese Art des Schmerzes ist meist schwieriger zu lokalisieren, als es beim Oberflächenschmerz der Fall ist.
- **Viszeraler Schmerz** bezieht sich auf Schmerzen, die von den inneren Organen, wie dem Magen, dem Darm oder den Blutgefäßen, ausgehen. Diese Art von Schmerz entsteht durch die Stimulation der Rezeptoren in den Organen und auch der umgebenden glatten Muskulatur. Ein Beispiel für viszeralen Schmerz sind Magenschmerzen oder der Schmerz bei einem Herzinfarkt. Manchmal ist es schwierig, den genauen Ort des Schmerzes zu lokalisieren, da viszeraler Schmerz oft diffus und schwer zu beschreiben ist. Mehr zu viszeralen Schmerzen und Trainingsansätze, die dazu beitragen, dieser Art von Schmerzen entgegenzuwirken, erfahren Sie in Kapitel 4 ab Seite 98.
- **Neuropathischer Schmerz** wird durch die Schädigung oder Fehlfunktion eines Nervs oder mehrerer Nerven verursacht. Im Gegensatz zu den anderen genannten Schmerzarten kann neuropathischer Schmerz auch ohne jegliche äußere Reize auftreten. Ein Beispiel für neuropathischen Schmerz ist das Gefühl von Nadelstichen oder elektrischen Schocks, die durch eine Nervenverletzung oder -entzündung verursacht werden können. Zu dieser Schmerzart zählen auch Phantomschmerzen, bei denen Schmerzen in einem Körperteil empfunden werden, der nicht mehr vorhanden ist, wie nach einer Amputation. Neuropathischer Schmerz kann auch durch

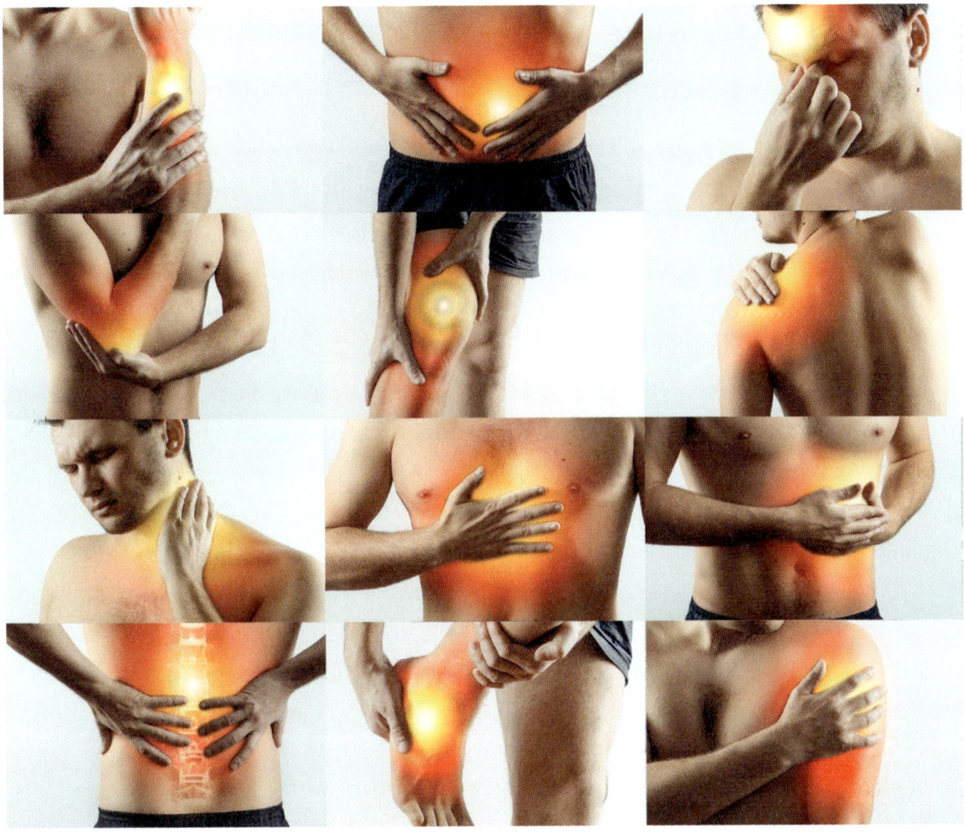

Schmerzen sind so vielfältig in ihrem Erscheinungsbild wie in ihren Ursachen. Wenn Sie regelmäßig üben, können Sie sich aus der Schmerzspirale befreien.

chronische Erkrankungen wie Diabetes, Multiple Sklerose oder durch Infektionen verursacht werden.

Darüber hinaus lassen sich die genannten unterschiedlichen Schmerzarten in die Bereiche **akute Schmerzen** und **chronische Schmerzen** unterteilen. Akutschmerz tritt plötzlich und intensiv auf und ist in der Regel auf eine akute Bedrohung wie zum Beispiel eine Verletzung oder Erkrankung zurückzuführen. Dieser Schmerz dauert meist nur wenige Sekunden bis zu einigen Tagen. Er kann auch von weiteren Symptomen begleitet sein, wie Schwellungen, Rötungen oder Fieber. Dauert der Schmerz jedoch länger an, wird er als chronischer Schmerz bezeichnet. Mehr über das Thema chronische Schmerzen und wie Sie diese überwinden können, erfahren Sie in Kapitel 4 ab Seite 100.

So nutzen Sie dieses Buch

Sie haben nun bereits erfahren, was Schmerz genau ist, welche wichtige Funktion er hat und dass Ihr Nervensystem einen maßgeblichen Einfluss auf Ihre Schmerzwahrnehmung hat. Wie Gehirn und Nervensystem genau funktionieren und welche neuronalen Bereiche im Schmerzkontext relevant sind, folgt in Kapitel 2. Wir haben uns darum bemüht, Ihnen das komplexe Nervensystem so einfach wie möglich vorzustellen. Es geht nicht darum, dass Sie einzelne Fachbegriffe lernen, sondern vielmehr um ein Grundverständnis über den Aufbau und die Funktionsweise des Nervensystems. Dieses Verständnis wird Ihnen dabei helfen, aktiv Einfluss auf Ihr Schmerzempfinden zu nehmen und dieses nachhaltig zu verändern. In Kapitel 3 ab Seite 62 erhalten Sie eine konkrete Anleitung, mit der Sie selbst zu Ihrem eigenen Schmerzexperten werden. Sie erfahren, wie Sie die Reaktion Ihres Nervensystems eigenständig testen können. Dieser Ansatz bildet die Grundlage zur Erstellung Ihres individuellen Trainingsplans.

In Kapitel 4 finden Sie weitere Informationen zu ausgewählten Schmerzbildern sowie eine empfohlene Übungsauswahl, die Sie für sich testen können. Jedem Schmerzbild ist ein Icon zugeordnet, das Sie in Kapitel 5 ab Seite 108 bei den einzelnen Übungen wiederfinden. Kapitel 5 bildet das große Übungskapitel, welches in unterschiedliche Bereiche aufgeteilt ist, um sowohl die Exterozeption (Seite 53) als auch die Interozeption (Seite 50) zu trainieren. Zu jedem Übungsbereich finden Sie weitere allgemeine Informationen sowie konkrete Trainingsempfehlungen zu allen Übungen. Betrachten Sie sowohl die Übungsauswahl als auch den Übungsumfang nur als Orientierung. Testen Sie die Wirkungen immer für sich selbst.

Ziel der Übungen ist es, Ihrem Gehirn gute Informationen zu liefern und sein Sicherheitsempfinden zu erhöhen. Und wie Sie bereits wissen, ist dies individuell ausgeprägt. Vielleicht mag Ihnen die eine oder andere Übung zuerst unbekannt oder gar seltsam vorkommen. Wir möchten Sie dazu ermutigen, offen zu sein und neue Wege fernab von konventionellen Therapieansätzen zu gehen, mit denen Sie Ihre Beschwerden erfolgreich behandeln können. Es lohnt sich!

Das abschließende Ernährungskapitel soll Sie zusätzlich unterstützen, eine für Sie geeignete Ernährung zu finden, die Sie ausreichend mit Energie und Nährstoffen versorgt und sich positiv auf Ihren Körper und Ihr Nervensystem auswirkt. Hier zeigen wir Ihnen verschiedene Faktoren auf, die die Basis für eine ausgewogene Ernährung bilden, sowie ergänzende Maßnahmen bei verschiedenen Schmerzbildern.

Die einzelnen Kapitel bauen inhaltlich aufeinander auf. Wir empfehlen Ihnen daher, das Buch Kapitel für Kapitel durchzugehen und den Theorieteil nicht zu überspringen. Wie bereits beschrieben, hat das Wissen über Schmerzen einen Einfluss auf deren Entstehung und Linderung. Lassen Sie dieses Potenzial nicht ungenutzt, indem Sie direkt mit den Übungen beginnen.

Ihr Nervensystem passt sich zeitlebens immer wieder neu an, was bedeutet, dass Sie Ihren Schmerzen nicht ausgeliefert sind, sondern diese selbst modulieren und lösen können. Dies ist doch eine wundervolle Nachricht, finden Sie nicht auch?

In der Schmerzforschung gibt es immer wieder viele neue Erkenntnisse und die Rolle des Nervensystems rückt mehr und mehr in den Vordergrund. Bis sich neues und aktuelles Wissen jedoch verbreitet, bedarf es häufig einer gewissen Zeit. Dies bedeutet auch, dass manche Therapie- oder Trainingseinrichtungen nicht auf dem aktuellen Wissensstand sind. Wundern Sie sich daher nicht, wenn Ihr Arzt, Therapeut oder Trainer mit dem Wissen aus diesem Buch nicht vertraut ist.

Wichtiger Hinweis!

Abschließend sei jedoch noch angemerkt, dass dieses Buch keinen Ersatz für eine medizinische Behandlung oder Therapie darstellt. Es kann auch ein zielgerichtetes Training durch Fachpersonen nicht ersetzen. Wenn Sie unter Schmerzen leiden, sollte der erste Schritt immer eine medizinische Abklärung der akuten Situation sein. Konsultieren Sie im Zweifelsfall bitte einen Arzt. Dies gilt auch, wenn bei Ihnen während des Trainings Überlastungsanzeichen wie Schwindel, starkes Schwitzen oder Ähnliches auftreten. Hören Sie auf Ihren Körper und nehmen Sie seine Signale ernst!

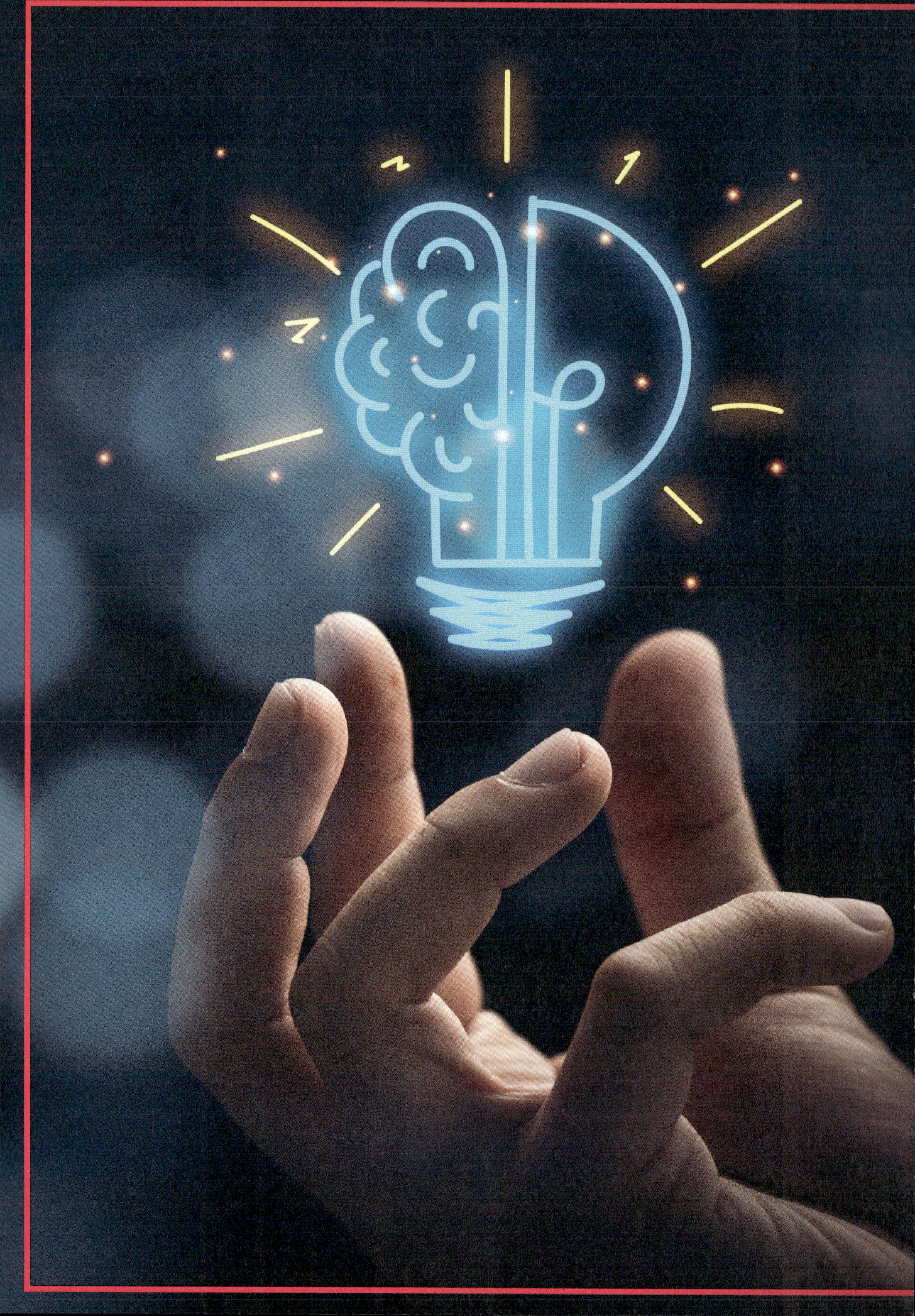

Kapitel 2

Neuronale Grundlagen – der erste Schritt zur Schmerzfreiheit

Die wichtigste Aufgabe des Gehirns

Ihr Gehirn lebt im Hier und Jetzt und stellt sich diese eine Frage: Ist es jetzt sicher? Diese Frage stellt es sich in jeder Sekunde und trifft eine entsprechende Entscheidung: »Ja, es ist sicher« oder »Nein, es ist nicht sicher«. Somit ist die wichtigste Aufgabe des Gehirns, Ihr Überleben zu sichern. Das Überleben ist wichtiger als Bewegung, Nahrungsaufnahme, Fortpflanzung, Arbeit und Ähnliches. Sicher ist dies alles wichtig, für Ihr Gehirn im Hier und Jetzt aber nicht überlebensnotwendig. Welche Einschätzung Ihr Gehirn trifft, hängt von eingehenden Informationen ab. Mehr dazu erfahren Sie später in diesem Kapitel ab Seite 46. Zusätzlich trifft Ihr Gehirn permanente Vorhersagen über die unmittelbare Zukunft. Je besser die eingehenden Signale sind, desto einfacher ist die Vorhersage für Ihr Gehirn. Nur so kann die Sicherheit gewährleistet werden.

Was hat dies nun mit Schmerzen zu tun? Ihr Gehirn lässt uneingeschränkte und schmerzfreie Bewegung nur zu, wenn es sich sicher fühlt. Fühlt sich Ihr Gehirn dagegen unsicher, so zieht es die Handbremse an. Als Schutzmechanismus ist die Handbremse von Ihrem Gehirn immer ein Stück weit angezogen. Das ist normal. Die Frage ist nur: wie stark? Bei Schmerzen hat das Gehirn die Handbremse allerdings bis zum Anschlag angezogen. Schmerzen sind eine der stärksten Bremsen, die Ihr Gehirn wählt, und dienen dazu, potenziell bedrohliche Situationen zu vermeiden. Erinnern Sie sich selbst daran, was Sie bei Schmerzen machen: zu Hause auf der Couch liegen oder im Bett bleiben, und das möglichst bewegungslos. Ihr Gehirn möchte Sie schützen und sein Überleben sichern. Aber was ist das für ein Leben für Sie? Der Schutzmechanismus Schmerz führt häufig zu einer Reduktion von Bewegung. Bewegung ist für das Gehirn allerdings essenziell und überlebensnotwendig. Ihr Nervensystem arbeitet nach dem Grundsatz »Use it, or loose it«. Dies heißt übersetzt: Benutze es oder verliere es. Ohne Bewegung fehlt es an einer Aktivierung einzelner Gehirnbereiche. Diese Nichtbenutzung wird von unserem Gehirn registriert. Es schlussfolgert daraus, dass diese Bereiche nicht weiter gebraucht werden, und reduziert die Aktivität noch weiter. Und dadurch können wiederum neue Schmerzen entstehen. Ein Teufelskreis beginnt.

Ziel dieses Buches ist es, dass Sie lernen, wie Sie Ihrem Gehirn wieder mehr Sicherheit geben können, sodass es die Handbremse löst. Wichtig ist, dass die Sicherheitseinschätzung des Gehirns immer individuell ist und dementsprechend bei jedem Menschen andere Auslöser für das Anziehen der Handbremse vorliegen. Um herauszufinden, welche das bei Ihnen sind, und um sie anschließend lösen zu können, helfen Ihnen das Testverfahren in Kapitel 3 ab Seite 62 sowie die Übungen in Kapitel 5 ab Seite 108.

Aufbau und Funktion von zentralem und peripherem Nervensystem

Im ersten Moment mag Ihnen das Nervensystem vielleicht als komplexe und undurchdringliche Struktur erscheinen. Im Grunde ist es jedoch eine geordnete Struktur, die sich in unterschiedliche Bereiche gliedert und bei jedem Menschen gleich aufgebaut ist. Alle Bereiche arbeiten zusammen und in Wechselwirkung zueinander, wobei das Nervensystem fast alle Prozesse in Ihrem Körper steuert. Dabei lassen sich grob zwei wichtige Aufgabengebiete herausstellen:

1. Die Aufrechterhaltung lebenswichtiger Funktionen, die weitestgehend autonom und ohne willentlichen Einfluss stattfinden. Dazu zählen unter anderem Herzschlag, Atmung und Verdauung.
2. Die Ermöglichung und Koordination von Bewegungen des Körpers.

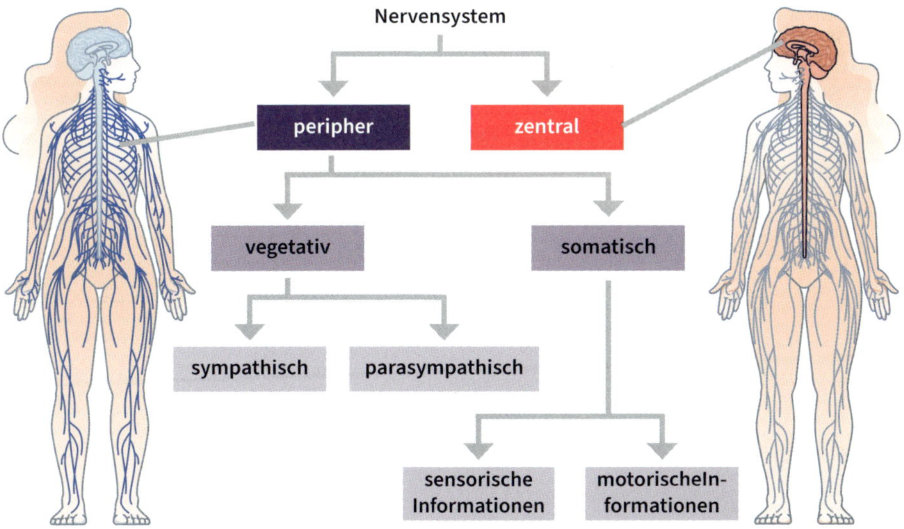

Das menschliche Nervensystem ist primär in einen zentralen und peripheren Bereich aufgeteilt, die jeweils eigene Aufgabenbereiche haben.

Primär lässt sich das menschliche Nervensystem dabei in zwei Bereiche aufteilen: in das zentrale Nervensystem (ZNS), das aus Gehirn und Rückenmark besteht, sowie das periphere Nervensystem (PNS). Das PNS umfasst alle Anteile des Nervensystems außerhalb des zentralen Nervensystems und gliedert sich funktionell in das somatische und das vegetative Nervensystem. Es wird auch autonomes oder viszerales Nervensystem genannt. Der vegetative Anteil wird nochmals in das sympathische und das parasympathische Nervensystem aufgeteilt.

Ein Grundverständnis über die Struktur des Nervensystems und dessen Aufgaben hilft Ihnen dabei, neurozentriertes Training besser zu verstehen. Einige Übungen in diesem Buch mögen auf den ersten Blick vielleicht etwas eigenartig erscheinen, jedoch sind sie eine praktische Umsetzung der neuronalen Gesetzmäßigkeiten und dienen dazu, die Informationsaufnahme und deren Weiterleitung ans Gehirn zu verbessern. In den folgenden Abschnitten erfahren Sie mehr über die einzelnen Bereiche des Nervensystems.

Unser Chef – das zentrale Nervensystem

Das Gehirn gehört neben dem Rückenmark zum zentralen Nervensystem und ist die Schaltzentrale des Körpers. Wie eine Art Supercomputer besteht es aus unzähligen Nervenzellen, die über feinste aufeinander abgestimmte Nervenimpulse miteinander kommunizieren und alle wichtigen Funktionen im Körper steuern.

Das Gehirn ist in der Lage, sich permanent an äußere und innere Reize anzupassen, indem es seine Strukturen neu gestaltet. Dies wird als Neuroplastizität bezeichnet. Dabei geschieht nichts anderes, als dass sich das Gehirn auf die gegebenen alltäglichen Stimulationen so anpasst, dass es bessere und schnellere Lösungswege findet oder kreiert. Diese Vorgänge benötigen sehr viel Energie. Um wertvolle Energie zu sparen, ist das Gehirn immer bedacht, wenig benötigte (aktivierte) Strukturen herunterzufahren und letztendlich abzubauen. Neuroplastizität funktioniert also in zwei Richtungen: zum einen, indem neue Verknüpfungen und Strukturen geschaffen werden, und zum anderen, dass alte, nicht mehr benötigte Strukturen abgebaut werden. Beide Vorgänge sind nötig, damit sich das Gehirn stetig veränderten Lebensbedingungen anpassen und somit das oberste Ziel, die Überlebenssicherung, gewährleisten kann. Neurozentriertes Training macht sich die Neuroplastizität zunutze, indem es das Gehirn mit den »richtigen« Informationen versorgt, um langfristig gesund sowie schmerzfrei zu sein – oder zu werden – und gut funktionieren zu können.

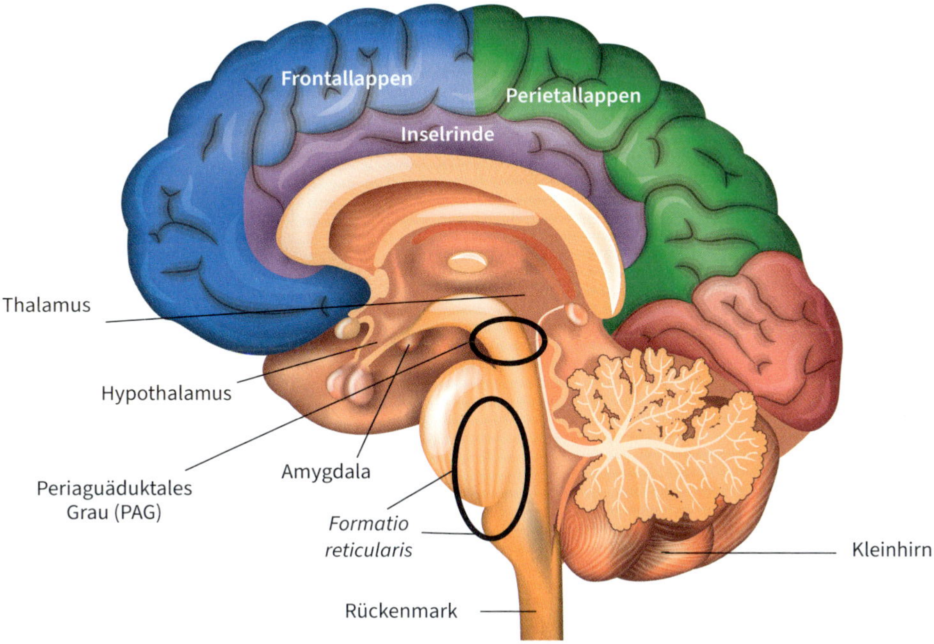

Diese Darstellung des Gehirns zeigt wichtige Areale, die in engem Zusammenhang mit Schmerzen und deren Wahrnehmung stehen.

Noch vor einiger Zeit hat man angenommen, dass es eine bestimmte Schmerzzentrale im Gehirn gibt. Heute wissen wir, dass mindestens zehn Bereiche des Gehirns – des zentralen Nervensystems – an dem komplexen Phänomen der Schmerzverarbeitung beteiligt sind. Mehr über die relevantesten Bereiche erfahren Sie jetzt.

Der Kortex – wo über Schmerzen entschieden wird

Der volumenmäßig größte Teil Ihres Gehirns wird Kortex genannt, oder auf Deutsch: Großhirnrinde. Sie besteht aus zwei Hirnhälften, den sogenannten Hemisphären, die über verschiedene Verbindungen miteinander kommunizieren. Das Großhirn übernimmt dabei eine Vielzahl unterschiedlicher Aufgaben und Funktionen, wobei viele davon im Hinblick auf die Schmerzwahrnehmung sowie deren Entstehung von großer Relevanz sind. So findet hier beispielsweise die »letzte Einordnung« einer gegebenen Situation und des damit verbundenen »Bedrohungsgrades« statt. Mit anderen Worten: Im Kortex entscheidet sich in letzter Instanz, ob und wie sehr sich Ihr Gehirn in der gegebenen Situation gerade bedroht fühlt. Die folgende Tabelle stellt eine Übersicht der für dieses Buch und im Schmerzkontext relevanten Bereiche des Kortex dar.

Bereich	Funktion
Frontallappen (prämotorischer, primär motorischer, präfrontaler und vorderer cingulärer Kortex)	▸ Bewegungsplanung und -steuerung ▸ Sitz des motorischen Homunkulus (Seite 32) ▸ Steuerung autonomer Prozesse wie Herzschlag und Blutdruck ▸ Kognitive Funktionen (emotionale Bewertung von Schmerzen) ▸ Entscheidungsfindung und Problemlösung ▸ Gedächtnis
Parietallappen (somatosensorischer Kortex)	▸ Verarbeitung der sensorischen Wahrnehmung ▸ Sitz des sensorischen Homunkulus (Seite 32) ▸ Wahrnehmung und Verarbeitung von Emotionen
Temporallappen (Amygdala, Hippocampus)	▸ Emotionsverarbeitung und -steuerung (limbisches System, Seite 34) ▸ Emotionale Steuerung autonomer Funktionen ▸ Gedächtnisbildung (körpereigener Arbeitsspeicher)

Der Kortex arbeitet dabei in den meisten Fällen kontralateral. Das bedeutet, dass er mit seinen motorischen sowie sensorischen Aufgaben und Empfindungen für die gegenüberliegende Seite verantwortlich ist. Wenn Sie das linke Bein anheben möchten, um eine Treppenstufe hinaufzusteigen, so kommt der »Befehl« aus Ihrem Frontallappen im rechten Kortex. Gleichzeitig empfängt Ihr Parietallappen im rechten Kortex alle wichtigen sensorischen Informationen, zum Beispiel wie weit Ihr linkes Bein schon angehoben ist. Durch unilaterale, das heißt, nur auf einer Körperseite ausgeführte, Mobilisationsübungen oder auch sensorische Stimulation (Seite 108) können Sie Ihren gegenüberliegenden Kortex stimulieren.

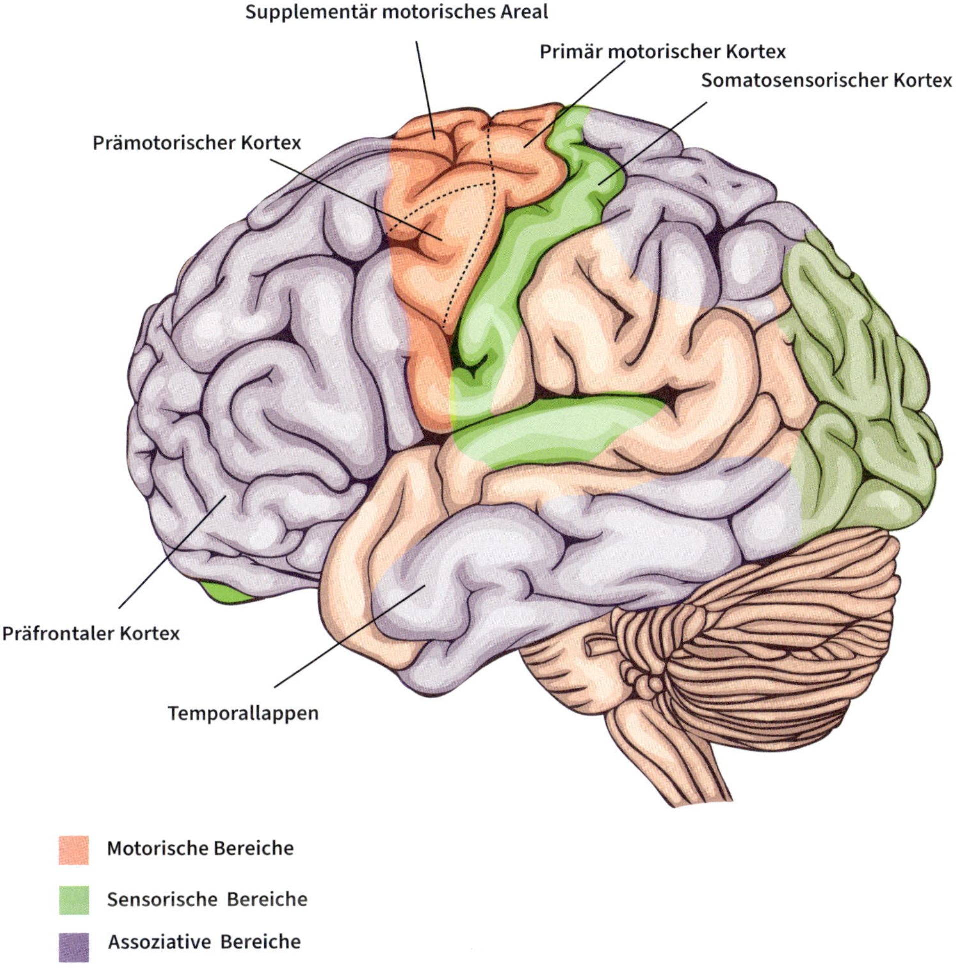

Dies sind die wichtigsten Bereiche des Großhirns, die eine Relevanz in Bezug auf Schmerzen haben.

Der Homunkulus

Der Begriff »Homunkulus« kommt aus dem Lateinischen und bedeutet so viel wie »Menschlein«. Im Gehirn existieren verschiedene Homunkuli. Für dieses Buch sind der sensorische sowie der motorische Homunkulus die relevantesten. Beide können Sie sich wie eine Art Landkarte in Ihrem Gehirn vorstellen. Die in der Abbildung dargestellten Größenverhältnisse entsprechen dabei dem kortikalen Raum und dessen Aktivierung. Das Gesicht, vor allem die Lippen und die Zunge, sowie die Hände nehmen dabei einen sehr großen Raum ein. Dort sind die sensorische Empfindung sowie willentlich stattfindende Bewegungen sehr komplex und detailreich. Diese Bereiche und die daraus resultierende starke Aktivierung des Kortex spielen bei der Übungsauswahl in diesem Buch eine entscheidende Rolle.

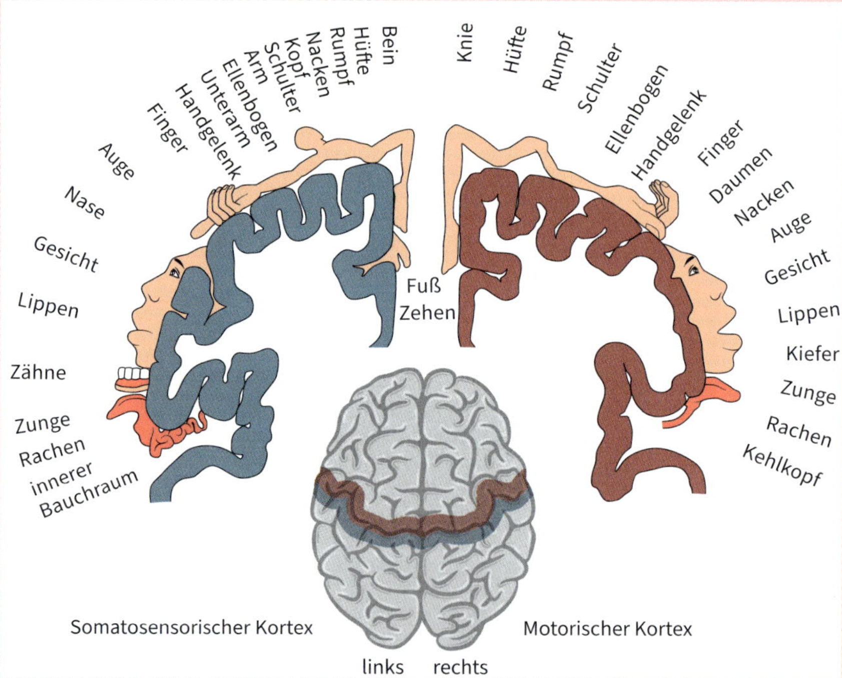

Die Inselrinde – Verarbeitung, Integration und Beurteilung von Informationen

Die Insula liegt tief im Gehirn und ist sowohl vom Großhirn als auch vom Zwischenhirn umgeben. Sie wird auch Inselrinde oder insulärer Kortex genannt und ist eng mit dem limbischen System verbunden. Die Inselrinde ist als Integrationszentrum an einer Vielzahl wichtiger Aufgaben im menschlichen Organismus beteiligt und gilt als Zentrum der Interozeption (Seite 50), eine Sensibilität für den inneren Zustand des Körpers. Dazu sammelt sie alle Informationen aus dem Körperinneren (interozeptive Signale), gleicht diese Informationen mit allen weiteren sensorischen Informationen ab, integriert diese und wertet sie aus. Zusätzlich verknüpft sie die Informationen mit einer Emotion. Die Inselrinde reguliert auch die autonomen unbewussten Funktionen des vegetativen Nervensystems und nimmt dadurch einen großen Einfluss auf das Gleichgewicht zwischen Sympathikus und Parasympathikus. Ebenfalls befinden sich der Sitz des Magen-Darm-Homunkulus sowie ein Teil des Suchtzentrums im Bereich der Inselrinde.

Verschiedenste sensorische Informationen ↓

Interozeption

Hintere Insula (Verarbeitung) →

- Aufnahme aller sensorischen Informationen
- Vestibulärer Assoziationskortex (gleicht Gleichgewichtsinformationen mit allen anderen Sinneswahrnehmungen ab)
- Thermosensorischer Kortex
- Beurteilung der Schmerzintensität

Mittlere Insula (Integration) →

- Verarbeitung von Geruch (Geruchszentrum)
- Verarbeitung von Geschmack
- Integration sensorischer Informationen
- Verarbeitung akustischer Signale

Vordere Insula (Beurteilung)

- Kognitives Zentrum
- Emotional-soziales Zentrum
- Bindeglied zum Kortex (Frontallappen)

All diese Aspekte machen die Insula für die Schmerzbetrachtung sowie dessen Reduktion äußerst interessant. Das Gehirn ist in großem Maße davon abhängig, wie die inneren lebenswichtigen Abläufe funktionieren, was wiederum für das oberste Ziel der Überlebenssicherung sowie das Sicherheitsempfinden des Gehirns entscheidend ist.

Die Inselrinde besteht primär aus drei einzelnen Bereichen, die hintereinandergeschaltet sind, wie das Schaubild auf Seite 33 zeigt. So verläuft der allgemeine Informationsfluss von hinten nach vorn. Vereinfacht lässt sich sagen, dass im hinteren Bereich der Insula die Informationen verarbeitet, im mittleren Bereich integriert, um dann im vorderen Bereich beurteilt zu werden. Liegt nun eine Dysfunktion in diesem Hirnareal vor, kann dies zu einem Ungleichgewicht der Regulation von Sympathikus und Parasympathikus führen. Infolge dieses Ungleichgewichts können sich Stresssymptome und auch Schmerzwahrnehmung häufen sowie die Regulation der autonomen Funktionen beeinträchtigt werden. In erster Linie entstehen Schwierigkeiten, die Schmerzintensität richtig einzuordnen, was dazu führen kann, dass jegliche Schmerzwahrnehmung als »unvorstellbar schmerzhaft« empfunden wird.

Um nun Ihre Inselrinde zu trainieren und die Funktion zu verbessern, bieten sich in erster Linie Übungen für das Gleichgewicht (Seite 198.) sowie Atemübungen (Seite 212) oder auch das Training der Innenwahrnehmung (Seite 222) an.

Das limbische System

An der Verarbeitung von Emotionen ist das limbische System sehr stark beteiligt. Es besteht aus unterschiedlichen Gehirnbereichen, die in ihrer Funktion zusammenarbeiten. Auch das sogenannte Triebverhalten wird hier gesteuert. In der engen Zusammenarbeit mit der Inselrinde werden darüber hinaus auch sensorische Reize wie zum Beispiel der Geruch verarbeitet und es ist an der Regulation vegetativer Abläufe wie der Verdauung und dem Stoffwechsel beteiligt. Im limbischen System findet ferner die Verarbeitung der Schmerzwahrnehmung einen Platz. Stress sowie andere Umwelteinflüsse können einen negativen Teufelskreis auslösen und somit die Schmerzspirale weiterdrehen. Dies kann sich in Angst vor bestimmten Situationen oder Bewegungen äußern und führt nicht selten zu deren Vermeidung. So kann der Rückenschmerz beim Bücken bei mehrmaligem, gelegentlich auch schon nach einmaligem Auftreten dazu führen, dass Sie diese Bewegung zukünftig vermeiden wollen, da Sie diese mit einem schmerzhaften Erlebnis abgespeichert haben.

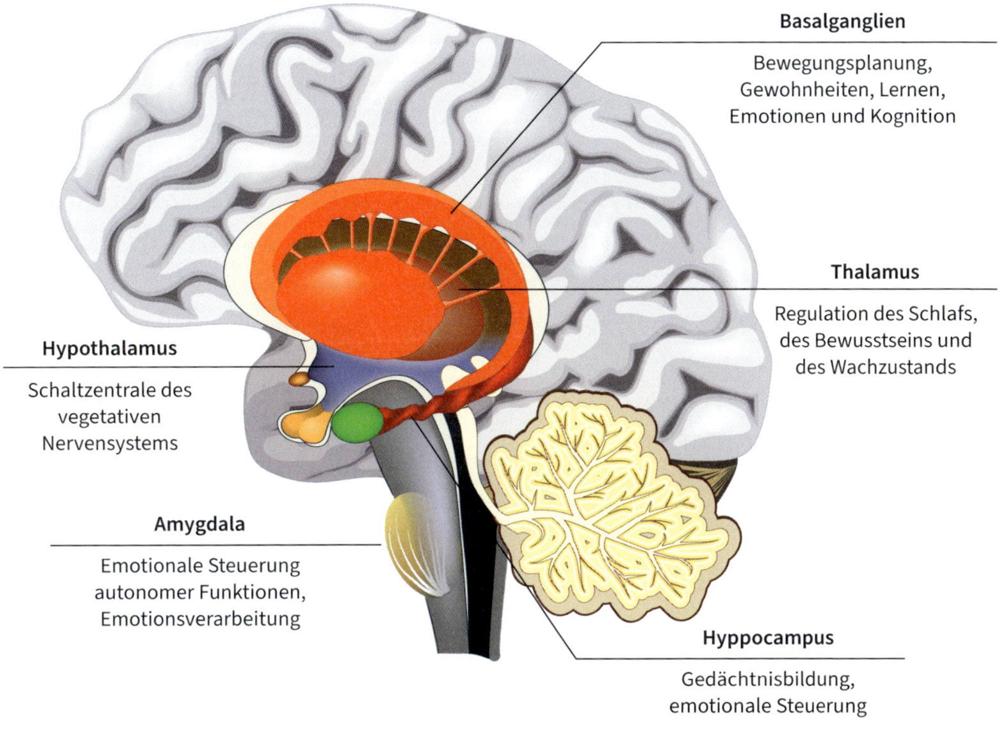

Das limbische System besteht aus unterschiedlichen neuronalen Strukturen, die an der Informationsverarbeitung beteiligt sind und bei der Schmerzwahrnehmung eine entscheidende Rolle spielen.

Das Zwischenhirn – der Filter von Informationen

Das Zwischenhirn (lateinisch *Diencephalon*) bildet das Verbindungsstück zwischen Kortex und Hirnstamm. Es ist somit entscheidend am Informationsaustausch und der Informationsfilterung zwischen den beiden Bereichen verantwortlich. Aufgrund der Filterfunktion hat dieser Bereich auch bei der Schmerzwahrnehmung und -entstehung einen besonderen Stellenwert. Eine fehlerhafte oder unzureichende Filterung der Informationen kann zu einer falschen Interpretation sowie Störungen Ihrer allgemeinen Wahrnehmung führen. Hierdurch kann sich teilweise »unbegründet« eine Bedrohungssituation für Ihr Gehirn einstellen, und Sie verspüren in diesem Fall Schmerzen. Ein gut funktionierendes Zwischenhirn ist somit ein essenzieller Bestandteil für die Schmerzregulation. Die folgende Tabelle stellt eine Übersicht der für dieses Buch und bei Schmerzen relevanten Bereiche des Zwischenhirns dar.

Bereich	Funktion
Thalamus	▸ Autonome Regulation ▸ Sammelt und verarbeitet afferente Informationen (außer Geruch) ▸ Filterfunktion ▸ Stressreaktion und Motivation ▸ »Eingang zum Unterbewusstsein«
Hypothalamus	▸ Schaltzentrale des vegetativen Nervensystems ▸ Autonome Regulation, zum Beispiel des Wasserhaushalts ▸ Steuerung des Schlaf-wach-Rhythmus ▸ Aufrechterhaltung des inneren Gleichgewichts, der sogenannten Homöostase

Das Kleinhirn – ein wichtiges Integrationszentrum

Das Kleinhirn, auch *Cerebellum* genannt, ist an vielen Funktionen und Regelprozessen des Körpers beteiligt und ein weiteres Integrationszentrum in Ihrem Gehirn. Im Bereich der Bewegung übernimmt es vor allem deren Koordination sowie die Regulation der Ausführungsgenauigkeit. Dazu integriert es unter anderem die Informationen aus dem visuellen System (Seite 54), dem vestibulären System (Seite 55) sowie der Propriozeption (ab Seite 52).

Das Kleinhirn steuert und koordiniert die Muskulatur und nimmt zugleich verschiedene sensorische Informationen auf, um die optimale Steuerung zu gewährleisten. Ist das Kleinhirn in seiner Funktion eingeschränkt, kann dies nicht nur zu einer suboptimalen Bewegungsausführung führen, sondern auch zu einer Schmerzauslösung. Wie auch Kortex und Hirnstamm ist das Kleinhirn in zwei Hälften unterteilt. Sie besitzen also ein linkes und ein rechtes Kleinhirn. Dabei ist deren Zuständigkeit immer ipsilateral (gleichseitig). Das linke Kleinhirn ist für die Kontrolle der linken Körperseite und das rechte Kleinhirn für die Kontrolle der rechten Körperseite zuständig.

Die jeweilige Kleinhirnhälfte lässt sich nun noch in weitere Abschnitte unterteilen. Für die Relevanz dieses Buches und der Einfachheit halber nutzen wir eine Unterteilung in zwei Bereiche: einen inneren (medialen) Abschnitt und einen äußeren (lateralen) Abschnitt. Diese beiden Abschnitte haben unterschiedliche Aufgaben und Funktionen, wie folgende Tabelle zeigt.

Bereich	Funktion
Innerer Abschnitt (Vermis)	► Stabilisierung der Körpermitte ► Integration von Gleichgewichtsinformationen ► Koordination der Augen und der Zunge
Äußerer Abschnitt (Pontocerebellum)	► Koordination und Integration von Arm- und Beinbewegungen ► Steuerung von Rhythmus und Timing der Bewegungen

Gut zu wissen:

Mit gleichseitigen Übungen das Kleinhirn stimulieren

Da das Kleinhirn als neuronales Integrationszentrum an vielen Prozessen im Körper beteiligt ist, lässt es sich auch auf vielfältige Art und Weise trainieren. Mit einer Vielzahl an Übungen aus diesem Buch können Sie gezielt Einfluss auf Ihr Kleinhirn nehmen. Am einfachsten sind sicherlich die Mobilisationsübungen (Seite 115) sowie die sensorische Stimulation (Seite 108) durchzuführen. Dabei wird hier immer ipsilateral (gleichseitig) gearbeitet. Sie trainieren Ihr linkes Kleinhirn mit Mobilisationsübungen wie zum Beispiel Kniekreise (Seite 120) oder Handgelenkkreise (Seite 142) auf der linken Körperseite. In diesen Fällen wird vorrangig der äußere Teil des Kleinhirns aktiv.

Eine weitere, sehr gute Stimulationsmöglichkeit bietet das Gleichgewichtstraining ab Seite 198. Auch dies funktioniert über das Gleichgewichtssystem derselben Seite.

Der Hirnstamm – Ort der Schmerzregulation

Dieser Teil des Gehirns lässt sich in drei Strukturen unterteilen: das Mittelhirn, den Pons (Brücke) sowie die Medulla (verlängertes Rückenmark). Die anatomisch oberste Struktur bildet das Mittelhirn, darunter (mittig) befindet sich der Pons und am unteren Ende als Verlängerung zum Rückenmark sitzt die Medulla.

Im Hirnstamm befindet sich das periaquäduktale Grau (PAG), das wiederum eng mit der *Formatio reticularis*, auch Retikulärformation genannt, verbunden ist. Die *Formatio reticularis* ist eine netzförmige Struktur und besteht aus Neuronen, die sich in weiten Teilen über Pons und Medulla erstrecken. Beide Bereiche sind an der Schmerzregulation beteiligt.

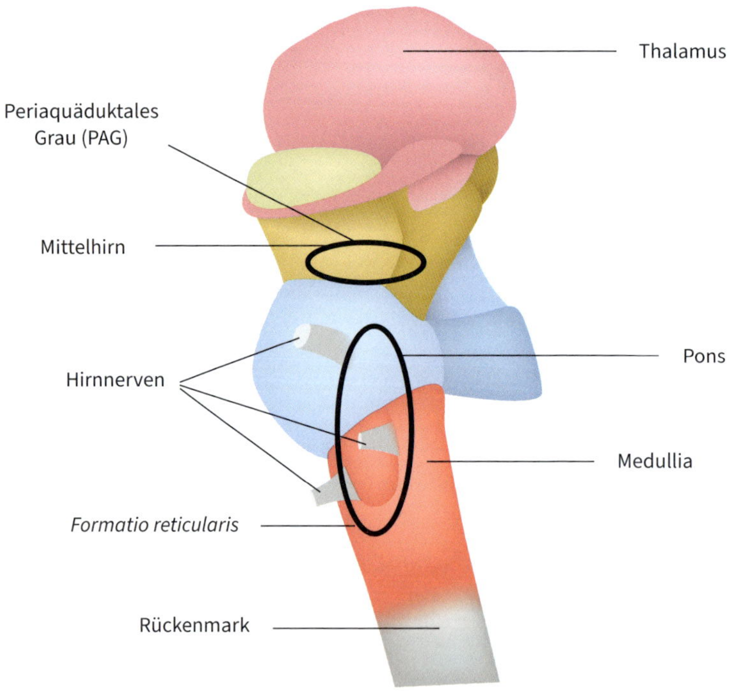

Der Hirnstamm spielt eine wichtige Rolle bei der Regulation autonomer Funktionen und bei der Schmerzkontrolle.

Der Hirnstamm ist für die Verarbeitung und Verschaltung aller lebenswichtigen Funktionen wie zum Beispiel die Atmung und die Steuerung des Herz-Kreislauf-Systems zuständig. Zudem befinden sich die Kerne der meisten Hirnnerven im Bereich des Hirnstamms, über die sich ebenfalls Einfluss auf den Hirnstamm nehmen lässt. In der folgenden Übersicht finden Sie die wichtigsten Bereiche des Hirnstamms, die in Bezug auf Schmerzen relevant sind.

Bereich	Funktion
Periaquäduktales Grau (PAG)	▸ Verarbeitung der Schmerzwahrnehmung
Formatio reticularis	▸ Gleichseitige Schmerzregulation ▸ Steuerung und Regulierung der Stabilität sowie des Muskeltonus (gleichseitig) ▸ Regulation von autonomen Funktionen wie Atmung, Blutdruck, Verdauung ▸ Kontrolle und Aufrechterhaltung der Körperhaltung
Mittelhirn	▸ »Startpunkt« des sympathischen Nervensystems ▸ Integrationszentrum für visuelle und auditive Informationen

Das periaquäduktale Grau

Dieser Bereich im Mittelhirn ist gemäß aktueller Forschung von großer Relevanz in Bezug auf die Schmerzverarbeitung und -modulation. Dort wird die Schmerzwahrnehmung verarbeitet, worauf entweder eine Verstärkung oder Hemmung folgt. Im Rahmen der Schmerzhemmung kommt es im periaquäduktalen Grau zu einer Art Verhinderung der Schmerzwahrnehmung. Dabei werden unter anderem neuronale Bahnen unterbrochen, welche die emotionale Bewertung des Schmerzes vermitteln. Durch diese Unterbrechung erreichen den Thalamus nicht ausreichend Signale, um eine (Schmerz-) Wahrnehmung auszulösen.

Gut zu wissen:

Den Hirnstamm auf unterschiedlichen Wegen aktiveren

Sie können über zwei Trainingsmöglichkeiten Einfluss auf den Hirnstamm nehmen. Zum einen lässt sich eine effiziente Aktivierung des Hirnstamms durch eine Aktivierung des gleichseitigen Kortex (Großhirn) erzielen. Dies erreichen Sie zum Beispiel durch komplexe Bewegung (Kreise, Unendlichkeitszeichen) der gegenüberliegenden Körperhälfte. Kreisen Sie zum Beispiel Ihren rechten Arm oder Ihr rechtes Bein, aktivieren Sie Ihren linken Kortex und damit auch Ihren linken Hirnstamm. Die gleiche Aktivierung erreichen Sie auch durch eine sensorische (taktile) Stimulation. In dem genannten Beispiel etwa durch Wärme auf dem rechten Arm. Zum anderen ist die Aktivierung des Hirnstamms über die Hirnnerven möglich. Hier sind die Hirnnerven III bis XII von besonderem Interesse, die alle in unterschiedliche Bereiche des Hirnstamms münden. Diese sind unter anderem an vielen Sinnesfunktionen wie Sehen, Gleichgewicht und Fühlen beteiligt, die alle mit den Übungen in diesem Buch adressiert werden.

Das Rückenmark – Informationsweiterleitung zwischen Gehirn und Körper

Gut geschützt in der Wirbelsäule liegt das Rückenmark, das zum zentralen Nervensystem zählt. Es ist die Verbindung zwischen Gehirn und Körper und leitet sowohl motorische als auch sensorische Informationen weiter. Sämtliche peripheren Nerven, mit Ausnahme der Hirnnerven, laufen in das Rückenmark. Das Rückenmark besteht aus einer weißen und einer grauen Substanz. Die weiße Substanz besteht aus Nervenfortsätzen (Axonen) und umgibt die graue Substanz, die aus den Zellkörpern der Nervenzelle (Neuronen) besteht. Die graue Substanz nimmt die Reize (Informationen) aus der Peripherie auf und leitet sie zum Gehirn (Afferenz). Gleichzeitig werden Reize vom Gehirn in die Peripherie geleitet (Efferenz), um zum Beispiel eine Bewegung zu initiieren. Das Rückenmark lässt sich dabei in einen vorderen, seitlichen und hinteren Anteil untertelen, in denen jeweils unterschiedliche Informationen weitergeleitet werden. So werden zum Beispiel im hinteren Teil des Rückenmarks sensorische Informationen wie Vibration oder leichte Berührungen weitergeleitet, im seitlichen Teil Informationen aus dem Bereich der Propriozeption und im vorderen Teil Informationen aus den Nozizeptoren.

Mithilfe der Mobilisationsübungen der Wirbelsäule (ab Seite 128) können Sie positiven Einfluss auf das Rückenmark und dessen Funktionstüchtigkeit nehmen. Dies führt zu einer besseren Informationsweiterleitung und somit wiederum zu einem erhöhten Sicherheitsempfinden. All dies kann sich positiv auf Ihr Schmerzbild auswirken.

Das periphere Nervensystem – Kommunikationsweg zwischen Körper und Gehirn

Insgesamt 31 periphere Nerven, zwölf Hirnnervenpaare, das vegetative Nervensystem und die damit verbundenen Ganglien sowie die Sinnesrezeptoren bilden das periphere Nervensystem. Dessen Hauptaufgabe besteht darin, das zentrale Nervensystem mit den Organen und Gliedmaßen zu verbinden. Die peripheren Nerven transportieren hierzu die Informationen zwischen Körper und Gehirn in beide Richtungen.

Sie sind zum einen essenziell dafür, dass die Muskulatur und die Organe die richtigen Informationen aus dem Gehirn erhalten, damit sie optimal funktionieren können. Dies geschieht über motorische Nervenzellen. Motorische Nervenzellen sind efferente (vom Gehirn weg verlaufende) Nervenzellen, die willkürliche und unwillkürliche Bewegungen steuern. Sie treten über die ventrale (vordere) Struktur aus dem Rückenmark aus. Dabei werden willkürliche Bewegungen und die bewusste Verarbeitung von Sinneswahrnehmungen über das somatische Nervensystem gesteuert und unwillkürliche Bewegungen sowie unbewusste Funktionen der inneren Organe über das autonome oder vegetative Nervensystem.

Zum anderen gelangen über die peripheren Nerven auch alle sensorischen Informationen zum Gehirn. Dies geschieht über sensorische Nervenzellen, die afferent (zum Gehirn hin) agieren und sensorische Reize aus der Umwelt oder dem Körperinneren transportieren. Der Informationsfluss läuft über die dorsale (hintere) Struktur in das Rückenmark und von dort zum Gehirn. Um diese Informationen aufnehmen zu können, existieren in der Haut, den Gelenken, Augen und so weiter Rezeptoren. Der Körper besitzt eine Vielzahl unterschiedlicher Rezeptoren, die beispielweise Temperatur- oder

Druckveränderungen sowie auch strukturelle »Veränderungen«, wie bei einem Bänderriss oder einem Sonnenbrand, wahrnehmen. Weitere Beispiele finden Sie in der Tabelle zu sensorischen Reizen in Kapitel 5 auf Seite 108.

Jeder einzelne Rezeptor, der sich im Körper befindet, kann für eine Schmerzreaktion im Gehirn verantwortlich sein. Häufig spielen die freien Nervenendigungen und insbesondere die sogenannten Nozizeptoren eine entscheidende Rolle. Die freien Nervenendigungen reagieren dabei auf thermische, chemische, mechanische und noxische – das sind tatsächlich oder potenziell gewebeschädigende Stoffe oder Umstände – Reize. Empfängt Ihr Körper nun über die Rezeptoren potenziell bedrohliche Reize, zum Beispiel wenn Sie sich in den Finger geschnitten haben, leitet er diese über die peripheren Nerven an Ihr Gehirn weiter. Hält ein bedrohlicher Reiz nun über einen längeren Zeitraum an, kann dies zu einer Sensibilisierung der betroffenen Rezeptoren oder auch der peripheren Nerven führen. Dies ist zum Beispiel bei entzündlichen Prozessen der Fall. Durch diese Sensibilisierung reagieren die Rezeptoren oder auch peripheren Nerven empfindlicher als gewöhnlich, was wiederum zu einer gesteigerten Schmerzwahrnehmung führt.

Im peripheren Nervensystem kann es auch auf dem Weg vom Rezeptor zum Gehirn zu Einschränkungen kommen. Die Rezeptoren erhalten dann keine oder nur sehr schwache Reize, zum Beispiel von der Kleidung auf der Haut. Das Gehirn bekommt hierdurch jedoch sehr starke und bedrohliche Reize übermittelt. Das Tragen der Kleidung ist in so einem Fall unangenehm oder schmerzt sogar. Die Information wurde in der Informationskette von Rezeptor über periphere Nerven und Rückenmark bis zum Gehirn falsch verstanden oder falsch weitergegeben. Wie Sie sehen, verläuft die Reizweiterleitung über verschiedene Schnittstellen und ist sehr komplex. Sie können sich diese Vorgänge wie die »Stille Post« vorstellen. Zu Beginn wird etwas gesagt und wenn alles gut funktioniert, sollte idealerweise am Ende auch wieder das Gleiche rauskommen. Ist dies nicht der Fall, kommt am Ende in Ihrem Gehirn eine veränderte oder sogar falsche Information an. Eine gute Funktionsfähigkeit der peripheren Nerven ist somit von entscheidender Bedeutung, damit die Informationen zwischen Gehirn und Körper akkurat weitergeleitet werden und letztendlich auch zu den richtigen und gewünschten Reaktionen führen. In Kapitel 5 finden Sie Übungen sowohl zu den Rezeptoren (ab Seite 108) als auch für die peripheren Nerven (ab Seite 160).

Was ist Nozizeption?

Nozizeption ist die Wahrnehmung von Reizen, die der Körper als potenziell oder tatsächlich bedrohlich einstuft. Die Aufnahme dieser Reize erfolgt über sogenannte Nozizeptoren, freie Nervenendigungen. Diese Nozizeptoren befinden sich in weiten Teilen des Körpers und können durch die unterschiedlichsten Reize aktiviert werden. Diese Reize können sowohl mechanischer, wie zum Beispiel Druck oder Zug, thermischer als auch biochemischer Natur sein.

Nozizeption ist also die Aufnahme potenziell bedrohlicher (noxischer) Reize und deren Verarbeitung im Nervensystem. Wichtig ist, dass Schmerz nicht mit Nozizeption gleichzusetzen ist, sondern dass es sich hier um zwei unterschiedliche Phänomene handelt. Schmerz ist immer eine subjektive Erfahrung, die auf der Interpretation dieser Signale durch das Gehirn beruht, und nur eine mögliche Folge von Nozizeption.

Das vegetative Nervensystem

Die beiden bereits erwähnten Bereiche Sympathikus und Parasympathikus bilden zusammen das vegetative Nervensystem. Sie haben entgegengesetzte Funktionen im Körper und können als Gegenspieler bezeichnet werden. Sie können sich dieses System wie eine Wippe vorstellen. Der Sympathikus wird häufig auch als Stresssystem bezeichnet, weil er insbesondere in stressigen Phasen aktiv ist beziehungsweise dann, wenn es um Leistungserbringung geht, im sogenannten Kampf-oder-Flucht-Modus. Der Parasympathikus dagegen ist aktiv, wenn Sie sich in einem entspannten Zustand befinden, und sorgt für regenerative Prozesse. Es ist unser Entspannungssystem.

Eine übermäßige Aktivität des einen oder anderen Systems kann zu Schmerzen, Unwohlsein oder auch Leistungsverlust führen. Ist die Seite der Wippe mit dem Sympathikus oben, befindet sich Ihr Körper fortwährend in Alarmbereitschaft. Zeitgleich ist die parasympathische Aktivität unten und regenerative Prozesse sowie Erholung kommen zu kurz. Dieses Ungleichgewicht von Aktivierung und Entspannung kann vielfältige Auswirkungen haben: Unruhe, Angstzustände, Depression, ein geschwächtes Immunsystem, Bluthochdruck, Einschlafprobleme und viele weitere. Eine allgemeine ausgeglichene Funktionsweise des vegetativen Nervensystems ist daher für Sie von großer

Relevanz. Häufig liegt bei Schmerzempfinden eine erhöhte Sympathikusaktivität vor. Die Übungen in diesem Buch konzentrieren sich daher vornehmlich auf eine Stärkung des Parasympathikus.

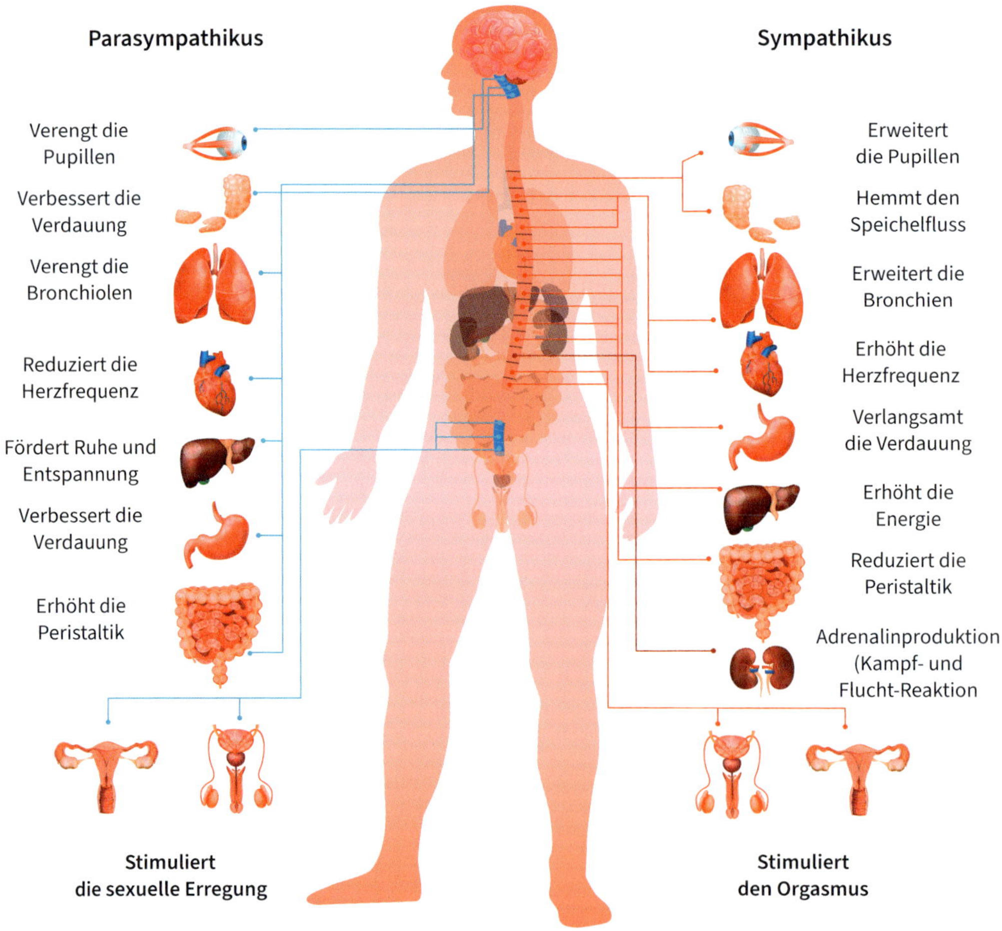

Das vegetative Nervensystem setzt sich aus den beiden Bereichen Parasympathikus und Sympathikus zusammen, die gegensätzliche Funktionen übernehmen.

Der Vagusnerv und seine Funktion

Zum Parasympathikus zählen mehrere Nervenstränge. Als einer der wichtigsten von ihnen gilt der sogenannte Vagusnerv, der auch als Selbstheilungsnerv bezeichnet wird. Wenn es um das Thema Schmerzen geht, kommt dem Vagusnerv daher eine besondere Bedeutung zu. Der Begriff »Vagusnerv« leitet sich von dem lateinischen Begriff *vagari* ab, was so viel bedeutet wie »umherschweifen«. Dieser Name ist ziemlich treffend. Er ist der einzige Nerv im Körper, der sowohl Bereiche im Kopf innerviert als auch als längster und größter peripherer Nerv im Körper gilt. Als zehnter Hirnnerv fungiert er als wichtigster Informationsgeber für das Gehirn über autonom ablaufende Körperfunktionen. Circa 80 Prozent der vagalen Informationen laufen vom Körper zum Gehirn (afferent). Er sammelt insbesondere viszerale Informationen aus dem Körperinneren und gibt diese an die Inselrinde (Seite 33) weiter. Aus diesen Informationen erstellt die Inselrinde ein Bild über autonome Funktionen und ist damit maßgeblich an einer funktionierenden Interozeption (Seite 50) beteiligt. Der Vagusnerv sammelt unter anderem folgende Informationen:

- Atmung, Monitoring von CO_2 und O_2 im Blut
- Herzschlag, Blutdruck
- pH-Wert der einzelnen Körperbereiche
- Körpertemperatur
- Dehnung von Organen wie Magen, Darm und Rectum

Lediglich 20 Prozent der Informationen des Vagusnervs laufen vom Gehirn zum Körper (efferent). Hierüber steuert und reguliert das Gehirn Prozesse wie die Organtätigkeit. Dies ist insbesondere bei viszeralen Schmerzen von großer Bedeutung. Über die absteigenden Bahnen werden auch entzündungshemmende Signale an den Körper geleitet. Entzündliche Prozesse an den inneren Organen können so reguliert werden.

In der Abbildung auf Seite 46 sehen Sie den Verlauf des Vagusnervs. An den Ohren tritt er nahe an die Haut, innerviert unter anderem die Zunge, läuft über Rachen, Kehlkopf, Speiseröhre hin zu den Verdauungsorganen wie Magen, Darm, Leber, Niere und viele weitere. Der Vagusnerv innerviert aber auch einen Teil der Lunge und das Herz. In Kapitel 5 finden Sie verschiedene Übungen (ab Seite 229), mit denen Sie Ihren Selbstheilungsnerv aktivieren können.

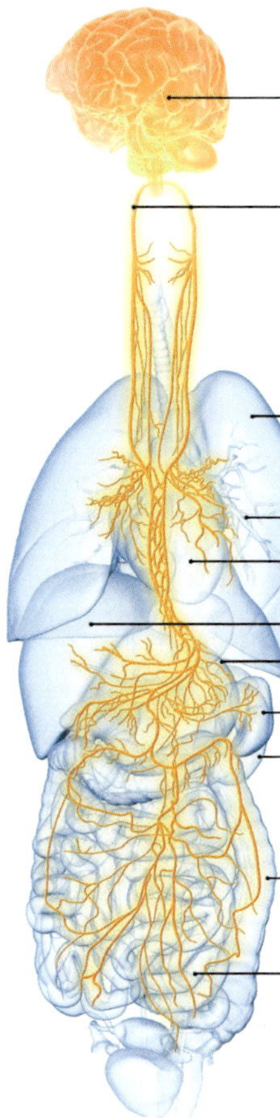

Der Vagusnerv entspringt im Hirnstamm und umspannt eine Vielzahl der inneren Organe.

Die Funktionsweise des Nervensystems

Wie funktioniert eigentlich unser Nervensystem? Wie arbeitet es? Diese Fragen haben Sie sich wahrscheinlich noch nicht gestellt. Die Antworten darauf zu kennen, erleichtert es Ihnen jedoch, neurozentriertes Training zu verstehen und die Übungen aus diesem Buch richtig anzuwenden. Auch das Testprinzip, das Sie in Kapitel 3 ab Seite 62 kennenlernen werden, basiert auf der Funktionsweise des Nervensystems. Unser Nervensystem arbeitet nach einem einfachen Schema: Es nimmt Informationen auf, verarbeitet und interpretiert sie und produziert ein Ergebnis. Dies ist sicherlich sehr vereinfacht dargestellt, reicht aber aus, um die Hintergründe zu verstehen.

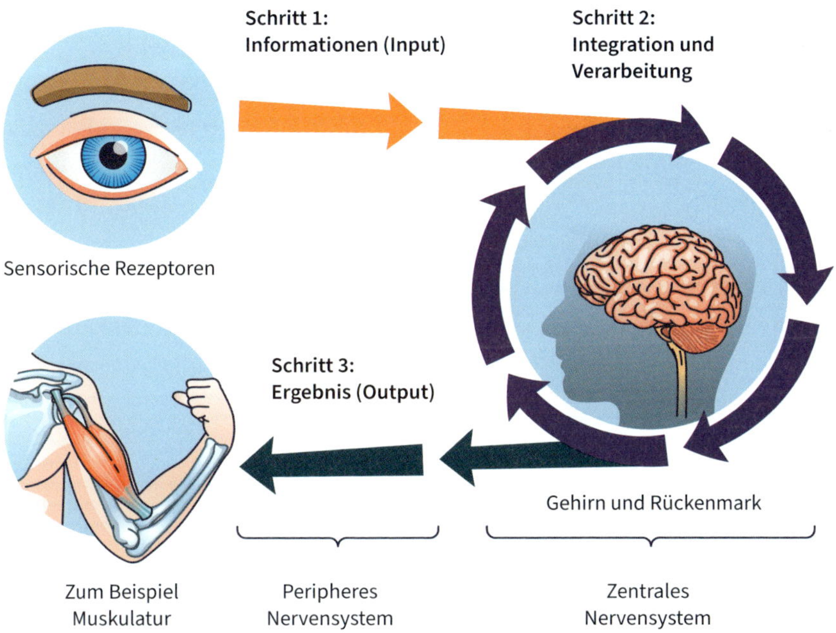

Das Nervensystem nimmt Informationen auf, verarbeitet sowie interpretiert diese und generiert eine entsprechende Reaktion.

1. Informationen aufnehmen – Input über die Rezeptoren

Der Körper ist mit einer Vielzahl unterschiedlicher Rezeptoren ausgestattet. In der Haut, in den Muskeln, in den Sehnen und Bändern befinden sich zum Beispiel Rezeptoren, die die Bewegung und Lage der Gelenke im Raum registrieren. Dies nennt man Propriozeption. Auch in unseren Augen und in unserem Innenohr befinden sich Rezeptoren. Dabei stellen das visuelle und vestibuläre System als Teil der Exterozeption (Seite 53) die größten Informationsgeber für das Gehirn dar, wenn es um Bewegung geht. Daher gibt es auch zu diesen beiden Bereichen viele Übungen in diesem Buch. Eine weitere wichtige Informationsquelle für das Gehirn stellt die Interozeption (Seite 50) – das sind die Abläufe im Körperinneren – dar. Über all diese Wege erhält das Gehirn Informationen.

2. Informationen verarbeiten und interpretieren

Im Gehirn laufen alle Informationen zusammen, werden dort verarbeitet und interpretiert. Letztendlich entscheidet der Kopf über die nächsten Schritte. Die meisten dieser Abläufe geschehen unbewusst.

3. Das Ergebnis der Informationsverarbeitung – Output des Gehirns

Auf die zuvor eingegangenen Informationen und deren Verarbeitung beziehungsweise Interpretation reagiert das Gehirn auf unterschiedliche Art und Weise. Es kann eine motorische Reaktion erfolgen: Sie bewegen sich beispielsweise, um das Glas Wasser, das Sie zuvor »lokalisiert« haben, zu greifen. Jedoch auch andere Aspekte und Abläufe, wie zum Beispiel die Regulation des Immunsystems, der Verdauung, des Herzschlags, des Hormonsystems und die emotionale Regulation sind mögliche Reaktionen (Output), wobei sich noch weit mehr Beispiele nennen ließen. Schließlich ist das Gehirn für alles im Körper verantwortlich. Wie es Ihnen geht, wie Sie sich fühlen, wie leistungsfähig Sie sind – all dies ist also ein Ergebnis beziehungsweise eine Reaktion des Gehirns auf die zuvor abgelaufenen Prozesse von Informationsaufnahme (Input) und deren Verarbeitung im Gehirn. Auch Schmerzen stellen letztendlich nur ein mögliches Ergebnis (Output) des Gehirns auf die Interpretation und Sicherheitsevaluierung der eingehenden Informationen dar.

Alle drei Schritte laufen permanent ab. Sie bilden einen Kreislauf. Verändern Sie die eingehenden Informationen durch gezielte Übungen oder auch die Interpretation des Gehirns auf diesen Stimulus, so ändert sich das Ergebnis. Ein verändertes Ergebnis stellt schließlich wieder eine andere Information für das Gehirn dar, und so schließt sich der Kreis.

Was unterscheidet neurozentriertes Training von anderen Therapieansätzen?

Die meisten Therapieansätze beschäftigen sich mit Muskeln, Gelenken, Bändern und Sehnen, also vorwiegend mit den biomechanischen Strukturen, und arbeiten (fast) ausschließlich am Ergebnis. Ihre Schulter schmerzt? Der Physiotherapeut behandelt Ihre Schulter: Er mobilisiert, kräftigt, massiert und so weiter. Neurozentriertes Training setzt dagegen am Input und an der Integration an und stellt Ihr Gehirn in den Mittelpunkt. Neurozentriert bedeutet gehirnbasiert. Hierbei spielt weit mehr eine Rolle als nur die reinen biomechanischen Strukturen. Es setzt dort an, wo Bewegung und auch Schmerzen letztendlich entstehen: im Gehirn. Eine Veränderung an den eingehenden

Informationen bewirkt immer ein anderes Ergebnis – weniger Schmerzen oder Leistungssteigerung. Neurozentriertes Training wird daher auch häufig im Sport angewandt, funktioniert aber ebenso in der Therapie oder Reha. Schließlich haben wir alle ein Nervensystem, das uns steuert. Durch die neurozentrierten Übungen aus diesem Buch füttern Sie Ihr Gehirn mit guten und positiven Informationen und geben ihm das, was es braucht: Sicherheit. Das Ergebnis, leichte und schmerzfreie Bewegung, folgt zwangsläufig.

Die informationsgebenden Systeme für das Gehirn

Um die Überlebenssicherung als wichtigste Aufgabe tagtäglich optimal erfüllen zu können, ist das Gehirn auf eine gute Funktionsfähigkeit seiner einzelnen Bereiche angewiesen. Ebenfalls ist es wichtig, dass alle weiteren Aufgaben – Bewegung, autonome Funktionen, Kommunikation, Lernen und so weiter – einwandfrei ablaufen, denn diese sind ein wichtiger Schlüssel zur Überlebenssicherung. Damit alle Bereiche des Nervensystems ideal funktionieren und ihre Aufgaben zielgerichtet erfüllen können, ist eine gute Informationsversorgung unabdingbar. Das Gehirn kann nur aufgrund der aufgenommenen Informationen Entscheidungen treffen (siehe »Die Funktionsweise des Nervensystems« ab Seite 46).

Die verschiedenen »Sinne«, die dem Gehirn diese benötigten Informationen liefern, lassen sich in drei Kategorien unterteilen: Exterozeption, Interozeption sowie Propriozeption, wobei die Propriozeption eine besondere »Unterform« der Interozeption darstellt. Diese einzelnen informationsgebenden Systeme werden Sie auf den folgenden Seiten nun genauer kennenlernen und auch die dazugehörigen Sinne. Um eine langfristige und nachhaltige Schmerzreduktion zu erlangen, ist es wichtig, dass das Gehirn aus allen drei Kategorien gute und verlässliche Informationen erhält.

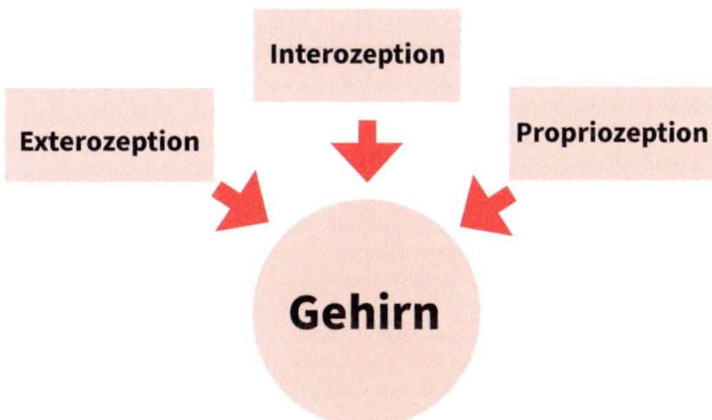

Interozeption

Der Begriff »Interozeption« bezeichnet die Wahrnehmung der eigenen Innenwelt, also wie gut Sie in Ihren Körper hineinhören können. Sie umfasst alle Signale, die aus dem Körperinneren an das Gehirn weitergeleitet werden, etwa Informationen des kardiovaskulären Systems, der Lunge, des Magen-Darm-Trakts und viele weitere. Die inneren Systeme kommunizieren permanent mit dem Gehirn. Ein Großteil dieser Kommunikation läuft unbewusst und ganz autonom ab, wie zum Beispiel die Anpassung des Blutdrucks oder die Darmperistaltik. Es gibt aber auch innere Vorgänge wie Herzschlag oder Magenknurren, die wir zumindest temporär bewusst wahrnehmen können sollten.

Die Hauptaufgabe der Interozeption besteht darin, ein homöostatisches Gleichgewicht im Körper aufrechtzuerhalten beziehungsweise herzustellen. Hierzu zählen unter anderem das Gleichgewicht der Atemgase Sauerstoff (O_2) und Kohlendioxid (CO_2) und der Muskeltonus. Die Fähigkeit der Interozeption ermöglicht es dem Gehirn, den aktuellen Status des Körperinneren zu überwachen. Dies tut es zum einen in Ruhe, aber auch während der Körper sich auf eine künftige physische Aufgabe vorbereitet. Alle interozeptiven Signale werden an die Inselrinde (Seite 33) weitergegeben. Wie Sie Ihre inneren Empfindungen wahrnehmen und interpretieren, hat großen Einfluss auf Ihr Schmerz- und Wohlempfinden. Die Sensibilität für interozeptive Signale kann auch die Kapazität bestimmen, wie Sie Ihre Emotionen regulieren. Nachfolgend sind einige Symptome einer fehlerhaften Innenwahrnehmung dargestellt.

- Schwierigkeiten, die Intensität von Schmerzen einzuordnen
- Mangelndes Körperbewusstsein
- Reflux und Schluckbeschwerden
- Essstörungen wie Adipositas oder Anorexie
- Angstzustände und Depressionen
- Posttraumatische Belastungsstörung
- Mangelnde Anpassungsfähigkeit von Herzschlag und Atmung an körperliche Belastung
- Verlust der sogenannten Body Ownership – Sie fühlen sich fremd in Ihrem Körper
- Chronische Magen-Darm-Beschwerden
- Übermäßiges Bewusstsein des eigenen Herzschlags
- Unfähigkeit, Gefühle einzuordnen und zu verstehen
- Unangemessene Gefühlsausdrücke wie Weinen oder Lachen

Erinnern Sie sich an die Hauptfrage, die sich das Gehirn immer wieder stellt? Diese lautet: Ist es sicher? Das Gehirn beurteilt die aktuelle Situation, gleicht sie mit vorangegangenen Erfahrungen ab und erstellt eine Vorhersage. Nehmen wir das Beispiel eines Reizdarmpatienten, der vor einem Büfett steht und seinen Teller befüllt. Schon beim Anblick der Speisen beginnt sein Gehirn die Situation einzuschätzen und nach vergleichbaren Situationen in der Vergangenheit zu suchen. Es stellt folgende Fragen: Welche Speisen habe ich in der Vergangenheit nicht vertragen? Wie ging es mir das letzte Mal nach einem Büfett? Basierend auf diesen Erfahrungen und auf einer Prognose passt es autonome Körperfunktionen wie Blutdruck, Atemfrequenz, Körpertemperatur, Hormonsekretion, Darmperistaltik und viele weitere an. Es ist wichtig, dass die Körperfunktionen zum einen adäquat gemessen werden und zum anderen korrekt an das Gehirn übermittelt werden. Eine genaue Interozeption führt somit zu besseren autonomen Funktionen und einer schnelleren und präziseren Anpassung an die jeweilige Situation. Besonders hilfreich sind in der Vergangenheit erfolgreich gemeisterte Situationen, etwa die Bejahung der Frage »Habe ich eine ähnliche Mahlzeit bereits gut vertragen?«. Dies ist zum einen von Vorteil, weil Sie sich aufgrund der Tatsache, etwas schon einmal oder sogar mehrfach geschafft zu haben, sicherer fühlen, und zum anderen, weil Ihr Gehirn dadurch bessere Vorhersagen für die Situation treffen kann. Erinnern Sie sich so oft wie möglich an positive Erlebnisse statt an negative. Dies programmiert auf Dauer Ihr Gehirn um.

Indem Sie Ihre Körpersignale bewusst und genau wahrnehmen, können Sie eine Situation besser und detaillierter interpretieren und Ihr Gehirn kann damit entsprechend adäquate Entscheidungen treffen, wie es auf die Situation reagieren soll. Der Erregungszustand Ihres Körpers sollte zu der vor Ihnen liegenden Aufgabe passen. Dieser Umstand gibt Ihnen das Gefühl, die Kontrolle zu haben, und wann immer Sie eine Situation kontrollieren können, fühlt sich Ihr Gehirn sicher, was wiederum zu einer Schmerzreduktion beiträgt.

Bei Schmerzpatienten und insbesondere bei chronischen Schmerzen hingegen liegt häufig eine Überreaktion des interozeptiven Systems vor. Der Körper aktiviert den Sympathikus und bereitet sich innerlich auf eine Gefahr vor, obwohl keine vorhanden ist. Als Folge können sich Symptome wie ein gesteigerter Puls, Schweißausbrüche, ein Gedankenkarussell und viele weitere Stressreaktionen ergeben, bis sich schlussendlich Schmerzen zeigen. Übungen zur Innenwahrnehmung finden Sie ab Seite 222.

Propriozeption

Die Fähigkeit des Körpers, seine Position im Raum zu erkennen und die Bewegung der Gliedmaßen zu koordinieren, wird Propriozeption genannt. Sie ist ein wichtiger Aspekt der Körperwahrnehmung und Bewegungskoordination, der dabei hilft, die eigene Körperhaltung, Bewegungen und Balance zu kontrollieren. Für Menschen mit Schmerzen kann Propriozeption eine besonders wichtige Rolle spielen. Einschränkungen in der Propriozeption führen zu vermehrter Unsicherheit vor allem bei Bewegungen, was eine potenzielle Bedrohung für das Gehirn darstellt und wiederum zu Schmerzen führen kann. Ein gezieltes Training der Propriozeption verbessert die Körperwahrnehmung bei Schmerzpatienten und stellt die Bewegungssicherheit wieder her.

In diesem Zusammenhang ist es wichtig zu verstehen, dass Propriozeption ausschließlich im Gehirn – im somatosensorischen Kortex – stattfindet. Spezielle Rezeptoren in den Muskeln, Sehnen und Gelenken senden ständig Informationen ans Gehirn und an das zentrale Nervensystem, um die Position und Bewegung der Gliedmaßen zu überwachen und zu koordinieren. Daraus erzeugt das Gehirn ein sich ständig aktualisierendes dreidimensionales Bild des eigenen Körpers und von dessen Bewegungen. Dies wird als somatosensorischer Homunkulus bezeichnet.

Ein wichtiger Faktor bei der Propriozeption ist die Sensibilität der Nervenrezeptoren, die auf bestimmte Arten von Reizen reagieren. Beispielsweise reagieren einige Rezeptoren auf Dehnung oder Spannung in Muskeln oder Sehnen, während andere auf Bewegungen und Veränderungen in den Gelenken reagieren. Auch alle afferenten Wege, zu denen unter anderem die peripheren Nerven zählen, sind ein Teil des propriozeptiven Systems.

Eine Beeinträchtigung der Propriozeption kann zu einer Reihe von Problemen führen, zum Beispiel dazu, dass Sie sich unsicher fühlen, Bewegungen eingeschränkt sind oder Sie das Gleichgewicht verlieren. Ebenfalls kann es auch zu einer falschen Ausrichtung von Gliedmaßen oder einer übermäßigen Belastung von Muskeln und Gelenken kommen, was zu Schmerzen und Verletzungen führen kann.

Gut zu wissen:

Die Propriozeption trainieren für eine bessere Wahrnehmung, kontrollierte Bewegungen und weniger Schmerzen

Wenn Sie unter Schmerzen leiden, ist die Propriozeption ein wichtiger Faktor bei der Rehabilitation und Schmerzbehandlung. Durch die in Kapitel 5 gezeigten Mobilisationsübungen (ab Seite 115) erstellen Sie eine detaillierte Körperkarte und verbessern Ihre Propriozeption. Beides kann Ihnen dabei helfen, Bewegungen und die gesamte Körperhaltung besser zu kontrollieren sowie Schmerzen zu reduzieren. Die Wahl der für Sie richtigen Übungen können Sie wie in Kapitel 3 beschrieben mithilfe unterschiedlicher Testungen herausfinden.

Eine weitere Möglichkeit, das propriozeptive System zu adressieren, ist das Training mit Widerstandsbändern oder Gewichten. Dies verbessert die Wahrnehmung von Kraft und Spannung in den Muskeln und Sehnen. Es ist jedoch wichtig, dass Sie Ihr Training langsam und vorsichtig angehen, um weitere Schmerzen oder Verletzungen zu vermeiden. Es ist auch ratsam, mit einem qualifizierten Physiotherapeuten, Trainer oder einem Schmerzspezialisten zusammenzuarbeiten, um sicherzustellen, dass das Training auf Ihre spezifischen Bedürfnisse und Fähigkeiten abgestimmt ist.

Exterozeption

Die Fähigkeit des Körpers, äußere Reize zu erkennen, die von der Umgebung ausgehen, wird Exterozeption genannt. Fast alle allgemein bekannten Sinne sind Teil der Exterozeption. Dazu zählt Sehen, Hören, Riechen, Schmecken, Fühlen und auch der Gleichgewichtssinn. Die Exterozeption ist ein wichtiger Teil des somatosensorischen Systems, das für die Wahrnehmung von Berührungen, Körperposition und anderen körperlichen Empfindungen zuständig ist. Es ist ein komplexer Prozess, der viele verschiedene Arten von Rezeptoren in der Haut, den Muskeln, Sehnen und Gelenken des Körpers umfasst.

Es gibt verschiedene Arten von Exterozeptionsrezeptoren im Körper, die jeweils auf bestimmte Reizarten wie Berührung, Licht, Geräusche et cetera reagieren. Diese Rezeptoren senden dann über die peripheren Nerven Signale an das Gehirn, die es dem Körper ermöglichen, auf die Umgebung zu reagieren.

Die Exterozeption spielt eine wichtige Rolle bei der Orientierung des Körpers im Raum und bei der Vermeidung von Verletzungen durch schädliche Reize. Wenn Sie zum Beispiel auf eine heiße Oberfläche greifen, sendet der Körper ein Gefahrensignal, das im Gehirn einen Schmerz erzeugen kann, was dazu führt, dass Sie die Hand von der heißen Oberfläche entfernen, bevor es zu größeren Brandverletzungen kommt. In ähnlicher Weise kann die Exterozeption dabei helfen, den Körper vor anderen Arten von Schäden zu schützen. So sehen Sie das Auto auf der Straße, riechen das angebrannte Essen oder hören den lauten Knall, wenn ein Baum umstürzt. All dies sind für das Gehirn wichtige Informationen, die gegebenenfalls Ihre Sicherheit gefährden können oder eine Handlung erfordern.

Eine Störung in der Exterozeption kann auch durch verschiedene Erkrankungen oder Verletzungen verursacht werden, wie zum Beispiel Nervenschäden, Entzündungen oder Verletzungen der Sinnesorgane, Haut oder Muskeln. Dies kann zu verschiedenen Symptomen wie Taubheit, Kribbeln, Schmerzen oder einem Verlust der Fähigkeit, die Position der Gliedmaßen im Raum wahrzunehmen, führen. Eine Verbesserung der Exterozeption kann Ihnen helfen, auf die Umgebung adäquat zu reagieren, um den Körper besser zu schützen und das Schmerzniveau zu reduzieren. Regelmäßige Bewegung, sensorische Reize und spezielle Übungen, wie Sie sie in diesem Buch in Kapitel 5 finden, werden Ihnen helfen.

Das visuelle System

Zur Exterozeption zählt auch der Sehsinn und damit die Augen. Das visuelle System ist eines der schnellsten Verarbeitungssysteme im Körper. Indem es die Umwelt permanent scannt, lässt es das Gehirn Gefahren schnell und frühzeitig erkennen, sei es, dass Sie beim Sport den auf Sie zufliegenden Ball rechtzeitig erkennen sowie dessen Entfernung und Geschwindigkeit richtig einschätzen können oder den Hund, der auf Sie zugerannt kommt, richtig erkennen und dessen Verhalten deuten können. Aber auch, wenn Sie eine Treppe gehen, sorgen Ihre Augen für die nötigen und hoffentlich richtigen Informationen, wie weit und groß Sie den nächsten Schritt durchführen müssen, um sicher die Stufen zu treffen. Bei einer vorliegenden Verletzung liefern die Augen dem Gehirn wichtige Informationen über das Ausmaß sowie den Zustand der Verletzung. Dies reicht vom Erkennen einer möglichen Blutung bis hin zu Größe und Art der Wunde: Ist es ein Schnitt, eine oberflächliche Schürfung oder »nur« ein blauer Fleck? All diese Informationen sind fürs Gehirn relevant in Bezug auf die jeweilige Gefahreneinschätzung und somit auf möglichen Schmerz und dessen Intensität.

Bei der Kontrolle und Entstehung von Bewegungen spielen die Augen ebenfalls eine wichtige Rolle. Das Gehirn wertet die visuellen Informationen aus und schickt wiederum Handlungsanweisungen sowohl im zeitlichen als auch räumlichen Bereich an den Körper. Erinnern Sie sich an das Beispiel der Treppe? Ist der Schritt zu kurz oder zu lang? Dies kann den entscheidenden Unterschied machen, ob Sie die Treppe sicher hinuntergehen oder stürzen. So kann es also durchaus vorkommen, dass das Gehirn eine Bewegung als »unsicher« einstuft und diese somit nicht durchführen möchte, was sich in Form eines Schmerzes äußern kann.

Zusätzlich sind unsere Augen mit einer Vielzahl neuronaler Strukturen verbunden, welche eine große Relevanz im Zusammenhang mit Bewegung, Schmerzentstehung und Schmerzreduktion haben. Hier sind in erster Linie die bereits erwähnte *Formatio reticularis* im Hirnstamm, das periaquäduktale Grau sowie das Kleinhirn zu nennen. Augenübungen führen in diesen Bereichen zu einer starken Aktivierung und Durchblutung dieser Hirnregionen. Dies ermöglicht es dem Gehirn, die Situation neu zu beurteilen und zu entscheiden, ob und wie viel Schmerz ausgelöst werden soll. Übungen für das visuelle System finden Sie ab Seite 178.

Das vestibuläre System

Das Gleichgewichtssystem, auch vestibuläres System genannt, zählt ebenfalls zur Exterozeption und nimmt in der neuronalen Hierarchie der Bewegungssteuerung den zweiten Platz gleich nach dem visuellen System ein. Zusätzlich ist das Vestibularorgan, das sich im Ohr befindet und für den Gleichgewichtssinn verantwortlich ist, das erste Sinnesorgan, das sich im menschlichen Körper entwickelt. Schon das lässt darauf schließen, dass dieses System von großer Bedeutung ist. Auch wenn es darum geht, dass das Gehirn Situationen auf Sicherheit oder Gefahr einschätzt, hat es einen großen Anteil und spielt über diesen Weg bei der Schmerzwahrnehmung sowie dessen Entstehung eine entscheidende Rolle.

Das vestibuläre System ist nicht nur maßgeblich für die Stabilität verantwortlich, sondern liefert dem Gehirn darüber hinaus wichtige Informationen über die Lage des Körpers im Raum. Informationen des Gleichgewichtssystems wirken sich insbesondere verstärkt auf Strukturen der Körpermitte sowie Bereiche, die für Stabilität sorgen und für eine aufrechte Haltung verantwortlich sind, aus. Dazu arbeitet es eng mit dem gleichseitigen Kleinhirn zusammen und führt zu einer Regulation der muskulären Spannung auf der jeweiligen Körperseite. Hier ist es in erster Linie die Spannung der Streckmuskulatur, die den Menschen aufrichtet und somit eine Grundlage für eine gute Körperhaltung und eine sichere Ausrichtung im Raum darstellt. Defizite im vestibulären System können sich daher sehr schnell und deutlich auf Bereiche wie Nacken, Rücken, Hüfte oder Knie negativ auswirken und zu Schmerzen führen.

Neben dem Kleinhirn haben Informationen und eine Aktivierung des Gleichgewichtssystems auch eine große Auswirkung auf einen anderen neuronalen Bereich, die Retikulärformation, in der sich die neuronalen Kerne *(Nuclei)* des Gleichgewichtsnervs *(Nervus vestibulocochlearis)* befinden. In diesen Gleichgewichtskernen erfolgt die erste Umschaltung der Informationen aus dem vestibulären System auf nahezu alle anderen Gehirnabschnitte und zum Rückenmark. Auf diesem Weg werden die Informationen des Gleichgewichtssinns mit anderen Körperfunktionen verknüpft. Die *Formatio reticularis* spielt bei der Schmerzwahrnehmung und -hemmung eine wichtige Rolle, wie Sie schon auf Seite 38 erfahren haben.

Der neuronale Kern

Die Ansammlung von Nervenzellkörpern wird in der Neuroanatomie auch als neuronaler Kern (lateinisch *Nucleus*) bezeichnet. Diese Nervenzellkörper liegen innerhalb des zentralen Nervensystems, kurz ZNS, und übernehmen eine gemeinsame Funktion. Im neuronalen Kern erfolgt die Umschaltung von eingehenden Informationen auf andere Gehirnareale und zum Rückenmark.

Ohne Energie geht's nicht

Das Gehirn braucht primär zwei Faktoren zum Überleben: Bewegung und Energie. Ohne Bewegung fehlt es an einer Aktivierung einzelner Gehirnbereiche. Die Nichtbenutzung beziehungsweise das Nichtbewegen des Körpers wird von unserem Gehirn registriert und die Aktivität noch weiter reduziert, gemäß dem bereits zitierten Prinzip »Use it, or lose it« (Seite 26). Dies ist eine Art Energiesparmaßnahme des Gehirns und geschieht auch bei anderen Körperfunktionen wie Muskelkraft oder Enzymexpression. Für eine ausreichende Energieversorgung, damit alle Prozesse im Nervensystem einwandfrei ablaufen können, benötigt das Gehirn ausreichend Treibstoff. Dieser Treibstoff für das Gehirn setzt sich aus Sauerstoff und Glukose/Ketone zusammen. Der Atmung und der Ernährung kommen dementsprechend eine besondere Bedeutung für ein funktionsfähiges Nervensystem zu.

Atmung ist überlebensnotwendig

Wie wichtig der Faktor Atmung für unser Überleben ist, zeigt folgender Vergleich:

Überlebensfähig ist der Mensch ...

- ohne Essen circa 1 bis 2 Monate,
- ohne Trinken circa 1 Woche,
- ohne Atmung circa 10 Minuten.

Der Mensch macht circa 18 000 bis 20 000 Atemzüge pro Tag. Unsere Atmung läuft dabei häufig unbewusst und autonom ab und wird durch den Sympathikus und den Parasympathikus beeinflusst. Diese beiden Teile des Nervensystems haben Sie bereits auf Seite 44 kennengelernt. Die Atmung sorgt für einen Gasaustausch von Sauerstoff und Kohlenstoffdioxid in unseren Zellen. Dieser Gasaustausch ermöglicht den Zellen die Energiegewinnung. Eine gute Energieversorgung ist insbesondere bei chronischen Schmerzen entscheidend. Die Atmung steht aber auch mit dem Lymph- und Blutfluss in Zusammenhang. Eine effiziente Atmung ist eine der einfachsten und effektivsten Möglichkeiten, das Stresslevel im Körper zu senken, sodass das Nervensystem weniger Bedrohung empfindet. Sie wissen bereits, warum dies bei Schmerzen so entscheidend ist. Weitere Vorteile einer funktionalen Atmung sind

- eine höhere Energieversorgung,
- reduzierte Verspannungen insbesondere im Nacken- und Schulterbereich,
- eine optimierte Verdauungsfunktion,
- die Senkung des Stresslevels,

- die Reduktion von (chronischen) Schmerzen,
- eine gesteigerte Kondition und Leistungsfähigkeit,
- eine erhöhte Konzentrationsfähigkeit und
- ein verbessertes Immunsystem.

Bei der Einatmung gelangt sauerstoffreiche Luft ins Blut. Dieser Sauerstoff (O_2) wird an Hämoglobin im Blut gebunden und im gesamten Körper und an das Gehirn verteilt – je nachdem, wo gerade Energie benötigt wird. Die Sauerstoffversorgung im Körper wird über den Vagusnerv monitort und ist Teil der Interozeption. Bei der Energiegewinnung in der Zelle fällt Kohlen(stoff)dioxid (CO_2) an, das über die Ausatmung aus dem Körper entfernt wird. Die CO_2-Konzentration im Körper wird über spezielle Rezeptoren registriert.

CO_2 ist ein äußerst wichtiges Gas für die Energieversorgung, denn es sorgt dafür, Sauerstoff für Zellen und Gehirn verfügbar zu machen. Bei wenig CO_2 im Blut steigt der pH-Wert des Blutes an. Als Folge bleibt der Sauerstoff an den Blutkörperchen gebunden und wird nicht an die Zellen abgegeben. Die Folge ist ein Energiemangel.

Eine häufige Folge von Stress oder Schmerzen ist die Hyperventilation beziehungsweise Überatmung, die im Körper eine Kettenreaktion auslösen kann, wie die nachfolgende Abbildung verdeutlicht. Die Atmung ist bei vielen Menschen häufig flach, es wird durch den Mund und mit zu vielen Atemzügen geatmet, die nicht im Verhältnis zur aktuellen Aktivität stehen. Dieses Atemmuster begünstigt Verspannungen im Nacken-, Schulter- und Brustbereich. Zusätzlich ist zu wenig Kohlendioxid im Körper – es kommt also zu Energiemangel, was das Nervensystem wiederum als Bedrohung wahrnimmt. Eine mögliche Folge sind deshalb Schmerzen.

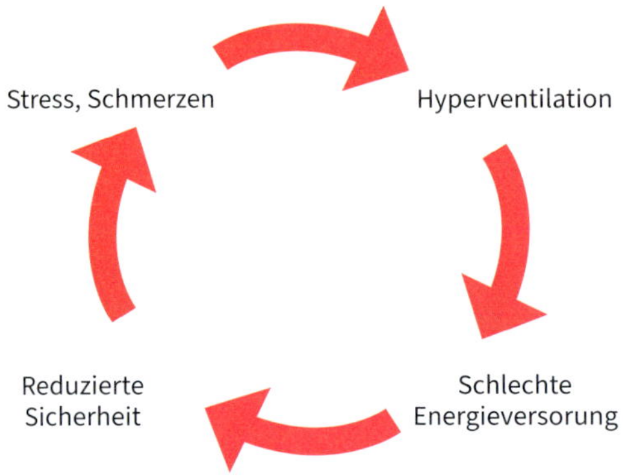

Eine »gute« Atmung ist daher ein wichtiger Aspekt für ein entspanntes und schmerzfreies Leben. Die Atemübungen in Kapitel 5 (ab Seite 112) können Ihnen dabei helfen, diesen Kreislauf zu durchbrechen und eine optimale Energieversorgung für Ihren Körper und Ihr Gehirn wiederherzustellen.

Das Gehirn hat immer Hunger

Jede Sekunde verbraucht unser Gehirn Energie in Form von Glukose, auch bekannt als Traubenzucker. Er ist essenziell für das Gehirn, um einwandfrei zu funktionieren. Das Gehirn ist dabei ein wahrer Energiefresser, denn es arbeitet rund um die Uhr. Es macht zwar nur etwa zwei Prozent Ihres Körpergewichts aus, verbraucht aber stolze 20 Prozent der Gesamtenergie pro Tag. Das sind etwa 500 Kilokalorien.

Der Glukosebedarf des Gehirns liegt bei circa 130 Gramm pro Tag. Dies entspricht circa zehn Esslöffel Zucker. In stressigen Phasen, wie bei chronischen Schmerzen oder wenn das Immunsystem sehr aktiv ist, kann der Bedarf auf bis zu 180 Gramm pro Tag steigen. Der Körper schüttet in diesem Fall vermehrt Stresshormone wie Adrenalin und Cortisol aus, die die Zuckerproduktion in der Leber ankurbeln, um genügend Energie zu produzieren. Die Versorgung des Gehirns mit Glukose wird über den Blutzucker sichergestellt, denn Nervenzellen können nur in sehr geringem Umfang Glukose speichern. Ein stabiler Blutzucker ist daher sehr wichtig für die kontinuierliche Versorgung des Gehirns mit Energie. Insbesondere bei Kopfschmerzen und Migräne spielt ein stabiler Blutzucker eine entscheidende Rolle. Mehr dazu erfahren Sie in Kapitel 6 ab Seite 246. Bei einem Mangel an Glukose wie etwa während des Fastens kann das Gehirn auf Ketonkörper als alternatives Energiesubstrat zurückgreifen. Glukose bleibt jedoch immer zu einem gewissen Anteil obligatorisch für die Energieversorgung des Gehirns.

Eine einwandfreie Informationsweiterleitung zwischen Nervenzellen funktioniert nur über eine korrekte Ionenverteilung und durch Neurotransmitter. Neurotransmitter sind Botenstoffe im Gehirn, die für eine funktionierende Signalübertragung verantwortlich sind. Beide Prozesse sind sehr energiezehrend. Eine hohe neuronale Aktivität, wie sie durch neurozentrierte Übungen und insbesondere durch Übungen für das visuelle System hervorgerufen wird, verbraucht besonders viel Energie. Stellen Sie daher sicher, dass Sie vor einer jeweiligen Trainingseinheit ausreichend mit Nahrungsenergie und Flüssigkeit versorgt sind.

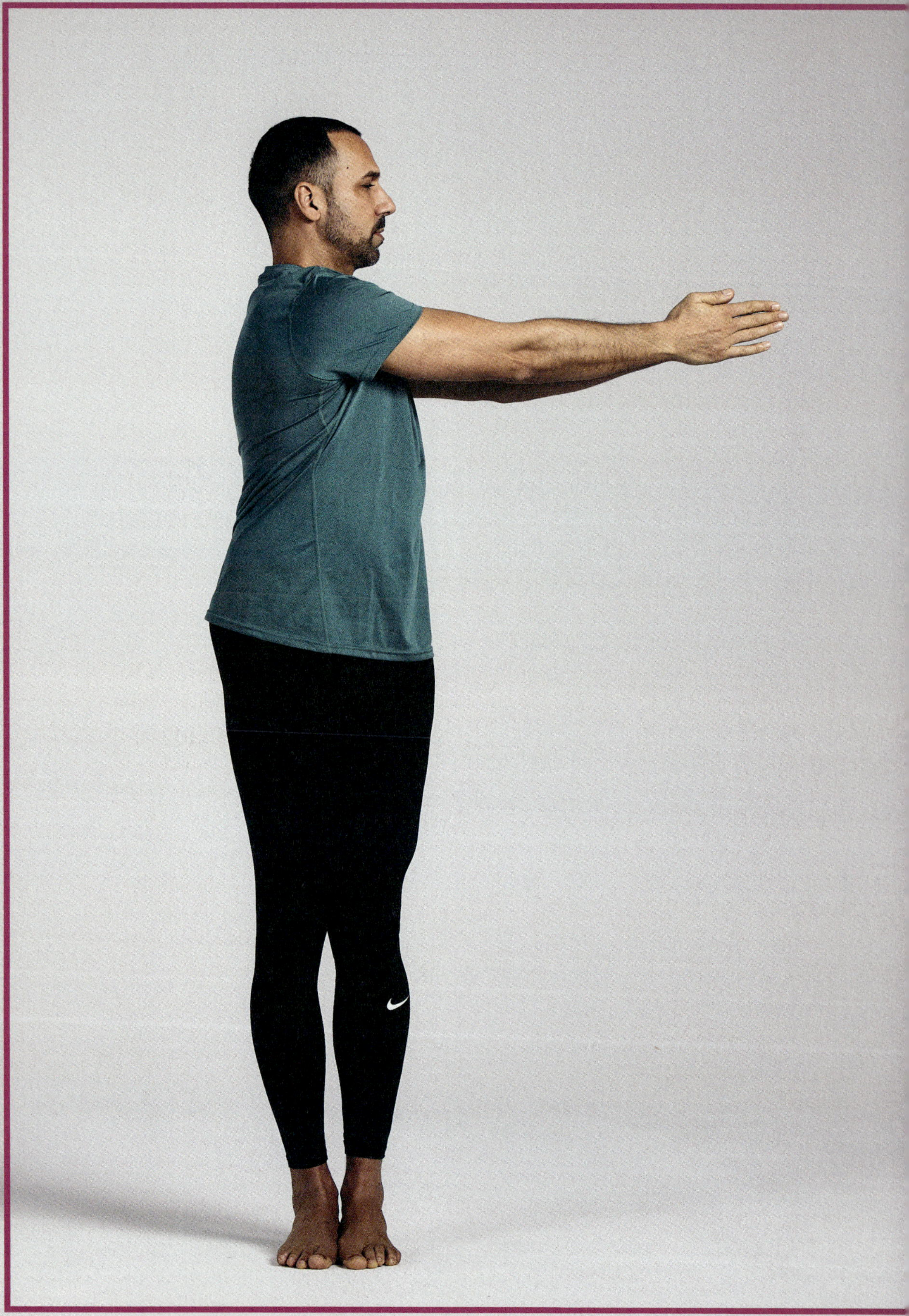

Kapitel 3

Testen als Grundlage für Ihren Erfolg

Die richtigen Übungen für das gewünschte Ziel evaluieren

Nervensignale sind wahnsinnig schnell. Je nach Fasertyp werden sie mit einer Geschwindigkeit von 0,5 bis 12 Metern pro Sekunde übertragen. Jede Bewegung beziehungsweise jede Übung aus diesem Buch stellt einen Impuls für das Nervensystem dar. Erinnern Sie sich an die Funktionsweise des Nervensystems, die wir Ihnen in Kapitel 2 auf Seite 46 beschrieben haben? Das Nervensystem reagiert entsprechend in Sekundenschnelle auf diesen Reiz. Diese schnelle Informationsübertragung können wir uns zunutze machen, um zu überprüfen, wie das Nervensystem auf eine Übung reagiert. Durch verschiedene Testmöglichkeiten, die Ihnen in diesem Kapitel vorgestellt werden, können Sie für sich evaluieren, wie Ihr Nervensystem die jeweilige Übung bewertet. Sie können somit eigenständig die Wirksamkeit Ihres Trainings überprüfen.

Zuerst ist es wichtig, Ihren Ausgangspunkt zu erörtern. Führen Sie vor jeder Übung einen der nachfolgenden Tests durch. Dieser Schritt ist ausgesprochen wichtig und sollte stets direkt vor einer Übung stattfinden. Unser Nervensystem verändert sich permanent und ist vielerlei Einflüssen ausgesetzt. Entsprechend unterschiedlich kann Ihre tägliche Ausgangslage sein. Im Anschluss an den Test führen Sie eine der Übungen aus diesem Buch gemäß Anleitung durch. Um nun die Effektivität dieser Übung zu ermitteln, führen Sie einen Re-Test durch. Verwenden Sie hierzu den gleichen Test wie vor der Übung. Das folgende Schema hilft Ihnen, die für Sie passenden Übungen zu evaluieren.

Test	▶	**Übung**	▶	**Re-Test**	▶	**Dokumentation**
Ermittlung des Ausgangspunktes		Durchführung der gewählten Übung		Überprüfung der Auswirkung der gewählten Übung		Einordnung der Übung

Da unser Nervensystem sofort eine Einschätzung zu der Übung gibt, ist auch das Ergebnis direkt sichtbar. Der Effekt, egal ob positiv oder negativ, hält jedoch gerade zu Beginn meist nur eine kurze Zeit an. Für gewöhnlich ist es eine Zeit zwischen 10 und 30 Sekunden. Es ist daher wichtig, dass Sie den Re-Test zügig nach der Übung ausführen. Mit zunehmendem Training verändern Sie Ihr Nervensystem nachhaltig, sodass die positiven Wirkungen immer länger anhalten.

Ihr Nervensystem kann mit unterschiedlichen »Antworten« auf eine Übung reagieren. Für den Re-Test können sich drei unterschiedliche Szenarien ergeben, je nachdem, wie Ihr Nervensystem die Übung einschätzt. Das kann wie folgt aussehen:

Positive Übung = positiver Re-Test: Die Übung hat Ihren Re-Test verbessert.

- Herzlichen Glückwunsch! Sie haben mit dieser Übung ins Schwarze getroffen. Ihr Nervensystem hat diese Übung positiv bewertet.
- Integrieren Sie diese Übungen vorrangig in Ihr Training und führen Sie sie so oft wie möglich durch und wie viel Ihnen davon guttut.

Aufzuarbeitende Übung = negativer Re-Test: Die Übung hat Ihren Re-Test verschlechtert.

- Ihr Nervensystem möchte Sie schützen. Dies ist erst einmal nicht weiter schlimm. Erinnern Sie sich daran, dass die Wirkung nach einmaliger Durchführung meist nur kurze Zeit anhält.
- Integrieren Sie diese Übungen vorerst nicht in Ihr Training. Keine der Übungen in diesem Buch sollte einen Schutzmechanismus bei Ihnen auslösen. Arbeiten Sie Ihr Nervensystem zuerst mit positiv bewerteten Übungen auf und testen Sie aufzuarbeitende Übungen zu einem späteren Zeitpunkt erneut.

Neutrale Übung = neutraler Re-Test: Die Übung hat keine Veränderung im Re-Test gezeigt.

- Test und Re-Test unterscheiden sich nicht. Sie werden weder schlechter noch besser. Dies ist eine großartige Erkenntnis. Ihr Nervensystem arbeitet in diesem Bereich einwandfrei.
- Integrieren Sie diese Übungen nach Lust und Laune und ergänzen Sie Ihr Training damit.

Testen Sie jede Übung einzeln auf ihre individuelle Wirksamkeit in Bezug auf sich selbst und auch immer wieder im Verlauf des Trainings. Ihr Nervensystem verändert sich kontinuierlich und so können sich auch die Re-Test-Ergebnisse verändern. Aus einer positiven Übung kann eine neutrale Übung werden und aus einer aufzuarbeitenden eine neutrale, um nur zwei Beispiele zu nennen. Alles ist möglich. Testen Sie daher kontinuierlich und passen Sie Ihr Training entsprechend Ihrer Ergebnisse sowie auch Ihres Allgemeinbefindens fortlaufend an.

Gut zu wissen:
Kontinuierliches Training für eine nachhaltige Wirkung

Wie Sie bereits erfahren haben, reagiert Ihr Nervensystem binnen Sekunden auf eine Übung. Bis sich nachhaltige und langfristige Ergebnisse einstellen, bedarf es jedoch einer gewissen Trainingsdauer. Jedes Mal, wenn Sie eine positive Übung durchführen, erstellen Sie neue Verknüpfungen im Gehirn und geben Ihrem Nervensystem Sicherheit. Um neue neuronale Ketten zu etablieren, können Sie sich folgende Faustregel merken. Ein Jahr Schmerzen bedarf circa einen Monat kontinuierlichen Trainings. Lassen Sie sich daher Zeit und bleiben Sie am Ball.

Wichtige Hinweise für die Durchführung

- Um aussagekräftige Ergebnisse zu erhalten, ist es wichtig, dass Sie Test und Re-Test unter gleichen Bedingungen durchführen. Nehmen Sie die gleiche Fußstellung (geschlossen) und Körperposition ein. Jede Veränderung kann das Testergebnis verfälschen.
- Wählen Sie die gleiche Übung als Test und Re-Test. Nur so können Sie die Übungswirkung sinnvoll testen.

- Führen Sie jeweils zwei bis drei Wiederholungen der Testbewegung aus. Dies ist ausreichend, um eine Einschätzung treffen zu können und das Ergebnis zu überprüfen. Viel hilft nicht viel.
- Absolvieren Sie den Re-Test zeitnah, maximal 30 Sekunden nach der Übung. Gerade zu Beginn kann die Wirkung schnell nachlassen.
- Ob Ihnen eine Übung leicht- oder schwerfällt, sagt erst einmal nichts darüber aus, welche Einschätzung Ihr Nervensystem macht. Konzentrieren Sie sich auf die Übungen, die Sie besser machen – auch wenn die eine oder andere Übung manchmal anstrengend sein mag. Es lohnt sich!
- Machen Sie sich Notizen. Zu jedem Schmerzbild finden Sie eine Übungstabelle, in der Sie die Wirkung der einzelnen Übungen für sich dokumentieren können. Nutzen Sie diese, um Ihre Ergebnisse zu dokumentieren.

Die einfachste Bewertungsmethode – Beweglichkeitstests

Denken Sie an Kapitel 1 zurück und wie Schmerzen entstehen. Für das Gehirn steht Sicherheit an erster Stelle. Bewegungseinschränkungen bis hin zu Schmerzen sind die Folge mangelnder Sicherheit. Geben wir Ihrem Nervensystem nun einen entsprechenden positiven Impuls, so fühlt sich Ihr Gehirn dadurch sicherer. Als Folge lässt es mehr Bewegung zu. Beweglichkeitstests wie die folgenden sind daher hervorragend geeignet, um zu ermitteln, wie Ihr Nervensystem auf eine Übung reagiert, und um die individuelle Wirkung der Übung für Sie zu überprüfen. Fällt Ihnen die Bewegung leichter? Hat sich die Dehnspannung reduziert? Hat sich Ihre Beweglichkeit verbessert? Das alles sind Hinweise auf eine positive Übung. Erhöht sich jedoch die empfundene Spannung oder verschlechtert sich die Beweglichkeit, dann ist die ausgeführte Übung aktuell nicht geeignet für Sie.

Merken oder notieren Sie sich jeweils Ihren Ausgangswert. Führen Sie eine der Übungen aus Kapitel 5 durch. Durchlaufen Sie die Testbewegung erneut und vergleichen Sie die Ergebnisse.

Vorbeuge

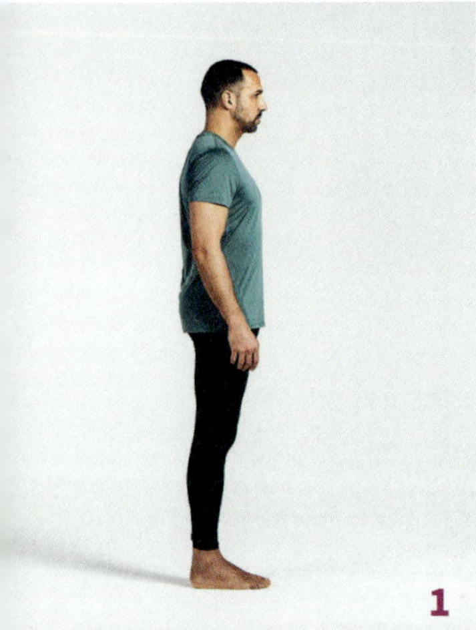
1

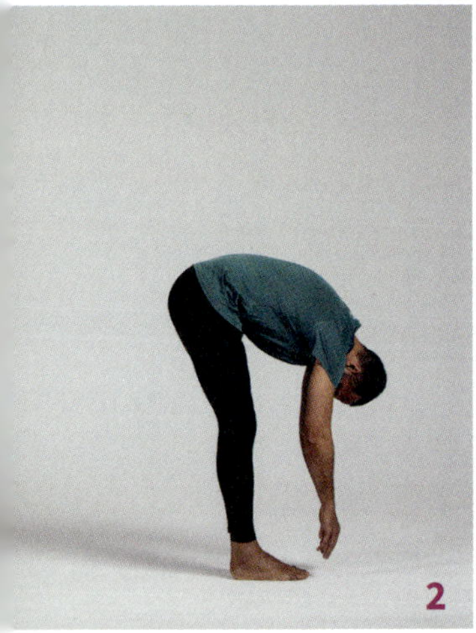
2

1. Stellen Sie sich aufrecht mit langer Wirbelsäule hin. Ihre Füße sind geschlossen.
2. Beugen Sie den Oberkörper aus der Hüfte nun so weit wie möglich nach vorn. Ihre Hände möchten in Richtung Boden.

Hinweise

- Achten Sie darauf, dass Sie beide Knie gestreckt halten.
- Führen Sie zwei bis drei Wiederholungen durch, um ein Gefühl für Ihre aktuelle Beweglichkeit zu bekommen. Berühren Ihre Fingerspitzen oder gar die ganze Hand den Boden? Kommen Sie nur bis zu den Knien? Wie intensiv nehmen Sie die Dehnung in Oberschenkelrückseite und Rücken wahr?
- Die Vorbeuge ist ein geeigneter Test, um die globale Spannung in Ihrem Körper zu ermitteln. An der Vorbeuge ist auch das Gleichgewicht beteiligt. Wenn Sie daher unter Schwindel oder anderen Einschränkungen des Gleichgewichtsorgans leiden, ist diese Übung für Sie nicht geeignet. Die Vorbeuge kann in diesem Fall zu einer Verschlechterung des Ergebnisses führen. Wählen Sie daher besser einen der folgenden Beweglichkeitstests.
- Wenn Sie sehr beweglich sind und bereits zu Beginn ihre gesamte Handfläche den Boden berührt, dann ist die Vorbeuge ebenfalls kein geeigneter Test für Sie, da es wenig Raum gibt, Verbesserungen zu messen.

Ganzkörperrotation

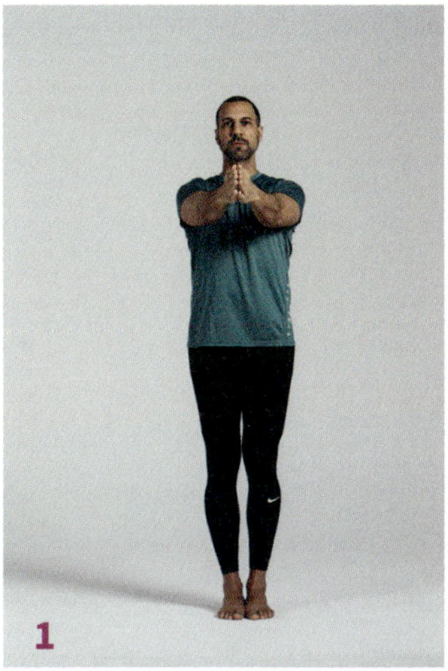

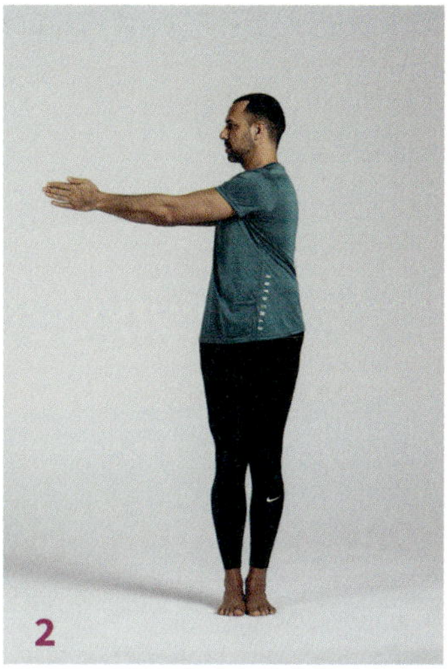

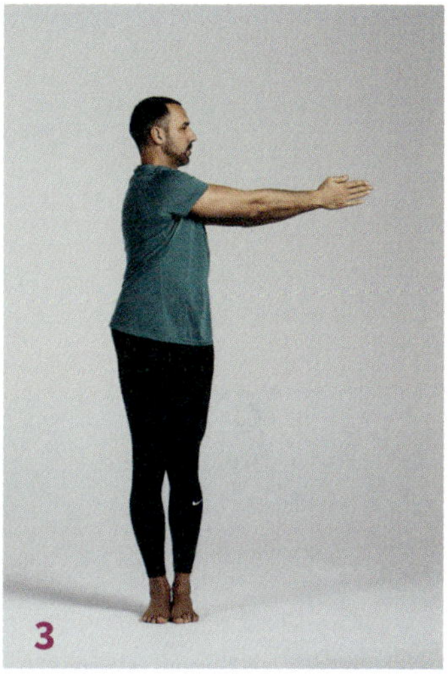

1. Stellen Sie sich gerade mit langer Wirbelsäule hin. Schließen Sie die Füße und heben Sie beide Arme auf Schulterhöhe an. Legen Sie Ihre Handflächen mit gestreckten Fingern aneinander und halten Sie diese geschlossen.
2. Bewegen Sie Ihren Oberkörper zwei- bis dreimal nach rechts und wieder in die Ausgangsposition nach vorn. Ihre Füße zeigen dabei weiterhin nach vorn und bleiben fest auf dem Boden. Wie groß ist Ihre Beweglichkeit nach rechts? Merken Sie sich einen Punkt oder Gegenstand, den Sie am Ende der Drehung noch sehen können. Wie hoch ist die empfundene Spannung? Merken oder notieren Sie sich Ihren Bewegungsradius.
3. Wiederholen Sie den Test auf der linken Seite.

Hinweise

- Gibt es Unterschiede zwischen beiden Seiten? Fällt Ihnen die Bewegung auf einer Seite schwerer?
- Vergleichen Sie den Bewegungsradius und die empfundene Spannung bei der Drehung nach rechts und links. Die unbeweglichere Seite eignet sich besonders für Test und Re-Test.

Rotation der Halswirbelsäule

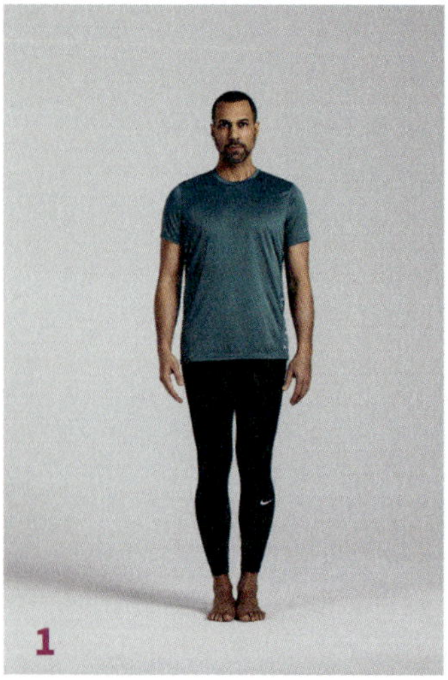

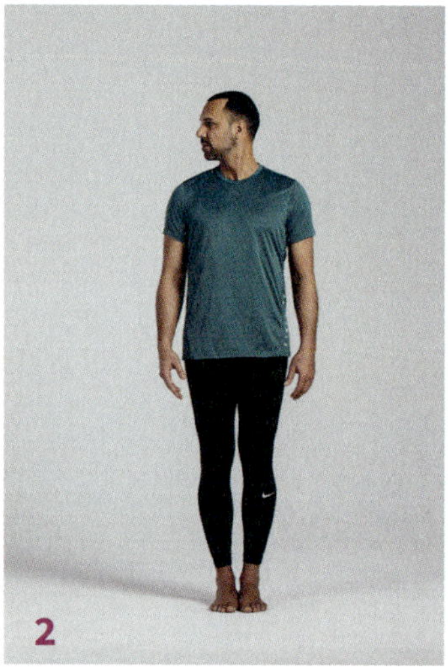

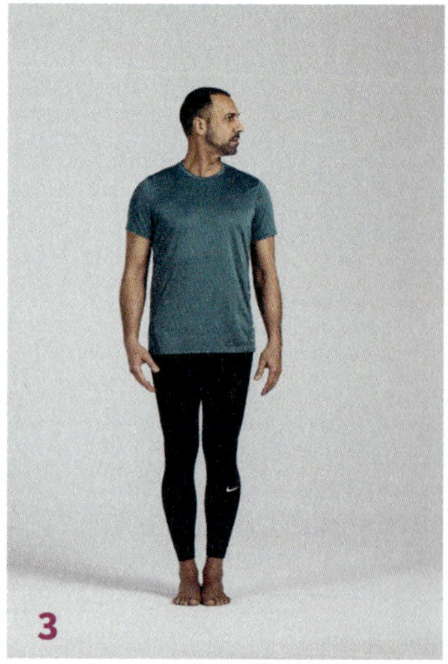

1. Stellen oder setzen Sie sich gerade mit aufrechter Wirbelsäule hin. Schieben Sie Ihren Kopf leicht nach hinten und ziehen Sie das Kinn etwas heran.
2. Bewegen Sie nun Ihren Kopf langsam zwei- bis dreimal nach rechts und schauen Sie über Ihre Schulter.
3. Wiederholen Sie den Test auf der linken Seite und schauen Sie über Ihre linke Schulter.

Hinweise

- Wie groß ist Ihre Beweglichkeit zu jeder Seite? Merken Sie sich einen Punkt oder Gegenstand, den Sie am Ende der Drehung im Raum noch sehen können. Wie hoch ist die empfundene Spannung? Merken oder notieren Sie sich Ihren Bewegungsradius.
- Gibt es Unterschiede zwischen beiden Seiten? Fällt Ihnen die Bewegung auf einer Seite schwerer? Achten Sie darauf, dass Ihr Oberkörper stabil in der Mitte bleibt.
- Vergleichen Sie den Bewegungsradius und die empfundene Spannung bei der Drehung nach rechts und links. Die unbeweglichere Seite eignet sich besonders für Test und Re-Test.
- Dieser Test eignet sich nicht, wenn Sie unter Nackenverspannungen und Schmerzen in diesem Bereich leiden. Wählen Sie in diesem Fall bitte einen der anderen Tests.

Schulterrotation

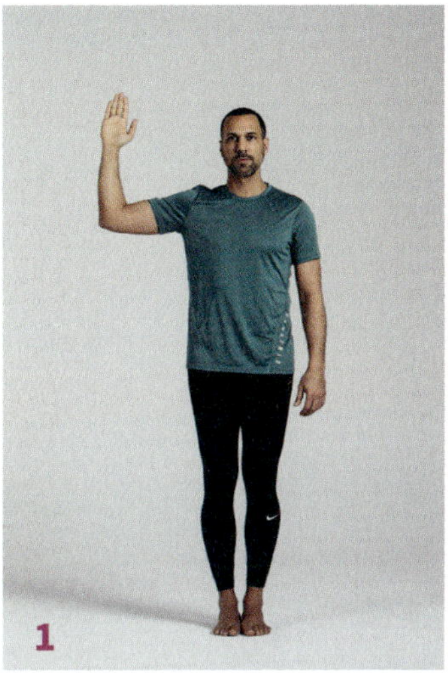

1

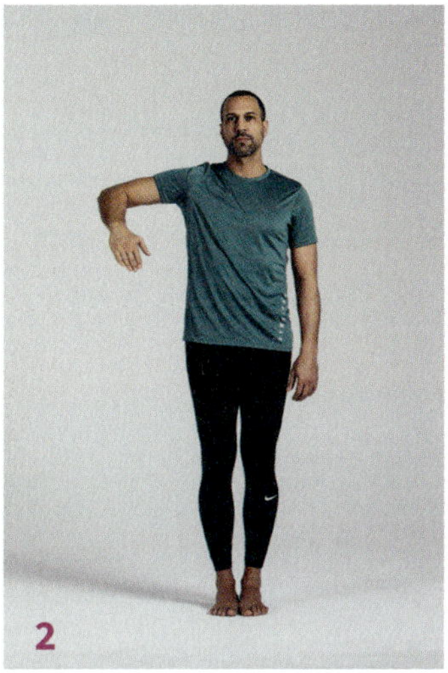

2

1. Stellen oder setzen Sie sich gerade mit langer Wirbelsäule hin. Heben Sie den rechten Arm auf Schulterhöhe an. Ihr Ellenbogen ist um 90 Grad gebeugt und der Unterarm steht senkrecht zum Boden ausgerichtet. Hand und Unterarm bleiben während der Bewegung in einer Linie.
2. Bewegen Sie Ihren Unterarm nun zwei- bis viermal so weit wie möglich nach unten und oben hinten. Ihr Oberarm bleibt dabei parallel zum Boden.

Hinweise

- Wie groß ist Ihre Beweglichkeit? Kommen Sie mit der Hand hinter Ihren Kopf? Wie weit können Sie den Unterarm Richtung Boden absenken? Merken oder notieren Sie sich Ihren Bewegungsradius.
- Wiederholen Sie den Test auf der linken Seite. Gibt es Seitenunterschiede? Fällt Ihnen die Bewegung auf einer Seite schwerer?
- Vergleichen Sie den Bewegungsradius und die empfundene Spannung in der rechten und linken Schulter. Der »schlechte« Arm eignet sich besonders für Test und Re-Test.

Sehen als Testmöglichkeit

Unsere Augen sind, wie Sie aus Kapitel 2 bereits wissen, einer der wichtigsten, wenn nicht sogar der wichtigste Informationsgeber für das Gehirn. Daher trägt eine gute Funktion der Augen einen entscheidenden Teil zu unserem allgemeinen Sicherheitsempfinden bei. Gleichzeitig reagieren unsere Augen jedoch auch sehr schnell auf Stress und können in diesem Zusammenhang ihre Funktionsfähigkeit sogar einschränken. Und ebenso wie die im Abschnitt zuvor beschriebenen Auswirkungen auf die Beweglichkeit reagieren auch unsere Augen auf einen gesetzten Impuls. Empfindet unser Gehirn diesen Impuls als positiv, erhöht sich das allgemeine Sicherheitsempfinden. Dies verbessert auch Ihre Sehfähigkeit.

Somit ist auch die Testung der Augen beziehungsweise der Sehfähigkeit, wie in den folgenden Tests beschrieben, hervorragend geeignet, um zu ermitteln, wie Ihr Nervensystem auf eine Übung reagiert, und die individuelle Wirkung für Sie zu überprüfen. Merken oder notieren Sie sich jeweils Ihren Ausgangswert. Führen Sie eine der Übungen aus Kapitel 5 durch. Im Anschluss absolvieren Sie den Augentest erneut und vergleichen die Ergebnisse.

Gut zu wissen:

Wann Sie Brille und Kontaktlinsen während der Tests tragen sollten und wann nicht

Im Idealfall werden die nachfolgenden Sehtests sowie auch die späteren Augenübungen ohne Sehhilfen wie Brille oder Kontaktlinsen durchgeführt. Sollte Ihre Sehfähigkeit jedoch so stark eingeschränkt sind, dass ein Erkennen der Buchstaben innerhalb der Armlänge nicht möglich ist, dann können Sie die Sehhilfe auch während des Tests und Re-Tests tragen. Wichtig ist, beim Testen immer den gleichen Abstand zwischen Augen und Objekt einzuhalten.

Buchstaben erkennen

Material: Snellen-Chart

Das Snellen-Chart ist eine Tafel mit immer kleiner werdenden Buchstaben oder Symbolen. Ähnliches kennen Sie vielleicht von Ihrem Augenarzt oder Optiker. Diese Möglichkeit der Sehüberprüfung gibt es mittlerweile auch als App. Diese haben unter anderem Namen wie Eye Chart HD oder Eye Snellen Chart und sind teilweise kostenfrei verfügbar.

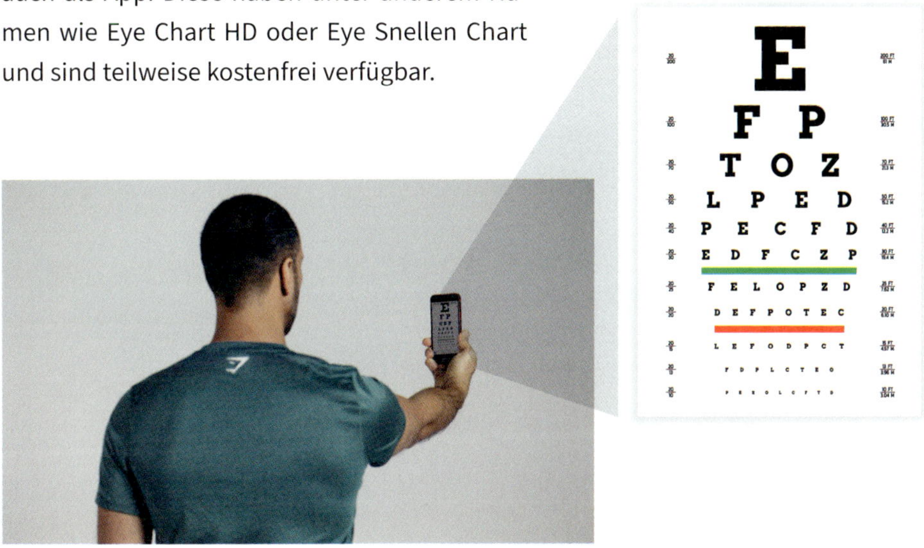

Öffnen Sie in Ihrem Mobiltelefon die entsprechende App. Halten Sie den Bildschirm mit ausgestrecktem Arm auf Augenhöhe vor sich. Beginnen Sie nun, von oben nach unten die Reihen mit den kleiner werdenden Schriftgrößen zu lesen. Beide Augen sind dabei geöffnet. Bis zu welcher Schriftgröße beziehungsweise Reihe können Sie die Buchstaben klar und deutlich erkennen? Notieren oder merken Sie sich diese. Führen Sie eine Übung aus Kapitel 5 durch und testen Sie Ihre Sehfähigkeit danach erneut. Sie können eine kleinere Schriftgröße klar erkennen? Wunderbar! Dann war die Übung positiv für Sie. Sollte sich Ihre Sehfähigkeit verschlechtern, so ist dies eine Stressreaktion Ihres Körpers und diese Übung aktuell nicht für Sie geeignet.

Hinweis: Achten Sie bei Test und Re-Test darauf, dass Sie den Bildschirm jeweils im gleichen Abstand vor sich halten. Eine Veränderung verfälscht die Ergebnisse.

Sätze in verschiedenen Schriftgrößen erkennen

Material: Schriftgrößenkarte

Auf einer Schriftgrößenkarte befindet sich eine Vielzahl von Sätzen in unterschiedlichen Schriftgrößen. Die jeweilige Schriftgröße ist als Nummer vor dem Satz abgebildet. Mit diesem einfachen Lesetest können Sie Ihre Sehfähigkeit hervorragend testen.

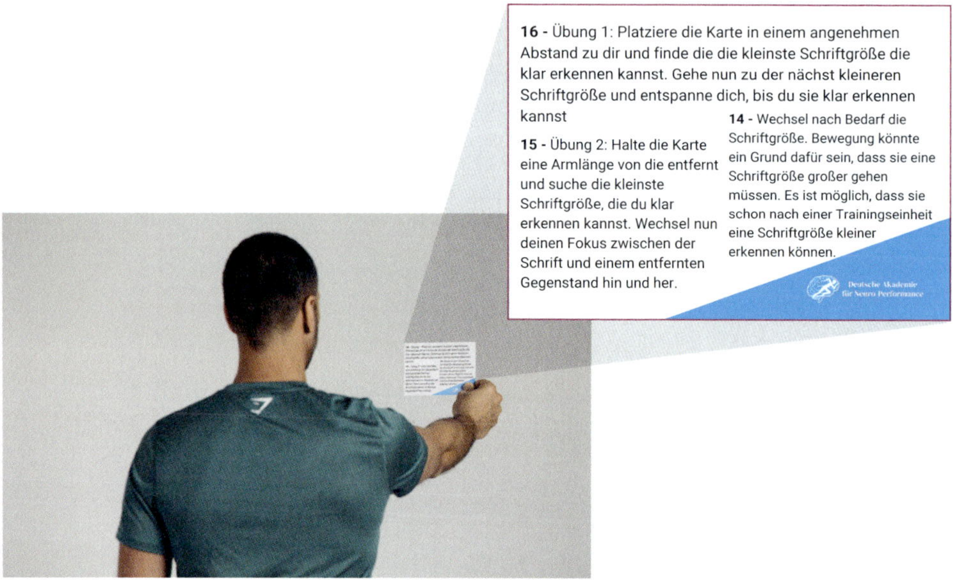

Halten Sie die Schriftgrößenkarte mit ausgestrecktem Arm auf Augenhöhe vor sich. Beginnen Sie, die Sätze nacheinander zu lesen. Starten Sie mit der größten Schriftgröße. Bis zu welcher Schriftgröße beziehungsweise Nummer können Sie die Buchstaben klar und deutlich erkennen? Notieren oder merken Sie sich diese. Führen Sie eine Übung aus Kapitel 5 durch und testen Sie Ihre Sehfähigkeit danach erneut. Können Sie nach der Übung eine kleinere Schriftgröße klar erkennen, war die Übung positiv für Sie. Sollte sich Ihre Sehfähigkeit verschlechtert haben, ist dies eine Stressreaktion Ihres Körpers und diese Übung aktuell nicht für Sie geeignet.

Hinweis: Achten Sie bei Test und Re-Test darauf, dass Sie die Karte jeweils im gleichen Abstand vor sich halten. Eine Veränderung verfälscht die Ergebnisse.

Gut zu wissen:

Sehtest-Variante: Lesen mit nur einem Auge

Eine Variationsmöglichkeit für beide zuvor beschriebenen Tests ist die Durchführung mit jedem Auge separat. Hierzu halten Sie sich zuerst das rechte Auge mit einer Hand zu. Welche Schriftgröße können Sie klar und deutlich erkennen? Wechseln Sie nun zu Ihrem linken Auge. Stellen Sie Unterschiede fest? Führen Sie nun eine Übung aus und testen Sie, ob sich eine Verbesserung des »schlechteren« Auges ergeben hat. Hat sich der Sehunterschied nach der Übung angeglichen? Wenn ja, hat Ihr Nervensystem die Übung positiv bewertet.

Machen Sie Ihren Schmerz messbar

Schmerz messbar zu machen und standardisiert einzuordnen, hilft Ihnen zum einen bei der Evaluierung Ihrer Schmerzen, kann aber zum anderen auch dazu beitragen, das Schmerzempfinden zu reduzieren. Die einfachste Möglichkeit, Schmerzen messbar zu machen, stellt eine Schmerzskala dar. Sie bewerten Ihre Schmerzen subjektiv und ordnen Ihrer Bewertung eine Zahl zu.

Die Schmerzskala umfasst einen Zahlenbereich von 0 bis 10 sowie dazugehörige Gesichter und ist mit einer Ampelfarbe von Grün bis Rot unterlegt. Die Null hat ein lächelndes Gesicht. Alles ist im grünen Bereich. Vergeben Sie diese Zahl, wenn Sie keinen Schmerz spüren. Am anderen Ende der Skala befinden Sie sich im roten Bereich. Unter der Zahl 10 steht ein trauriges Gesicht. Der Schmerz ist in diesem Fall extrem stark. Die 10 bedeutet den schlimmsten Schmerz der Welt. Die Übergänge sind fließend und die genaue Zuordnung Ihres Empfindens zu einer bestimmten Zahl bleibt Ihnen überlassen. Sie können die Schmerzskala täglich nutzen. Notieren Sie sich Ihre Ergebnisse in Ihrem Schmerztagebuch.

Die Zuordnung der Schmerzintensität zu einer Zahl oder einem Symbol objektiviert den subjektiv empfundenen Schmerz. Dies hilft Ihnen beim Umgang mit Schmerzen und dient auch dazu, Ihre Trainingsfortschritte zu dokumentieren. Nutzen Sie diese Möglichkeit als ergänzende Evaluierung, wie sich das Training aus diesem Buch auf

Ihre Schmerzen auswirkt. Die Einschätzung über die Schmerzskala ersetzt dabei nicht die vorher beschriebenen Möglichkeiten für Test und Re-Test, sondern ist lediglich als Zusatz zu sehen. Im Allgemeinen verbessern sich erst Beweglichkeit oder Sehen, und daraufhin kommt es zu einer Schmerzreduktion.

Wichtig! Testen Sie bitte nicht die schmerzhafte Bewegung oder den Schmerz an sich. Dies ist kontraproduktiv und kann Ihre Schmerzen sogar verstärken beziehungsweise das Schmerzgedächtnis fördern. Und das ist sicherlich das Letzte, was Sie erreichen wollen.

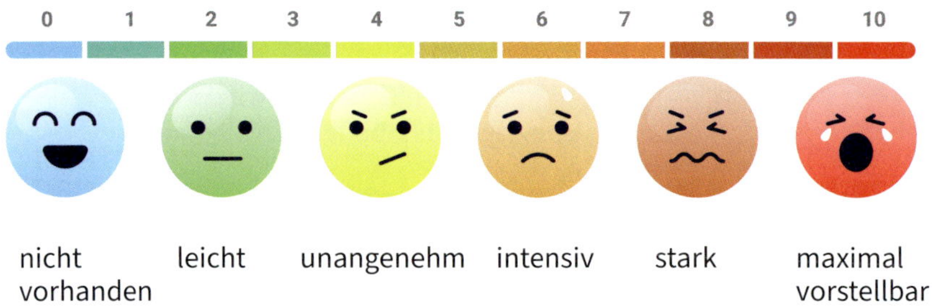

Führen Sie ein Schmerztagebuch

Wer dokumentiert, ist klar im Vorteil. Dies haben Sie sicherlich schon jetzt verstanden. Wie Sie in Kapitel 1 bereits erfahren haben, wird Ihr Schmerzempfinden durch viele Faktoren beeinflusst: (soziale) Umgebung, Schlafqualität, Stresslevel, Ernährung und viele weitere Einflüsse. Erinnern Sie sich an das Gefahrenfass auf Seite 18? Es ist äußerst hilfreich, negative Einflussfaktoren zu identifizieren, um neben den neuronalen Übungen zusätzliche Ansatzpunkte für eine Verbesserung Ihres Befindens zu erlangen.

Die einfachste und beste Möglichkeit, verschiedene Einflussfaktoren zu ermitteln, ist das Führen eines Schmerztagebuchs. Legen Sie sich ein Notizbuch an, das Sie täglich befüllen, oder wählen Sie eine digitale Ausführung – je nachdem, was für Sie praktikabler ist. Notieren Sie sich alle für Sie relevanten Ereignisse. Was für Sie relevant ist beziehungsweise ein Schmerzauslöser sein könnte, kann von Person zu Person stark unterschiedlich sein. Ein Beispiel, wie ein Schmerztagebuch für Sie aussehen könnte, finden Sie in der folgenden Tabelle. Diese integriert auch die vorher beschriebene Schmerzskala. Sehen Sie die Tabelle als Inspiration und verändern oder ergänzen Sie sie entsprechend Ihrer Bedürfnisse.

	Montag	Dienstag	Mittwoch	Donnerstag	Freitag	Samstag	Sonntag
Datum							
Tageszeit							
Schmerzlevel							
Schlaf	☺ ☹						
Stimmung	☺ ☹						
Energielevel	☺ ☹						
Stresslevel	☺ ☹						
Medikation/ Supplement							
Aktivitäten							
Training							
Bemerkung							

In den seltensten Fällen sind wir 24 Stunden von Schmerzen beziehungsweise der gleichen Schmerzintensität betroffen. Diese Dokumentation in Form eines Schmerztagebuchs grenzt Ihr Problem ein und identifiziert Auslöser. Beides gibt Ihrem Gehirn Sicherheit, und Sicherheit sorgt immer für Schmerzreduktion. Zusätzlich hilft Ihnen das Tagebuch dabei, Ihr eigener Experte zu werden und Ihre Fortschritte zu erkennen. Nutzen Sie diese Möglichkeit!

Sollte das Ausfüllen eines Schmerztagebuchs für Sie aus irgendwelchen Gründen unattraktiv oder zu umfangreich erscheinen, so ist dies vollkommen in Ordnung. Jeder Mensch ist anders und das Tagebuch soll in keinem Fall zu zusätzlichem Stress führen. Sie wissen bereits, worin das münden kann. Alternativ finden Sie eine verkürzte Evaluierungsmöglichkeit mit wertvollen Fragen. Lassen Sie die letzte Woche Revue passieren und nehmen Sie sich kurz Zeit, die folgenden Fragen zu beantworten. Zu Beginn der Trainingsaufnahme ist dies für jeden sinnvoll, um den Status quo zu ermitteln. Sie werden in der letzten Woche wahrscheinlich kein Schmerztagebuch geführt haben, um genau zu wissen, wo Sie jetzt starten. Anhand dieser Fragen können Sie zusätzlich auch Ihre Trainingsfortschritte zum Beispiel nach vier, acht oder zwölf Wochen Training standardisiert dokumentieren. Beantworten Sie diese Fragen daher nicht nur zu Beginn, sondern auch im Verlauf der Zeit in regelmäßigen Abständen.

1. Wie häufig litten Sie unter Schmerzen?

immer	**meistens**	**häufig**	**manchmal**	**selten**

2. Wie stark hat der Schmerz Ihren Alltag beeinträchtigt?

sehr	**beachtlich**	**moderat**	**ein bisschen**	**gar nicht**

3. Wie häufig haben Sie Schmerzmittel eingenommen?

täglich	**gelegentlich**	**selten**	**nie**

4. Wie war Ihr Schlaf?

erholsam	**eingeschränkt**	**katastrophal**

5. Wie war Ihr Energielevel?

hoch	mittel	niedrig

6. Wie viele Bewegungseinheiten/Sporteinheiten haben Sie in der letzten Woche ausgeführt?

keine	ein bis zwei	mehr als drei

7. Wie war Ihre Stimmung?

niedergeschlagen	traurig	gestresst	ruhig	entspannt	glücklich

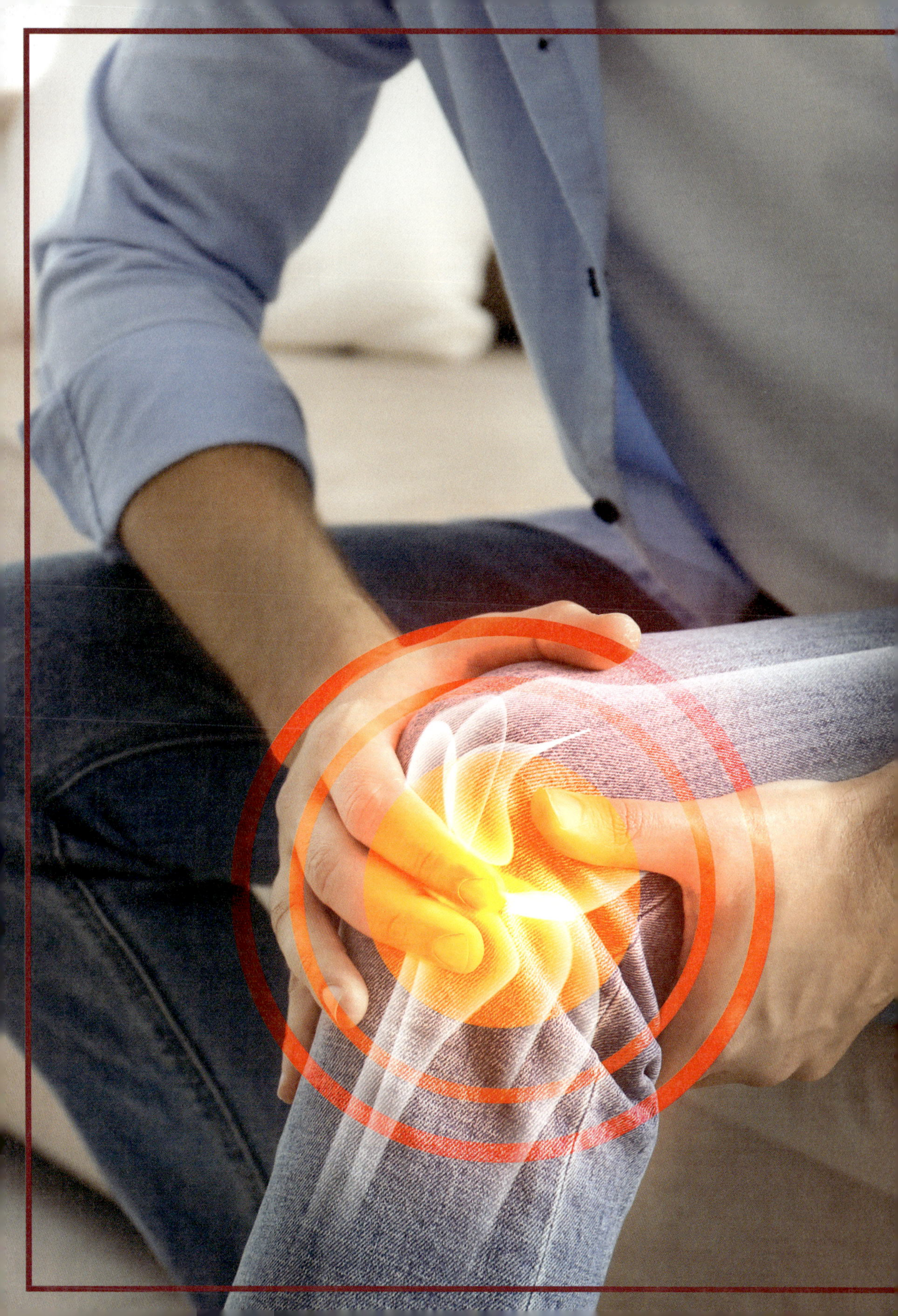

Kapitel 4

Neurozentrierte Ansätze bei verschiedenen Schmerzbildern

Wie Sie neurozentriertes Training erfolgreich umsetzen

In den vorherigen Kapiteln haben Sie die neuronalen Grundlagen, die in Bezug zu Schmerzen stehen, bereits kennengelernt. Ebenso wissen Sie, dass Schmerz multifaktoriell ist und individuell wahrgenommen wird. Genauso sind die Auslöser, die Ihr Gehirn dazu bewegen, Schmerzen zu produzieren, individuell. So kann neben der allseits bekannten und klassischen strukturellen Beschädigung auch häufig ein Problem bei der Informationsaufnahme oder -verarbeitung vorliegen – und dies an ganz unterschiedlichen Stellen. In Kapitel 5 finden Sie die folgenden Kategorien:

1. **Sensorische Rehabilitation** für die Rezeptoren
2. **Mobilisationsübungen** für das propriozeptive System
3. **Nervenentspannung** für die peripheren Nerven
4. **Augenübungen** für das visuelle System
5. **Gleichgewichtsübungen** für das vestibuläre System
6. **Atemübungen** für eine bessere Energieversorgung
7. **Übungen für die Innenwahrnehmung**

Die Relevanz dieser Bereiche auf die Schmerzwahrnehmung kennen Sie aus Kapitel 2. Auf den folgenden Seiten finden Sie zu den häufigsten Schmerzbildern anhand der Kategorien eine Übungsauswahl in Tabellenform. Jedem Schmerzbild ist eines der folgenden Symbole zugeordnet, das Sie bei der jeweiligen Übung wiederfinden:

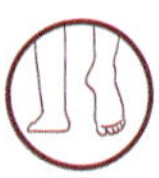 Sprunggelenkschmerzen

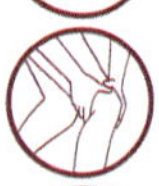 Knieschmerzen

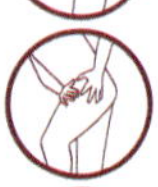 Hüftschmerzen

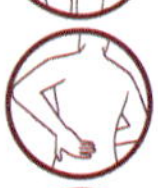 Rückenschmerzen

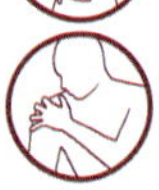 Schulterschmerzen

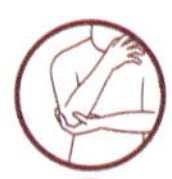 Ellenbogenschmerzen

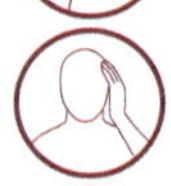 Kopf- und Nackenschmerzen

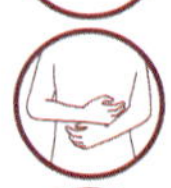 Viszerale Schmerzen

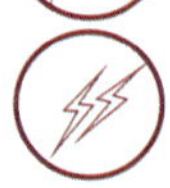 Chronische Schmerzen

Unser Nervensystem ist komplex und viele Bereiche arbeiten zusammen oder beeinflussen sich gegenseitig. Hinzu kommt die individuelle Reaktion Ihres Nervensystems auf einen Reiz. Grundsätzlich kann daher jede der genannten Übungen bei jeder Problematik eingesetzt werden und hilfreich sein. Je nachdem, wo in Ihrem Nervensystem eine Einschränkung vorliegt und welche Übung das allgemeine Sicherheitsempfinden Ihres Gehirns erhöht. Insbesondere die verschiedenen Übungen für Mobilisation, Augen, Gleichgewicht, Atmung und Innenwahrnehmung können sich auf viele Schmerzbilder positiv auswirken. Die Übungsauswahl ist daher nur als Vorschlag zu sehen, die Ihnen den Einstieg in Ihr Training erleichtert. Testen ist der Schlüssel, mit dem Sie evaluieren, welche Übungen für Sie geeignet sind und wonach Sie Ihren individuellen Übungsplan zusammenstellen. Verschiedene Testmöglichkeiten kennen Sie aus Kapitel 3 (ab Seite 62).

In der Übungstabelle können Sie sich Ihre Ergebnisse entsprechend notieren. Führen Sie zunächst nur die Übungen aus, auf die Sie positiv oder neutral reagieren, und hören Sie dabei auf Ihren Körper. Es ist viel wichtiger, dass Sie nach Ihren eigenen Bedürfnissen und Möglichkeiten trainieren, als starr einem Trainingsplan zu folgen. Gerade bei Schmerzthematiken gleicht nicht jeder Tag dem anderen. An manchen Tagen mögen Sie sich besser fühlen und die Übungen fallen Ihnen leichter, an anderen Tagen kann dies ganz anders aussehen. Versuchen Sie, Ihrem Nervensystem möglichst täglich einen positiven Reiz zu geben. Über Wiederholung verändern Sie Ihr Nervensystem. Erinnern Sie sich dabei an das Prinzip der Neuroplastizität: Das Nervensystem verändert sich fortwährend. Daher ist es zum einen wichtig, regelmäßig zu trainieren, und zum anderen, die Übungen regelmäßig zu testen und das Training entsprechend anzupassen, sei es in der Übungsauswahl oder der Intensität. So können Sie die Übungsreihenfolge variieren, die Übungsdauer oder Wiederholungsanzahl erhöhen oder reduzieren oder gegebenenfalls weniger – oder auch mehr – Pausen zwischen den Übungen einbauen. Die gewählte Dosis kann einen erheblichen Unterschied in der Wirkung ausmachen. Eine Trainingsdokumentation ist hilfreich.

Mit den hier vorgestellten Übungen sind Sie nun in der Lage, einen positiven und aktivierenden Einfluss auf die Bereiche Ihres Gehirns zu nehmen, die auf Ihr Schmerzempfinden einwirken und Schmerzen sogar auslösen können. Somit verbessern Sie die Funktion der Gehirnareale und reduzieren dadurch Ihr Schmerzempfinden.

Gelenkschmerzen – vom Sprunggelenk bis zum Kopf

Laut einer Studie des Robert Koch-Instituts aus dem Jahr 2017 gaben etwa 30 Prozent der befragten Personen an, in den letzten zwölf Monaten Schmerzen in den Gelenken gehabt zu haben. Frauen sind dabei etwas häufiger betroffen als Männer. Gelenkschmerzen können in verschiedenen Körpergelenken auftreten. Ein Gelenk ist die Stelle, an der sich zwei Knochen treffen und sich bewegen können, wie das Kniegelenk oder das Schultergelenk. Die Ursachen für Gelenkbeschwerden sind vielfältig und reichen von Verletzungen über Entzündungen bis hin zu Stressreaktionen. Rheumatoide Arthritis ist die häufigste entzündliche Erkrankung in Gelenken und kann zu Steifheit, Einschränkungen der Beweglichkeit und Schmerzen führen. Ein wichtiger Faktor für gesunde und schmerzfreie Gelenke ist jedoch wiederum die Bewegung dieser Gelenke. Auch bestimmte Infektionen können Gelenkschmerzen verursachen, wie zum Beispiel Lyme-Borreliose. All diese Faktoren können dazu führen, dass sich Ihr Gehirn »bedroht« fühlt und es somit zu einer Schmerzreaktion kommt. Doch auch andere »Bedrohungen« wie zum Beispiel ein nicht gut funktionierendes Gleichgewicht oder Beeinträchtigungen des visuellen Systems können ursächlich für das Auftreten von Gelenkbeschwerden sein.

Bei der Behandlung von Gelenkschmerzen ist es daher wichtig, nicht nur das betroffene Gelenk selbst zu betrachten, sondern auch andere Bereiche des Körpers und des Gehirns zu berücksichtigen, die an der Steuerung und Kontrolle der Gelenke beteiligt sind. Hierzu gehören die folgenden Areale:

- Der **Motorkortex** ist zuständig für die Steuerung von Muskelbewegungen.
- Das **supplementär-motorische Areal (SMA)** spielt eine wichtige Rolle bei der Planung und Koordination von Bewegungen.
- Das **visuelle System** ist essenziell bei der Orientierung im Raum und für die Körperhaltung.
- Das **Gleichgewichtssystem** ist für die Stabilisierung des Körpers bei Bewegungen verantwortlich.
- Die **Hautsensorik** liefert Informationen über Berührungen, Druck und Vibrationen und spielt eine wichtige Rolle bei der Steuerung von Bewegungen.
- Die **peripheren Nerven** leiten die Signale vom Gehirn an die Muskeln weiter.

- **Die Inselrinde** ist für die Integration von sensorischen und motorischen Informationen zuständig.

Auf den folgenden Seiten erhalten Sie einen Überblick über verschiedene Gelenkschmerzen sowie eine dazugehörige Übungsauswahl, die Sie bei einer Reduktion der Beschwerden unterstützen können. Anhand der in Kapitel 3 erlernten Testungen können Sie die Übungen individuell für sich auf ihre Wirksamkeit hin überprüfen.

Sprunggelenkschmerzen

Etwa 15 bis 20 Prozent aller Sportverletzungen betreffen das Sprunggelenk – es ist damit eines der am häufigsten verletzten Gelenke im menschlichen Körper. Häufig sind Patienten mit Sprunggelenksverletzungen auch lange nach der eigentlichen Verletzung noch immer mit Schmerzen und Einschränkungen in der Mobilität konfrontiert.

Das Sprunggelenk ist ein komplexes Gelenk, das aus dem Sprungbein, dem Unterschenkelknochen und dem Wadenbein sowie verschiedener Fußknochen besteht. Es ermöglicht Bewegungen des Fußes in mehrere Richtungen und ist entscheidend für die Stabilität des Fußes. Sprunggelenkbeschwerden können daher erhebliche Auswirkungen auf die tägliche Aktivität haben. Beispielsweise kann es schwierig sein, Treppen zu steigen oder lange Strecken zu gehen. Auch einfache Aktivitäten wie das Anziehen der Schuhe oder vom Boden aufzustehen können problematisch sein. Im Sport beeinträchtigen Einschränkungen durch Sprunggelenksverletzungen die Leistung und machen manchen Trainingsplan zunichte.

Auch in diesem Zusammenhang spielen Aspekte wie die sensorische Reizweiterleitung sowie die optimale Funktionsfähigkeit aller neuronal relevanten Bereiche wie zum Beispiel des Kleinhirns, des Hirnstamms sowie des somatosensorischen und motorischen Kortex eine entscheidende Rolle bei der Schmerzreduktion. In der nachfolgenden Übersicht finden Sie eine Übungsauswahl, die bei Beeinträchtigungen im Sprunggelenk helfen können.

Übungsempfehlungen gegen Sprunggelenkschmerzen

Übung	Positiv	Neutral	Aufzu-arbeiten
Sensorik (ab Seite 108) ► sanfte Berührung ► Druck ► Vibration ► warm ► kalt			
Handgelenkmobilisation (ab Seite 142) ► vertikal ► lateral ► Kreise			
Unendlichkeitszeichen malen (Seite 146)			
Kniekreise (Seite 120) ► vorn ► 45 Grad vorn ► seitlich ► 45 Grad hinten ► hinten			
Sprunggelenkmobilisation (ab Seite 118) ► Fuß neutral ► Fuß innenrotiert ► Fuß außenrotiert			
Entspannung des Wadenbeinnervs (Seite 175)			
Entspannung des Suralnervs (Seite 176)			
Periphere Wahrnehmung (Seite 192)			

Knieschmerzen

Das Knie ist das größte Gelenk des Körpers und spielt eine wichtige Rolle bei der Beweglichkeit und Stabilität der unteren Extremität. Aufgrund seiner Funktion und der Belastung, die es im Alltag, durch Übergewicht und bei sportlichen Aktivitäten ausgesetzt ist, ist das Knie jedoch auch anfällig für Verletzungen und Beschwerden.

Knieverletzungen können zum Beispiel durch Verdrehen oder Überdehnen bei abrupten Stopps, Richtungswechseln, Sprüngen oder Landungen auftreten. Auch Läufer oder Radfahrer können durch Überbeanspruchung des Kniegelenks patellofemorale Schmerzen haben oder Verletzungen erleiden. Außerdem tritt eine Überbelastung des Knies bei Menschen auf, die sich über längere Zeit in einer gebückten Haltung befinden wie Gärtner oder Installateure.

Eine erfolgreiche Behandlung von Knieschmerzen erfordert eine umfassende Rehabilitation der betroffenen Regionen, um eine effektive Therapie zu ermöglichen. Eine Übersicht geeigneter Übungen finden Sie in der nachfolgenden Tabelle.

Übungsempfehlungen gegen Knieschmerzen			
Übung	**Positiv**	**Neutral**	**Aufzu- arbeiten**
Sensorik (ab Seite 108) ► sanfte Berührung ► Druck ► Vibration ► warm ► kalt			
Ellenbogenkreise (ab Seite 138) ► oben ► unten			
Sprunggelenkmobilisation (ab Seite 118) ► Fuß neutral ► Fuß innenrotiert ► Fuß außenrotiert			

Übungsempfehlungen gegen Knieschmerzen			
Übung	**Positiv**	**Neutral**	**Aufzu-arbeiten**
Hüftkreise (Seite 126) ► vorn ► seitlich ► hinten ► vorn über Kreuz			
Kniekreise (Seite 120) ► vorn ► 45 Grad vorn ► seitlich ► 45 Grad hinten ► hinten			
Entspannung des Oberschenkelnervs (Seite 172)			
Entspannung des Obturatornervs (Seite 174)			
Periphere Wahrnehmung (Seite 192)			
Wippen (Seite 206)			
Wippen auf dem Pezziball (Seite 208)			
Laterale Aktivierung (Seite 211)			

Hüftschmerzen

Hüftschmerzen können verschiedene Ursachen haben. Die Prävalenz von Hüftschmerzen variiert je nach Bevölkerungsgruppe, Alter und Aktivitätsniveau und steigt mit dem Alter an. Zu den häufigsten klinischen Diagnosen bei Hüftbeschwerden zählen entzündliche Erkrankungen und das Impingement-Syndrom, während Sportverletzungen für etwa 30 Prozent aller Hüftverletzungen verantwortlich sind. Oftmals sind die Ursachen unklar und auch das Schmerzempfinden variiert stark.

Das Hüftgelenk ist eines der größten Gelenke im menschlichen Körper und ermöglicht eine Vielzahl von Bewegungen, einschließlich Beugung, Streckung, Abduktion (Abspreizen) und Adduktion (zum Körper heranziehen) des Beins. Diese große Bewegungsfreiheit erfordert eine gute Kontrolle und Stabilisierung, die durch eine feine Sensorik, gute Reizweiterleitung und somit eine präzise motorische Ansteuerung ermöglicht wird. All dies gilt es bei der Behandlung von Hüftschmerzen zu berücksichtigen. Mit den folgenden Übungen können Sie Ihre Hüftschmerzen reduzieren.

Übungsempfehlungen gegen Hüftschmerzen

Übung	Positiv	Neutral	Aufzu-arbeiten
Sensorik (ab Seite 108) ► sanfte Berührung ► Druck ► Vibration ► warm ► kalt			
Schultermobilisation (Seite 134) ► vorn ► seitlich ► hinten ► vorn über Kreuz			
Schulterblattkreisen (ab Seite 136) ► vor/zurück ► hoch/runter ► Kreise			
Beckenmobilisation (Seite 132) ► vor- und zurückkippen ► seitliches Kippen ► Beckenkreisen			

Übungsempfehlungen gegen Hüftschmerzen			
Übung	**Positiv**	**Neutral**	**Aufzu-arbeiten**
Beckenmobilisation (Seite 122) ► vor- und zurückkippen ► seitliches Kippen ► Beckenkreisen			
Hüftmobilisation (ab Seite 126) ► vorn ► seitlich ► hinten ► vorn über Kreuz			
Kniekreise (Seite 120) ► vorn ► 45 Grad vorn ► seitlich ► 45 Grad hinten ► hinten			
Entspannung des Oberschenkelnervs (Seite 172)			
Entspannung des Obturatornervs (Seite 174)			
Blickverfolgung (Seite 182) ► horizontal ► diagonal links oben/rechts unten ► diagonal rechts oben/links unten			
Blicksprünge (Seite 184) ► horizontal ► diagonal links oben/rechts unten ► diagonal rechts oben/links unten			

Übungsempfehlungen gegen Hüftschmerzen			
Übung	**Positiv**	**Neutral**	**Aufzu-arbeiten**
Periphere Wahrnehmung (Seite 192)			
Laterale Aktivierung (Seite 211)			

Rückenschmerzen

Rückenschmerzen zählen zu den häufigsten Schmerzbildern und haben eine hohe Chronifizierungsrate. Schmerzen im Lendenwirbelbereich treten etwa doppelt so häufig auf wie Schmerzen im Bereich der Brustwirbelsäule. Die Ursachen sind vielfältig und reichen von Fehlbelastungen über Erkrankungen und Schädigungen von Knochen, Gelenken, Muskeln, Bindegewebe oder Nerven. Unspezifische Rückenschmerzen, worunter Schmerzen ohne Zeichen einer spezifischen Erkrankung oder Veränderung verstanden werden, sind die häufigste Rückendiagnose. Degenerative Veränderungen der Wirbelsäule im Röntgenbild oder im Computertomogramm sind eher unspezifisch und korrelieren nur schwach mit Symptomen. Vielmehr spielt ein Komplex aus psychologischen, sozialen und biophysikalischen Faktoren eine Rolle.

Chronische Rückenschmerzen sind mit einer ganzen Reihe an kortikalen Veränderungen assoziiert. Dies beinhaltet strukturelle, funktionelle und metabolische Veränderungen im Gehirn. Insbesondere bei chronischen Rückenschmerzen im Bereich der Lendenwirbelsäule scheint es zu einer Volumenabnahme der grauen Substanz (Nervenzellkörper) zu kommen. Diese Veränderungen finden vor allem in der Insula, dem primären somatosensorischen Kortex, im Temporallappen und insbesondere im dorsolateralen präfrontalen Kortex statt. Der dorsolaterale präfrontale Kortex spielt eine wichtige Rolle bei der aktiven Kontrolle der Schmerzwahrnehmung.

Ein effektives und ganzheitliches Trainingskonzept, das diese Gehirnbereiche adressiert, führt zu strukturellen neuronalen Veränderungen, die sowohl Schmerzen reduzieren können als auch die physischen Bewegungsmöglichkeiten verbessern und damit wieder zu mehr Lebensqualität verhelfen. Eine Übersicht geeigneter Übungen finden Sie in der nachfolgenden Tabelle.

Übungsempfehlungen gegen Rückenschmerzen

Übung	Positiv	Neutral	Aufzu-arbeiten
Sensorik (ab Seite 108) ▶ sanfte Berührung ▶ Druck ▶ Vibration ▶ warm ▶ kalt			
Mobilisation der Brustwirbelsäule (ab Seite 128) ▶ vor- und zurückgleiten ▶ Seitwärtsgleiten ▶ Brustkorbkreisen			
Around the World (Seite 132)			
Entspannung des Oberschenkelnervs (Seite 172)			
Blickverfolgung (Seite 182) ▶ horizontal ▶ vertikal ▶ diagonal links oben/rechts unten ▶ diagonal rechts oben/links unten			
Blicksprünge (Seite 184) ▶ horizontal ▶ vertikal ▶ diagonal links oben/rechts unten ▶ diagonal rechts oben/links unten			

Übungsempfehlungen gegen Rückenschmerzen

Übung	Positiv	Neutral	Aufzu- arbeiten
Augenliegestütz (Seite 190)			
Periphere Wahrnehmung (Seite 192)			
Stuhlrotation (Seite 200)			
Kopfrotation mit Fixpunkt (Seite 202) ► rechts/links ► hoch/runter ► rechts oben/links unten ► links oben/rechts unten			
Kopfrotation mit beweglichem Fixpunkt (Seite 204) ► hoch/runter ► rechts/links ► rechts oben/links unten ► links oben/rechts unten			
Wippen (Seite 206)			
Wippen auf dem Pezziball (Seite 208)			
Wandliegestütz (Seite 210)			
Laterale Aktivierung (Seite 211)			
Zwerchfelldehnung (Seite 216)			

Schulterschmerzen

Die Schulter ist das beweglichste Gelenk im Körper und Schulterschmerzen sind das dritthäufigste muskuloskelettale Schmerzbild in der orthopädischen Praxis. Häufige klinische Diagnosen bei Schulterschmerzen sind Defekte der Rotatorenmanschette und das Impingement-Syndrom. Auch eine chronische Schulterinstabilität kommt häufig vor. Dabei ist anzumerken, dass in 85 Prozent der Fälle die Ursache von Schulterschmerzen nicht im Gelenk selbst liegt, sondern in gelenknahen Bereichen.

Um Schulterschmerzen effektiv zu reduzieren, ist es notwendig, die zugehörigen peripheren Nerven, den somatosensorischen und motorischen Kortex und das Kleinhirn bei der Therapie zu berücksichtigen. Diese verschiedenen Aspekte der Körpermechanik sind alle miteinander verbunden und beeinflussen sich gegenseitig. Die folgende Übungsauswahl können Sie gezielt bei Schulterbeschwerden einsetzen.

Übungsempfehlungen gegen Schulterschmerzen

Übung	Positiv	Neutral	Aufzu-arbeiten
Sensorik (ab Seite 108) ► sanfte Berührung ► Druck ► Vibration ► warm ► kalt			
Hüftmobilisation (Seite 126) ► vorn ► seitlich ► hinten ► vorn über Kreuz			
Schultermobilisation (Seite 134) ► vorn ► vorn über Kreuz ► seitlich ► hinten			

Übungsempfehlungen gegen Schulterschmerzen			
Übung	**Positiv**	**Neutral**	**Aufzu-arbeiten**
Schulterblattmobilisation (ab Seite 136) ► vor/zurück ► hoch/runter ► Kreise			
Entspannung des Überschulter-blatt-nervs (Seite 168)			
Entspannung des Achselnervs (Seite 170)			
Entspannung des Speichennervs (Seite 164)			
Entspannung des Muskel-Haut-Nervs (Seite 166)			
Blickverfolgung (Seite 182) ► horizontal ► diagonal links oben/rechts unten ► diagonal rechts oben/links unten			
Blicksprünge (Seite 184) ► horizontal ► diagonal links oben/rechts unten ► diagonal rechts oben/links unten			
Zungendehnung (Seite 226)			
Zungenkreise (Seite 227)			

Ellenbogenschmerzen

Das Ellenbogengelenk ist ein komplex aufgebautes Gelenk, das nicht nur die Bewegung des Unterarms ermöglicht, sondern auch für die reibungslose Funktion von Arm, Schulter und Handgelenk eine Rolle spielt. Schmerzen im Ellenbogen können mitunter über den Unterarm bis zum Handgelenk oder Finger ausstrahlen. Als Folge können sich Probleme beim Zupacken sowie Halten oder Tragen von Gegenständen ergeben und dies kann die Ausführung von Alltagstätigkeiten stark einschränken.

Daher ist die Arbeit mit den peripheren Nerven, die den Ellenbogen umspannen, hilfreich. Häufig finden sich Diagnosen wie Tennisellenbogen oder Golferellenbogen, wobei diese Beschwerdebilder nicht nur Sportler betreffen können, sondern auch Handwerker, Büroangestellte, Lehrer und Kellner. Bei einem Tennisellenbogen kommt es vor allem zu Problemen bei der Ellenbogenstreckung und Sensibilität am äußeren Ellenbogen, beim sogenannten Golferellenbogen hingegen bei der Beugung von Ellenbogen, Hand und Fingern mit entsprechender Sensibilität am inneren Knochenvorsprung des Ellenbogens. In der folgenden Übersicht finden Sie eine Übungsauswahl, die bei Einschränkungen im Ellenbogen helfen kann.

Übungsempfehlungen gegen Ellenbogenschmerzen

Übung	Positiv	Neutral	Aufzu-arbeiten
Sensorik (ab Seite 108) ▸ sanfte Berührung ▸ Druck ▸ Vibration ▸ warm ▸ kalt			
Kniekreise (Seite 120) ▸ vorn ▸ 45 Grad vorn ▸ seitlich ▸ 45 Grad hinten ▸ hinten			

Übungsempfehlungen gegen Ellenbogenschmerzen			
Übung	**Positiv**	**Neutral**	**Aufzu-arbeiten**
Handgelenkmobilisation (Seite 142) ► vertikal ► lateral ► Kreise			
Unendlichkeitszeichen malen (Seite 146)			
Schultermobilisation (Seite 134) ► vorn ► vorn über Kreuz ► seitlich ► hinten			
Schulterblattmobilisation (ab Seite 136) ► vor/zurück ► hoch/runter ► Kreise			
Ellenbogenkreise (Seite 138) ► oben ► unten			
Entspannung des Speichennervs (Seite 164)			
Entspannung des Muskel-Haut-Nervs (Seite 166)			

Kopf- und Nackenschmerzen

Unter Kopfschmerzen werden Schmerzen oberhalb der Augen-Ohr-Linie verstanden. Betroffen sind schätzungsweise drei Milliarden Menschen. Es gibt unterschiedliche Kategorien von Kopfschmerzen. So lassen sich primäre und sekundäre Kopfschmerzen unterscheiden. Zu den primären Kopfschmerzen, worauf sich die Übungen in diesem Buch konzentrieren, zählen Migräne, Spannungskopfschmerzen und trigeminoautonome Kopfschmerzen – eine Art einseitiger Kopfschmerz, der anfallsartig auftritt. Sekundäre Kopfschmerzen hingegen können durch äußere Ursachen wie ein Trauma im Hals- und Kopfbereich, durch Erkrankungen oder Medikamente ausgelöst werden. Spannungskopfschmerzen sind die häufigste Form von Kopfschmerzen. Sie treten bilateral auf und haben eine drückende Qualität mit leichter bis mittlerer Intensität. Oft gehen mit ihnen Licht- und Geräuschempfindlichkeit einher, während Übelkeit ein eher ungewöhnliches Begleitsymptom ist. Migräne dagegen ist durch einseitige, pulsierende Schmerzen mit mittlerer bis starker Intensität gekennzeichnet und wird oft von Übelkeit, Licht- und Geräuschempfindlichkeit begleitet. Hinzu kommt, dass körperliche Aktivität die Symptome meist verschlimmert, was Betroffene dazu bringt, Bewegung zu meiden und eine reizarme Umgebung zu bevorzugen.

Sensorische Reize bewirken bei Migränepatienten häufig eine deutlich stärkere Aktivierung des Kortex und hier insbesondere Reize des visuellen Systems. Zusätzlich führen manchmal bereits geringfügige Probleme mit dem visuellen System zu einer Überlastung dieses Systems, woraus Kopf- und Nackenschmerzen resultieren können. Neuronal gesehen sind auch Kiefer und Zunge mit der Nackenmuskulatur verbunden. Isolierte Mobilisationsübungen helfen bei der Reduktion von Verspannungen, denn durch sie werden einzelne Körperbereiche gezielter angesteuert, was zu einer Verbesserung der Körperkarte führt. In Bezug auf die peripheren Nerven spielen bei Kopfschmerzen insbesondere der Trigeminusnerv und der Vagusnerv eine wichtige Rolle. Die folgende Übungsauswahl konzentriert sich daher vornehmlich auf diese Bereiche.

Übungsempfehlungen gegen Kopf- und Nackenschmerzen			
Übung	**Positiv**	**Neutral**	**Aufzu-arbeiten**
Mobilisation der Halswirbelsäule (ab Seite 148) ► Kopfnicken ► Kopfdrehung ► Seitneigung des Kopfes			

Übungsempfehlungen gegen Kopf- und Nackenschmerzen			
Übung	**Positiv**	**Neutral**	**Aufzuarbeiten**
► vor- und zurückgleiten ► Seitwärtsgleiten ► kreisen			
Beckenmobilisation (Seite 122) ► vor- und zurückkippen ► seitliches Kippen ► kreisen			
Kiefermobilisation (Seite 155) ► öffnen/schließen ► vor- und zurückgleiten ► Seitwärtsgleiten ► kreisen			
Entspannung des hinzukommenden Nervs (Seite 162)			
Entspannung des Drillingsnervs (Seite 163)			
9-Punkt-Blickfixierung (Seite 180) ► mittig ► rechts ► links ► oben ► unten ► rechts oben ► rechts unten ► links oben ► links unten			
Nah-fern-Sprünge (Seite 188)			
Augenliegestütz (Seite 190)			

Übungsempfehlungen gegen Kopf- und Nackenschmerzen			
Übung	**Positiv**	**Neutral**	**Aufzu-arbeiten**
Augenmassage (Seite 194)			
Augenentspannung (Seite 196)			
Reizüberflutung mindern mit Rasterbrille (Seite 197)			
Zungenruheposition (Seite 234)			
Zungendehnung (Seite 226)			

Viszerale Schmerzen

Schmerzen, die die inneren Organe betreffen, werden als viszerale Schmerzen bezeichnet. Sie gehören in den Bereich der Interozeption. Viszerale Schmerzen haben vielfältige Ursachen und können zum Beispiel durch Entzündungen, Infektionen oder Tumore in den inneren Organen verursacht werden. Das Auftreten chronischer viszeraler Schmerzen ist jedoch meist ohne eindeutig identifizierbare organische Ursache; sie korrelieren häufig nicht mit einer Entzündung. In diesen Fällen spricht man von funktionellen Magen-Darm-Erkrankungen, wobei das Reizdarmsyndrom die häufigste ist. Die Kommunikation zwischen Darm und Gehirn verläuft bidirektional – also in beide Richtungen – über die Darm-Gehirn-Achse, insbesondere über den Vagusnerv (Seite 45), wobei auch weitere Faktoren wie das Mikrobiom eine Rolle spielen.

Viszerale Schmerzen unterscheiden sich in ihrer Art und Empfindung in vielfältiger Weise von anderen Schmerzarten. Diese Schmerzform ist meist diffus lokalisiert und eher dumpf. Zusätzlich werden sie häufig von vegetativen Symptomen wie Übelkeit, Erbrechen, Schwitzen oder Herzrasen begleitet. Hinzu kommen meist negative Gefühle und emotionale Reaktionen wie Furcht bei vergleichsweise niedriger Intensität. Die zentralen Einflussfaktoren auf die Symptomschwere und die Aufrechterhaltung viszeraler Schmerzen sind sehr dynamisch. Hierzu zählen Stress, eine gesteigerte Aufmerksamkeit, Lernprozesse und negative Vorerfahrungen sowie Angst, die aufgrund der Symptome entstehen kann. Diese Faktoren machen die Relevanz der Inselrinde und einer adäquaten interozeptiven Wahrnehmung deutlich, worauf sich auch die nachfolgende Übungsauswahl konzentriert.

An diesem Schmerzbild sind somit zahlreiche kognitive, emotionale und psychologische Faktoren sowie mehrere Gehirnregionen beteiligt. So senden viszerale Nervenzellen Informationen zum Hirnstamm, zum Hypothalamus und über den Thalamus zu verschiedenen Kortexarealen wie der hinteren Inselrinde. Ist dieser Signalweg eingeschränkt, kann es zu einer gesteigerten Sensitivität und höherem Schmerzempfinden kommen. Hieraus kann wiederum eine erhöhte Aufmerksamkeit auf viszerale Reize und eine veränderte Verdauungsfunktion resultieren – ein Teufelskreis, der für Betroffene eine erhebliche Beeinträchtigung des Alltags und eine verminderte Lebensqualität darstellt. Eine Übersicht geeigneter Übungen zur Verbesserung der interozeptiven Wahrnehmung gibt folgende Tabelle.

Übungsempfehlungen gegen viszerale Schmerzen			
Übung	**Positiv**	**Neutral**	**Aufzu-arbeiten**
Bauchatmung (Seite 214)			
Zwerchfelldehlung (Seite 216)			
Verlängerte Ausatmung (Seite 218)			
Zungenruheposition (Seite 224)			
Zungenkreise (Seite 227)			
Zungenpendel (Seite 228)			
Ohrstimulation (Seite 230) ► stumpf ► spitz ► Vibration			

Übungsempfehlungen gegen viszerale Schmerzen			
Übung	**Positiv**	**Neutral**	**Aufzu-arbeiten**
Ohren reiben (Seite 232)			
Summen (Seite 234)			
Gurgeln (Seite 236)			
Herzschlag spüren (Seite 238)			
Bauchgurt tragen (Seite 239)			
Riechen (Seite 241)			

Chronische Schmerzen

Als eine eigenständige Krankheit können chronische Schmerzen bezeichnet werden. Da sie sich auf vielfältige Weise äußern können, ist die Prävalenz (Häufigkeit) schwer zu ermitteln. Die Zahlen reichen von 17 bis 20 Prozent bei Erwachsenen in Europa. Studien weisen darauf hin, dass ältere Erwachsene tendenziell häufiger chronische Schmerzen haben als jüngere Erwachsene. Häufig findet sich eine Schmerzdauer von mehreren Monaten wieder. Das Besondere an chronischen Schmerzen ist, dass die Schmerzen über das Ausmaß der Ursache hinaus unverhältnismäßig lange andauern. Intensive und fortwährende Schmerzreize aus dem Körper können die involvierten Nervenzellen in Rückenmark und Gehirn noch sensibler für nachfolgende Schmerzreize machen. Es findet eine Sensibilisierung beziehungsweise Überempfindlichkeit im Nervensystem und schmerzassoziierter Gehirnbereiche statt. Ihr System reagiert, obwohl kein Gewebeschaden (mehr) vorhanden ist und die eigentliche Schmerzursache bereits beseitigt ist. Erinnern Sie sich jedoch daran, dass für die Wahrnehmung von Schmerzen nicht zwangsläufig ein Gewebeschaden vorliegen muss. Eigentlich harmlose Reize wie leichte Berührung oder milde Wärme können aufgrund der Sensibilisierung bereits als starke Schmerzimpulse wahrgenommen werden.

Die Überempfindlichkeit führt im Nervensystem zu falschen Verknüpfungen, was auch als Schmerzgedächtnis bezeichnet wird. Durch die Neuroplastizität (Seite 28) kann Ihr Gehirn Schmerzen lernen, wie es auch andere Dinge wie Laufen oder Sprechen lernt. Im Fall von chronischen Schmerzen sind diese neuen neuronalen Verknüpfungen sicherlich suboptimal. Genauso wie Ihr Gehirn jedoch Schmerzen lernen kann, kann es sie ebenso verlernen und sich wieder umstrukturieren. Hierbei helfen Ihnen die Übungen aus diesem Buch. Dies ist von besonderer Relevanz, da längere Zeit andauerndes Leiden unter chronischen Schmerzen zu emotionalen Störungen und kognitiven Einschränkungen führen kann.

In Bezug auf chronische Schmerzen sind Gehirnareale wie die Inselrinde, der Thalamus, der präfrontale Kortex oder auch der vordere cinguläre Kortex von besonderem Interesse. Die nachfolgende Übungsauswahl konzentriert sich dabei vornehmlich auf eine Verbesserung der Innenwahrnehmung, die häufig gestört ist, sowie die Aktivierung des Parasympathikus.

Übungsempfehlungen gegen chronische Schmerzen

Übung	Positiv	Neutral	Aufzu-arbeiten
Übungen zum jeweiligen Schmerzbild (alle vorherigen Tabellen, Seiten 84–100)			
Mirror-Box-Therapie (Seite 159)			
Blickverfolgung vertikal (Seite 182)			
Blicksprünge vertikal (Seite 186)			
Augenmassage (Seite 194)			
Augenentspannung (Seite 196)			

Übungsempfehlungen gegen chronische Schmerzen			
Übung	**Positiv**	**Neutral**	**Aufzu-arbeiten**
Bauchatmung (Seite 214)			
Verlängerte Ausatmung (Seite 218)			
Luftnotübung (Seite 220)			
Zungenruheposition (Seite 224)			
Zungenkreise (Seite 227)			
Zungenpendel (Seite 228)			
Ohrstimulation (Seite 230) ► stumpf ► spitz ► Vibration			
Ohren reiben (Seite 232)			
Summen (Seite 234)			
Gurgeln (Seite 230)			
Herzschlag spüren (Seite 238)			
Bauchgurt tragen (Seite 239)			
Riechen (Seite 241)			
Bildbasierte Thalamusaktivierung (Seite 243)			

Gut zu wissen: Wissen ist Macht – auch in Sachen Schmerzreduzierung

Dem Thalamus kommt eine Art Filterfunktion in Ihrem Gehirn zu. Dazu filtert er afferente Signale und gibt ihnen eine Bedeutung. Die Aufklärung über Schmerzen und deren Entstehung bewirkt, dass den im Thalamus eingehenden Signalen eine reduzierte Relevanz beigemessen werden. So kann allein das Wissen über Schmerzen dazu beitragen, dass sich das Schmerzempfinden reduziert.

Mentale Strategien gegen chronische Schmerzen

Neben den Übungen und der Aufklärung, wie Schmerzen entstehen, kann es Betroffenen helfen, ihre Schmerzen zu beschreiben und zu visualisieren. Dies hilft ihnen dabei, ihren Körper zu beobachten und in sich hineinzuhorchen. Es gibt unterschiedliche Möglichkeiten, die eigene Schmerztoleranz zu erhöhen.

Objektive Beschreibung

Setzen Sie sich rational mit dem Schmerz auseinander, indem Sie versuchen, ihn objektiv zu beschreiben. Begeben Sie sich in eine bequeme Position und nehmen Sie sich Zeit. Ihr Atem fließt ruhig und gleichmäßig. Schließen Sie bei Bedarf Ihre Augen, um Ihre Innenwahrnehmung noch mehr zu schärfen. Wo genau fühlen Sie den Schmerz? Lokal an einer Stelle oder an mehreren gleichzeitig? Wandert er durch den Körper? Ist es ein globaler, also überall spürbarer Schmerz?

Wie fühlt sich der Schmerz an? Dumpf, pochend, stechend oder ziehend? Beschreiben Sie den Schmerz so genau wie möglich und machen Sie sich dazu Notizen. Nutzen Sie zum Beispiel das Schmerztagebuch auf Seite 75. Diese einfache Technik hilft Ihrem Gehirn dabei, bessere Vorhersagen zu treffen. Je genauer das Gehirn Situationen vorhersagen kann, desto höher ist das Sicherheitsgefühl. Die Bedrohung und das daraus resultierende Ergebnis Schmerz verringern sich.

Verlagerter Fokus

Neben einer objektiven Schmerzbeschreibung kann es auch helfen, den Fokus zu verlagern. Bei dieser Methode legen Sie Ihre Aufmerksamkeit bewusst auf eine Stelle Ihres Körpers, die nicht schmerzt, und konzentrieren sich auf die dort empfundenen sensorischen Signale. Wie fühlt sich zum Beispiel Ihr großer Zeh an? Spüren Sie, wie Ihre Socke ihn berührt? Ist er warm oder kalt? Der verlagerte Fokus ist eine Form von Achtsamkeitstraining, das insbesondere den präfrontalen Kortex involviert, in dem bei chronischen Schmerzpatienten häufig eine Dysfunktion auftritt.

Visualisierung

Für die Schmerzvisualisierung stehen Ihnen unterschiedliche Methoden zur Verfügung. So können Sie Ihrem Schmerz eine Farbe geben. Wählen Sie spontan eine beliebige Farbe aus. Stellen Sie sich den Schmerz nun in dieser Farbe vor und beginnen Sie, die Farbe zu verändern. Lassen Sie sie beispielsweise langsam verblassen, bis sie durchsichtig ist. Auf diese Weise nehmen Sie aktiv Einfluss auf Ihren Schmerz und sind ihm nicht passiv ausgeliefert. Wenn Sie Ihre Lieblingsfarbe wählen, wird dem Schmerz eine zusätzliche positive Bedeutung zugeordnet. Erinnern Sie sich an den vorderen cingulären Kortex, der für die emotionale Bewertung zuständig ist. Statt einer Farbe können Sie dem Schmerz auch eine Form geben: Dreieck, Kreis, Viereck, Würfel. Werden Sie kreativ: Verändern Sie die Größe oder lassen Sie die Form langsam schrumpfen.

Mentale Auszeit

Bei dieser Methode geht es vor allem um eine positive Ablenkung. Führen Sie zum Beispiel eine mentale Urlaubsreise durch. Begeben Sie sich an einen für Sie persönlich schönen und angenehmen Ort und schmücken Sie diesen gedanklich aus. Was sehen Sie? Blumen, Meer, Wald, Berge? Wie riecht es? Welche Farben sehen Sie? Wählen Sie einen Ort, den Sie mit Sicherheit und Wohlbefinden assoziieren. Mit diesen positiven Vorstellungen geben Sie Ihrem Gehirn eine Auszeit vom Schmerz. Insbesondere bei leichtem bis mittelstarkem chronischem Schmerzempfinden ist dies eine hervorragende Strategie. Um sich noch mehr auf den Ort einzulassen, können Sie zusätzlich Musik einsetzen, etwa Meeresrauschen oder Vogelgezwitscher. Vielleicht tut Ihnen aber auch Ihre Lieblingsmusik gut.

Wie Sie sehen, stehen Ihnen unterschiedliche Strategien zur Verfügung, die Sie immer und überall durchführen können. Probieren Sie die verschiedenen Methoden für sich aus und wählen Sie ein bis zwei, deren Umsetzung Ihnen besonders leichtfällt oder die mit Ihnen am meisten resonieren. Insbesondere bei lang andauernden chronischen Schmerzen braucht es Zeit und Übung, neuronale Verknüpfungen zu verändern. Bleiben Sie dran – es lohnt sich!

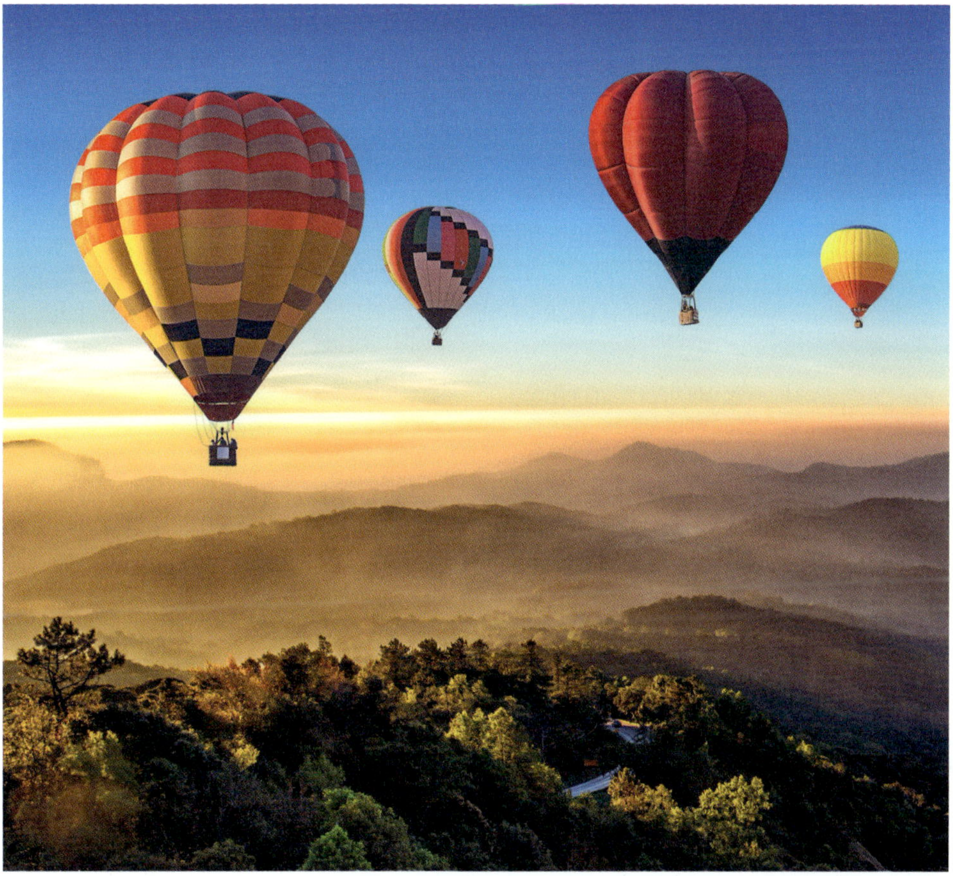

Lassen Sie sich treiben und von Ihren Gedanken an einen schönen Ort bringen. Betrachten Sie die Welt in Ihrer Vorstellungskraft einmal von oben: Was sehen Sie? Wie fühlen Sie sich dabei?

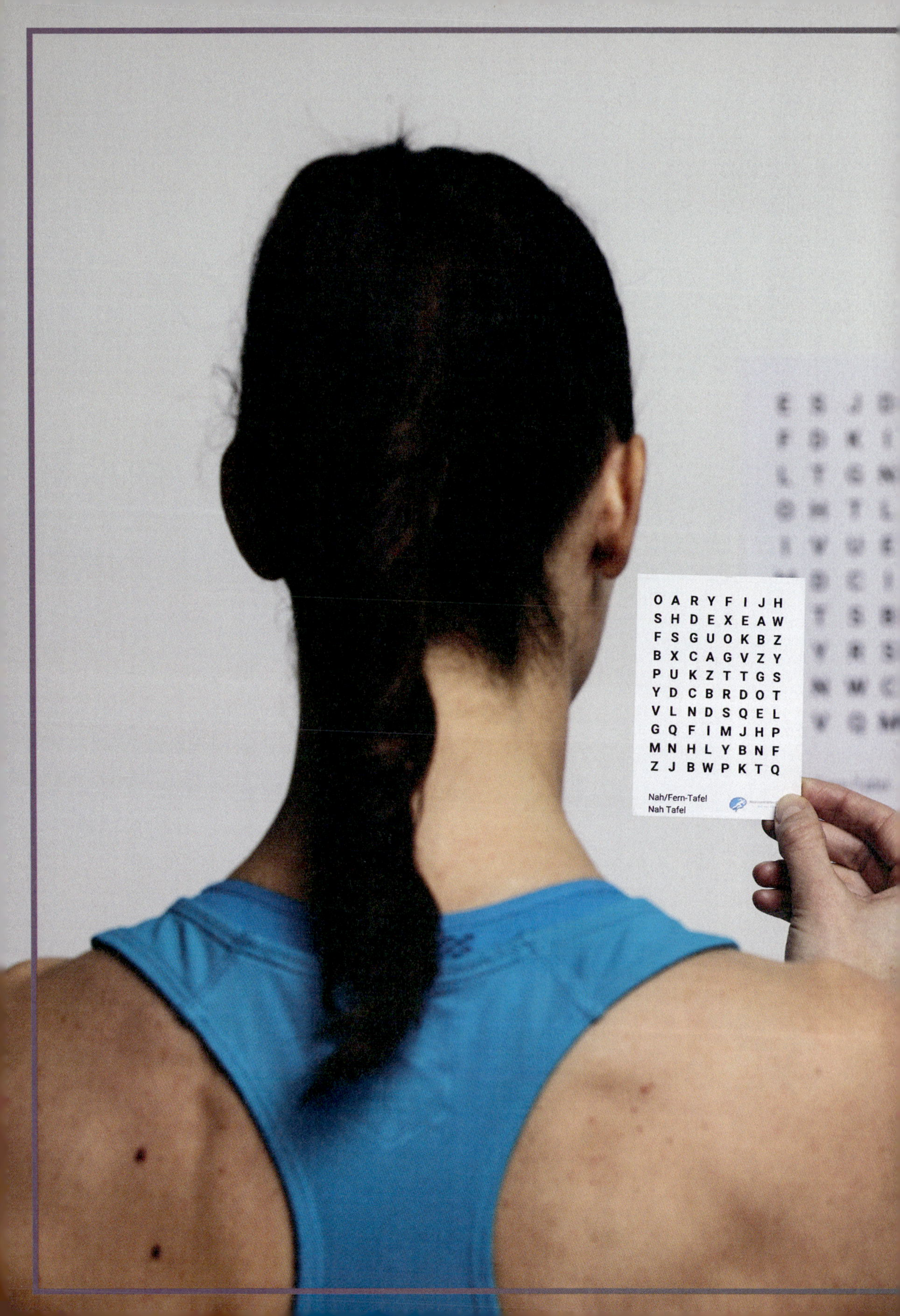
O A R Y F I J H
S H D E X E A W
F S G U O K B Z
B X C A G V Z Y
P U K Z T T G S
Y D C B R D O T
V L N D S Q E L
G Q F I M J H P
M N H L Y B N F
Z J B W P K T Q
Nah/Fern-Tafel
Nah Tafel

Kapitel 5

Neurozentrierte Übungen bei Schmerzen

Sensorische Rehabilitation

Für eine vollständige Rehabilitation schmerzender Bereiche ist insbesondere eine neuronale Aufarbeitung der Sensorik notwendig. Jede Verletzung oder Operation geht immer mit einer sensorischen Einschränkung einher. Hier sind insbesondere Narben betroffen. Auch schmerzhafte Bereiche sind häufig sensorisch eingeschränkt. Dies kann sich zum einen in einer Hyposensibilität äußern, das heißt, Sie fühlen wenig oder nichts; zum anderen aber auch in einer Hypersensibilität, was bedeutet, dass Sie sehr empfindsam sind. Dies hat weitreichende Folgen für Ihre Körperkarte im Gehirn. Erinnern Sie sich an den Homunkulus aus Kapitel 2 auf Seite 32? Was Sie nicht fühlen, können Sie auch nicht gut bewegen. Oder umgekehrt ausgedrückt: Nur was Sie gut fühlen können, können Sie auch gut ansteuern. Unser Gehirn greift für das Sicherheitsempfinden und die Erzeugung von Bewegung immer auch auf sensorische Informationen zurück. Es benötigt permanent gute und vollständige Informationen aus dem Körper sowie der Umwelt, um optimale Ergebnisse zu erzeugen.

Die eingehenden Informationen treffen zuerst auf den somatosensorischen Kortex als Teil des Parietallappens und erst danach auf den motorischen Kortex, der Teil des Frontallappens ist. Beide Bereiche liegen direkt aneinander (Seite 31). Die sensorischen Komponenten liegen in afferenter Reihenfolge (zum Gehirn hin) vor den motorischen Bereichen. Einfach ausgedrückt können Sie sich merken: Sensorik kommt stets vor Motorik. In der Tabelle finden Sie verschiedene sensorische Stimuli und die dazugehörigen Rezeptoren:

Stimulus	Rezeptor
sanfte Berührung	Mechanorezeptoren
Druck	Barorezeptoren
spitz	Nozizeptoren
Temperatur	Thermorezeptoren
Vibration	Mechanorezeptoren
Sportgel/Salben	Chemorezeptoren

Zusätzlich kommt noch ein zweiter Aspekt hinzu. Das Gehirn blendet häufig Teile des verletzten Körperbereiches sensorisch aus. Dies ist ein Schutzmechanismus Ihres Gehirns. Was kurzfristig eine gute Maßnahme Ihres Nervensystems ist, kann langfristig negative Auswirkung auf die Bewegungsausführung und das Schmerzempfinden haben. Für unser Gehirn steht Sicherheit an erster Stelle. Sensorisch blinde Flecken, wie sie oftmals auch nach Operationen entstehen, führen zu einer verschwommenen Körperkarte in Ihrem Gehirn. Nicht oder unzureichend wahrgenommene sensorische Bereiche senken das Sicherheitsgefühl des Gehirns maßgeblich. So ist es möglich, dass, obwohl strukturell scheinbar alles verheilt und wiederhergestellt ist, motorische Einschränkungen in der Bewegungsfähigkeit vorliegen, weiterhin Schmerzen auftreten oder die Schmerzen gar chronisch werden. Eine sensorische Aufarbeitung verletzter und schmerzender Bereiche mit »schmerzfreien« Informationen ist aus neurozentrierter Sicht daher unerlässlich. Im Folgenden finden Sie verschiedene sensorische Übungen. Testen Sie, auf welchen Stimulus Sie besonders gut reagieren.

Gut zu wissen:

Nozizeptoren testen und aktivieren

Nozizeptoren nehmen potenziell oder tatsächlich bedrohliche Reize auf. Sie sind wichtig, um einen Schmerz zu identifizieren und wahrnehmen zu können. Dies ist eine wichtige Funktion für das Überleben. Liegen Missempfindungen vor oder leitet der Rezeptor keinen Schmerz weiter, so ist dies potenziell bedrohlich. Nozizeptoren können Sie zum Beispiel gezielt mit einem spitzen Gegenstand testen oder aktivieren. Hierzu eignet sich etwa die Spitze einer Gabel oder das Ende einer Büroklammer. Nehmen Sie den spitzen Gegenstand und stimulieren Sie den betroffenen Hautbereich leicht, indem Sie mit der Spitze kurz auf die Haut piken. Bitte gehen Sie sanft und vorsichtig mit sich um! Es geht lediglich darum, einen spitzen Reiz wahrzunehmen. Ein leichter Druck genügt. Dieser sensorische Stimulus eignet sich auch hervorragend, um Narbengewebe sensorisch aufzuarbeiten.

Hautstimulation durch sanfte Berührung

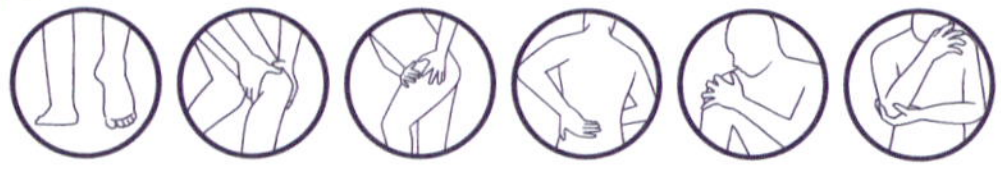

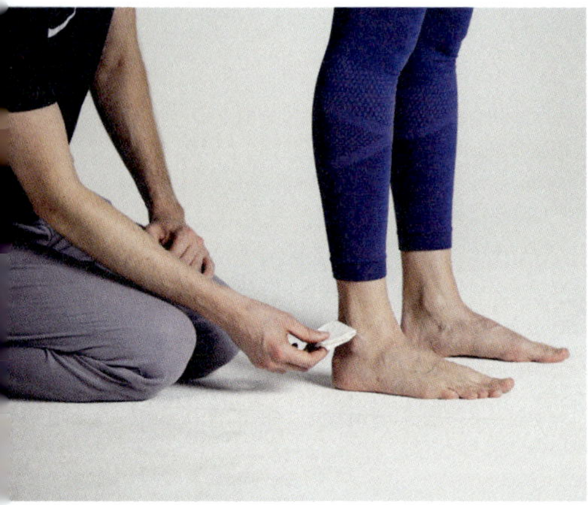

Material: dünnes Stofftuch oder Taschentuch

Sanfte Berührung stimuliert spezielle Rezeptoren in der Haut. Dieser Reiz wird über Mechanorezeptoren und freie Nervenenden aufgenommen. Führen Sie die Hautstimulation zunächst direkt im Schmerzbereich selbst durch. Sollte dies für Sie unangenehm sein oder der Bereich sich als hypersensibel herausstellen – Sie empfinden durch die Berührung mehr Schmerz –, dann starten Sie im Hautbereich um die Schmerzstelle herum.

- Begeben Sie sich in eine angenehme Position. Ihre Wirbelsäule ist lang und locker. Atmen Sie während der Übung ruhig und gleichmäßig weiter und bleiben Sie so entspannt wie möglich.
- Nehmen Sie das dünne Stofftuch in eine Hand und streichen Sie damit 10 bis 20 Sekunden sanft über den schmerzhaften Körperbereich. Legen Sie Ihren Fokus auf den sensorischen Reiz. Fühlen Sie die Berührung? Gibt es Bereiche, in denen Sie die Berührung besonders stark oder gar nicht fühlen?
- Sollte die Berührung schmerzhaft sein oder Ihnen Unbehagen bereiten oder dort keinerlei Gefühl herrschen, so gehen Sie von diesem Bereich kreisförmig nach außen. Wo wird der Schmerz weniger? Wo fängt Ihre Wahrnehmung an? Konzentrieren Sie sich auf diesen Bereich.
- Testen Sie die Berührung der unterschiedlichen Bereiche und vergleichen Sie die Ergebnisse.

Hinweis: Alternativ zu einem Stofftuch können Sie auch andere Dinge verwenden: Handtuch, Schwamm, Pinsel, Feder. Werden Sie kreativ und schauen Sie, welche passenden Gegenstände Sie im Haus haben. Achten Sie jedoch immer darauf, dass die Berührung sanft bleibt.

Hautstimulation durch Druck

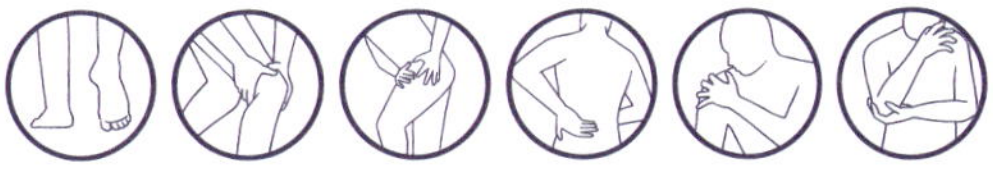

Material: Faszienrolle oder fester Ball

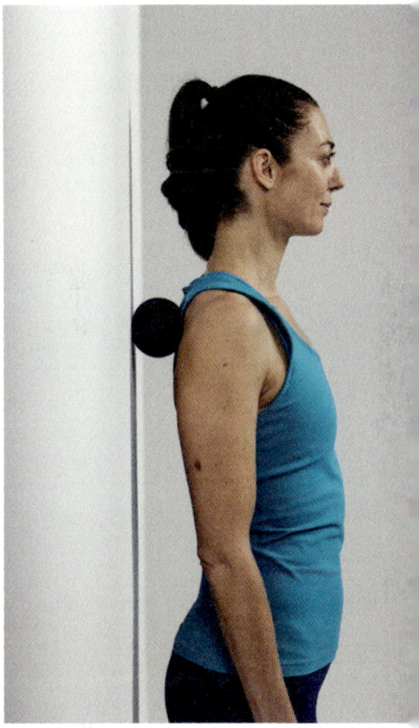

Im Gegensatz zur sanften Berührung aktiviert Druck spezielle Barorezeptoren in der Haut, die den Druck messen. Führen Sie die Hautstimulation zunächst direkt im Schmerzbereich selbst durch. Sollte dies für Sie unangenehm sein oder der Bereich sich als hypersensibel herausstellen – Sie empfinden durch die Berührung mehr Schmerz –, dann starten Sie im Hautbereich um die Schmerzstelle herum.

- Führen Sie die Druckstimulation analog zur sanften Berührung durch. Um Druck auszuüben, eignet sich Equipment wie eine Faszienrolle oder ein fester Ball. Bei Rückenschmerzen stellen Sie sich mit dem Rücken zur Wand und platzieren dazwischen die Rolle in den entsprechenden Rückenabschnitt. Lehnen Sie sich nun mit Ihrem Körpergewicht gegen die Rolle und bauen einen für Sie angenehmen Druck auf.
- Bewegen Sie die Rolle im schmerzhaften Bereich durch kleine Körperbewegungen. Spüren Sie den Druck? Wie fühlt sich der Druck an? Um die gewünschten Barorezeptoren zu aktivieren, ist nicht viel Druck notwendig. Im Gegenteil, viel hilft nicht viel. Ist der Druck zu fest, werden Nozizeptoren aktiviert. Dies ist nicht das Ziel dieser Übung. In anderen Körperbereichen, wie zum Beispiel Knie oder Schulter, können Sie alternativ mit einem festen Ball arbeiten.
- Rollen Sie den Ball mit entsprechend angenehmem Druck über das betroffene Hautareal. Sollte der Stimulus den Schmerz verstärken oder gar verursachen, versuchen Sie, den umliegenden Hautbereich zu behandeln. Erinnern Sie sich: Schmerz ist ein Warnsignal Ihres Gehirns. Nehmen Sie dieses Signal ernst.
- Stimulieren Sie, sofern angenehm, den schmerzenden Bereich und auch die Hautareale um die Schmerzstelle herum. Unterscheidet sich Ihr Re-Test?

Hinweis: Üben Sie den Druck nicht direkt auf knöchernen Strukturen aus.

Hautstimulation durch Vibration

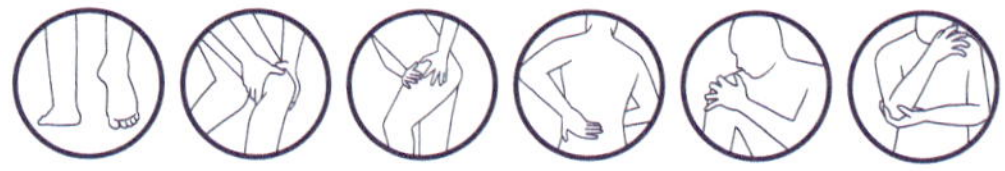

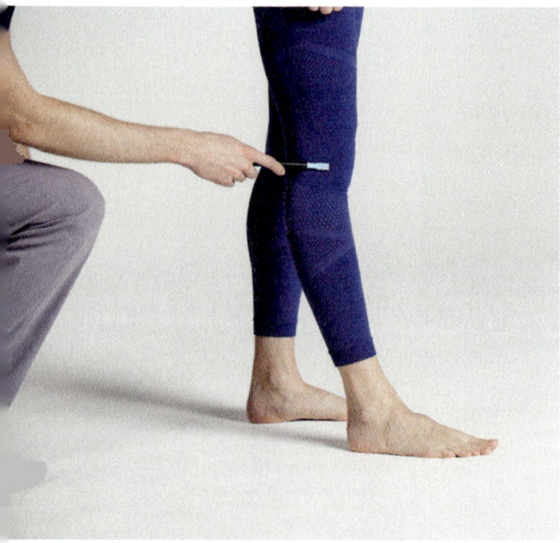

Material: Z-Vibe oder elektrische Zahnbürste

Vibration ist ein spezieller sensorischer Stimulus, der ähnlich wie sanfte Berührung über Mechanorezeptoren übermittelt wird. Ein Z-Vibe ist ein besonderes Werkzeug, das Vibration erzeugt. Zusätzlich gibt es verschiedene Aufsätze mit unterschiedlichen Texturen, die Sie erspüren können.

- Begeben Sie sich in eine angenehme Position. Ihre Wirbelsäule ist lang und locker. Atmen Sie während der Übung ruhig und gleichmäßig weiter und bleiben Sie so entspannt wie möglich.
- Nehmen Sie das Z-Vibe in eine Hand und schalten es an. Berühren Sie den betroffenen Körperbereich sanft mit dem Z-Vibe für 10 bis 20 Sekunden. Achten Sie darauf, die Vibration nur oberflächlich und mit so wenig Druck wie möglich auszuführen. Legen Sie Ihren Fokus auf die Vibration. Fühlen Sie die Vibration? Gibt es Bereiche, in denen Sie die Vibration besonders stark oder gar nicht fühlen?
- Sollte die Vibration schmerzhaft sein oder Ihnen Unbehagen bereiten oder im betroffenen Bereich keinerlei Gefühl herrschen, so gehen Sie von diesem Bereich kreisförmig nach außen. Wo wird der Schmerz weniger? Wo fängt Ihre Wahrnehmung der Vibration an?
- Konzentrieren Sie sich auf das Gefühl auf Ihrer Haut.
- Testen Sie die Vibration der unterschiedlichen Bereiche und vergleichen Sie die Ergebnisse.

Hinweis: Alternativ zu einem Z-Vibe können Sie genauso gut eine elektrische Zahnbürste verwenden. Auch diese erzeugt Vibration. Verwenden Sie den Griff und achten Sie darauf, dass die Berührung sanft bleibt.

Hautstimulation durch Temperatur

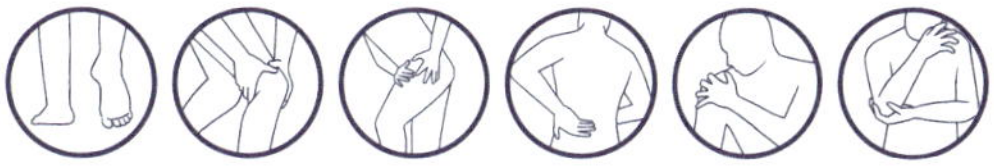

Material: Coolpack und Wärmflasche

Unterschiedliche Temperaturen werden über Thermorezeptoren wahrgenommen. Wärme oder Kälte kann vom Nervensystem unterschiedlich eingeordnet werden.

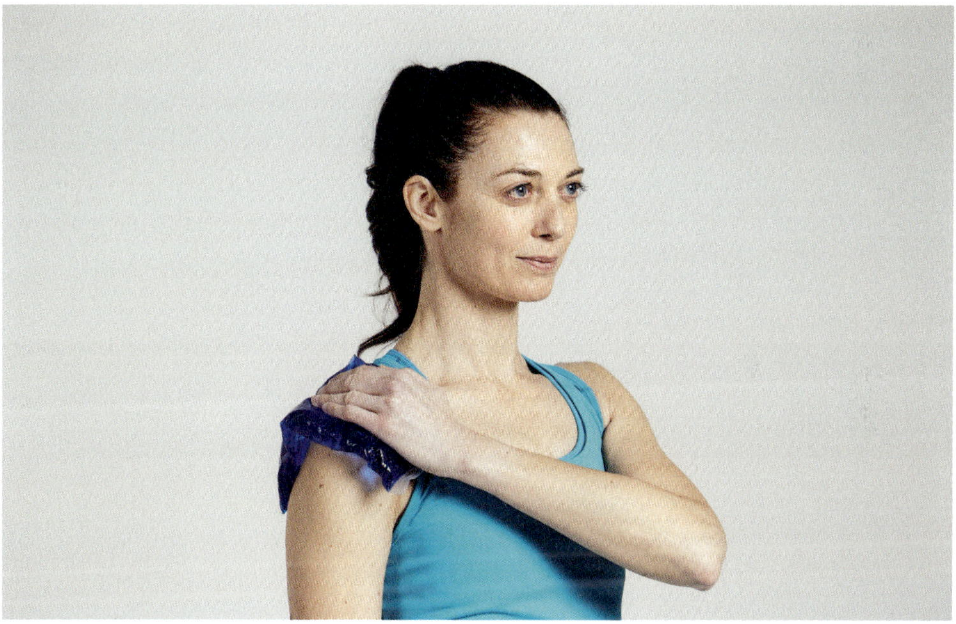

- Begeben Sie sich in eine angenehme Position. Ihre Wirbelsäule ist lang und locker. Atmen Sie während der Übung ruhig und gleichmäßig weiter und bleiben Sie so entspannt wie möglich.
- Nehmen Sie ein kühlschrankkaltes Coolpack in die Hand und berühren Sie damit leicht den betroffenen Körperbereich für 10 bis 20 Sekunden. Achten Sie darauf, das Coolpack mit so wenig Druck wie möglich auf der Haut zu platzieren. Legen Sie Ihren Fokus auf die gefühlte Temperatur. Fühlen Sie die Kälte? Gibt es Bereiche, in denen sich das Coolpack kälter anfühlt, oder Bereiche, in denen Sie weniger Kälte spüren?

- Sollte die Kälte schmerzhaft sein oder Ihnen Unbehagen bereiten oder im betroffenen Bereich keinerlei Gefühl herrschen, so gehen Sie von diesem Bereich kreisförmig nach außen. Wo wird der Schmerz weniger, sofern Sie einen gespürt haben? Wo fängt Ihre Wahrnehmung der Kälte an?
- Konzentrieren Sie sich auf die Temperatur auf Ihrer Haut. Testen Sie die Kälte der unterschiedlichen Bereiche und vergleichen Sie die Ergebnisse des Re-Tests.
- Wiederholen Sie den Vorgang mit einem Wärmekissen. Mit welcher Temperatur erzielen Sie einen besseren Re-Test? Warm oder kalt?

Hinweis: Wählen Sie eine für Sie angenehme, aber deutlich spürbare Kälte oder Wärme. Ein Coolpack aus dem Kühlschrank (nicht aus dem Gefrierfach) ist ausreichend. Für Wärme eignet sich eine warme (nicht heiße) Wärmflasche oder beispielsweise ein Handwärmer. Halten Sie das Coolpack oder die Wärmequelle nur jeweils einige Sekunden an verschiedene Stellen in dem betroffenen Hautbereich. Dies ist vollkommen ausreichend. Es handelt sich bei dieser Übung nicht um eine Wärme- oder Kältebehandlung, sondern lediglich um eine kurze, spürbare, sensorische Hautstimulation.

Narben – ein blinder Fleck für das Gehirn

Bei der sensorischen Rehabilitation kommt dem Bereich von Narben ein besonderes Augenmerk zu. Narben sind in vielen Fällen sensorisch beeinträchtigt. Dies kann sich entweder in einer Übersensibilität oder auch in einer eingeschränkten Sensibilität äußern. Häufig ist Letzteres der Fall. Durch die Verletzung einer Struktur, welche der Narbenbildung vorausging, werden auch immer Nervenbahnen in Mitleidenschaft gezogen oder sogar komplett zerstört. Dies führt zu einer Veränderung der sensorischen Sensibilität. Es werden fehlerhafte Signale an das Gehirn weitergeleitet oder im Extremfall fehlen sogar jegliche Signale aus diesem Bereich (siehe auch Seite 109 zur Aktivierung der Nozizeptoren). Sie können sich dies wie blinde sensorische Flecken auf Ihrem Körper vorstellen. Diese »blinden Flecken« können sich wiederum negativ auf das Sicherheitsempfinden Ihres Gehirns auswirken. Hierbei spielen nicht nur Narben im betroffenen Bereich eine Rolle, sondern am gesamten Körper. Legen Sie daher ein besonderes Augenmerk auf Narben an Ihrem Körper und arbeiten Sie diese sensorisch auf.

Mobilisationsübungen nach dem Spiegelgelenkkonzept zur Schmerzlinderung

Eine gezielte und aktive Mobilisation der Gelenke ermöglicht es Ihnen, schnell und einfach Einfluss auf Ihr propriozeptives System zu nehmen. Die ist, wie Sie aus Kapitel 2 bereits wissen, für die Körperwahrnehmung zuständig und bildet eine Art körpereigene Landkarte. Eine gut ausgebildete und detaillierte Karte ist entscheidend für die Vorhersehbarkeit und Kontrolle von Bewegungen und somit wieder essenziell für das Sicherheitsempfinden Ihres Gehirns. Weist Ihre Körperkarte Lücken oder »blinde Flecken« auf, so resultiert dies nicht nur in einer verminderten Leistungsfähigkeit, sondern häufig auch in Schmerzen.

Mithilfe von Mobilisationsübungen schaffen Sie es, sämtliche Strukturen, die mit dem betroffenen Gelenk in Verbindung stehen, zu aktivieren und deren Funktion zu verbessern. Mobilisationsübungen sorgen nicht nur für eine Verbesserung der motorischen Ansteuerung, sondern auch für eine Intensivierung der sensorischen Informationen aus den betroffenen Strukturen, was sich beides wiederum positiv auf Ihre Körperwahrnehmung und somit Ihr Wohlbefinden auswirkt.

Zur gezielten Schmerzreduktion und um eine Verbesserung der motorischen Kontrolle und Koordination zu erzielen, nutzen wir in diesem Buch vor allem das Prinzip der Spiegelgelenke, das auch Opposing-Joint-Prinzip genannt wird. Dieses Prinzip findet seine Grundlage in der Idee, dass bestimmte Gelenke sowie die zu deren Bewegungsausführung benötigten Strukturen auf derselben sowie gegenüberliegenden Seite (englisch: *opposing)* neuronal und biomechanisch gekoppelt sind. Diese Kopplung geschieht größtenteils über Muskelgeneratoren – das ist ein Netzwerk von Nervenzellen, die im Rückenmark häufig über Kreuz verschaltet beziehungsweise gekoppelt sind. Am Beispiel unseres Gangs, einem der grundlegendsten menschlichen Bewegungsmuster, wird dies schnell deutlich. Wenn Sie einen Schritt mit dem linken Bein nach vorn machen, schwingt ihr rechter Arm ebenfalls nach vorn. Auch in diesem Fall agieren die gegenüberliegenden Gelenke miteinander und beeinflussen sich gegenseitig. In der Therapie ist dieser Ansatz als Cross Education oder Transfereffekt bekannt. Kann ein Gelenk infolge einer Verletzung bei muskulären Problemen oder Schmerzen nicht behandelt werden, weicht der Therapeut auf die Behandlung des gekoppelten Gelenks aus, um eine Verbesserung an dem eingeschränkten Gelenk zu erzielen. Genau dieses Prinzip können Sie bei sich selbst anwenden.

Die Kopplung der Gelenke folgt einem einfachen Prinzip. Sowohl die proximalen (körpernahen) Gelenke als auch die distalen (körperfernen) Gelenke sind miteinander verbunden. So sind beispielsweise die Zehen mit den Fingern und die Hüfte mit der Schulter jeweils auf der anderen Körperhälfte gekoppelt. Die Verbindungen sind auch im Bereich der Wirbelsäule vorhanden. Die Lendenwirbelsäule ist mit der Brustwirbelsäule und der Kiefer mit dem Steißbein verbunden. Die folgende Tabelle sowie die Grafik geben Ihnen einen Überblick zu einigen Gelenken und ihrer »Partner«.

Gelenk	Spiegelgelenk (Opposing Joint)
Sprunggelenk	Handgelenk
Knie	Ellenbogen
Hüfte	Schulter
Iliosakralgelenk/Steißbein (Becken)	Halswirbelsäule/Kiefer
Lendenwirbelsäule	Brustwirbelsäule

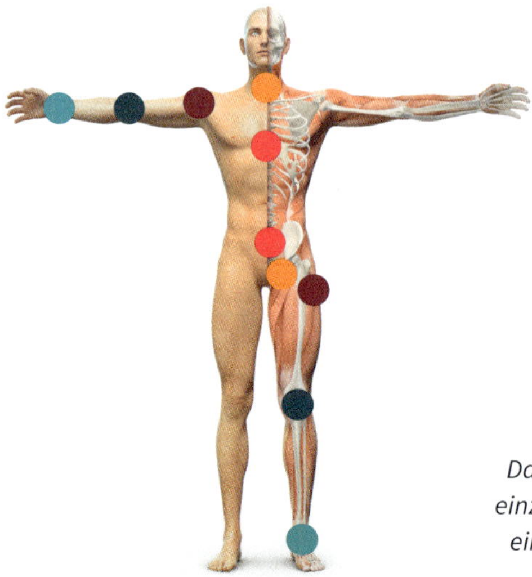

Das Opposing-Joint-Prinzip beruht darauf, dass einzelne Gelenke neuronal und biochemisch miteinander gekoppelt sind. Die Farben markieren die zusammengehörigen Gelenke.

Regelmäßige Mobilisierung für mehr Wohlbefinden

Bei jeder Mobilisationsübung finden Sie ein oder mehrere Icons mit der bevorzugten Empfehlung zu einzelnen Schmerzsymptomen. Die Zuordnung orientiert sich an dem Prinzip der Spiegelgelenke sowie zusätzlicher Übungen für das betroffene oder benachbarte Gelenk. Eine schmerzfreie Mobilisation in diesem Bereich kann die Körperkarte dort verbessern. Kategorisieren Sie die einzelne Mobilisationsübung anhand der Testmethode aus Kapitel 3. Abhängig von der Art und Intensität Ihrer Schmerzproblematik sollten Sie über mehrere Wochen hinweg drei- bis fünfmal täglich für 1 bis 2 Minuten die positiv getesteten Übungen durchführen. Darüber hinaus kann ein regelmäßiges Bewegen der Gelenke – jedoch auch grundsätzlich jede Art von Bewegung – zu einer Verbesserung Ihrer Beweglichkeit und somit zu einer Steigerung Ihres allgemeinen Wohlbefindens beitragen.

Wichtig ist, dass während der Mobilisationsübung keine Schmerzen im mobilisierten Gelenk auftreten. Sollte dies der Fall sein, reduzieren Sie bitte den Bewegungsumfang und/oder die Geschwindigkeit. Tritt keine Verbesserung ein oder ist der Schmerz weiterhin vorhanden, beenden Sie bitte die Übung und wählen Sie eine alternative Bewegung aus. Eine sensorische Aktivierung im Vorfeld zu den Mobilisationsübungen kann Ihnen dabei helfen, die motorische Ansteuerung zu verbessern und so die Bewegung besser auszuführen. Nutzen Sie zum Beispiel sanfte Berührung oder Vibration im Hautbereich des zu mobilisierenden Gelenks.

Das Sprunggelenk mobilisieren

Mit dieser Übung mobilisieren Sie verschiedene Bereiche des oberen Sprunggelenks. Ein mobiles Sprunggelenk sorgt für eine starke Muskulatur und verbessert die neuronale Sicherheit. Dies ist insbesondere für die Stabilität der unteren Extremitäten relevant.

Sprunggelenkmobilisation

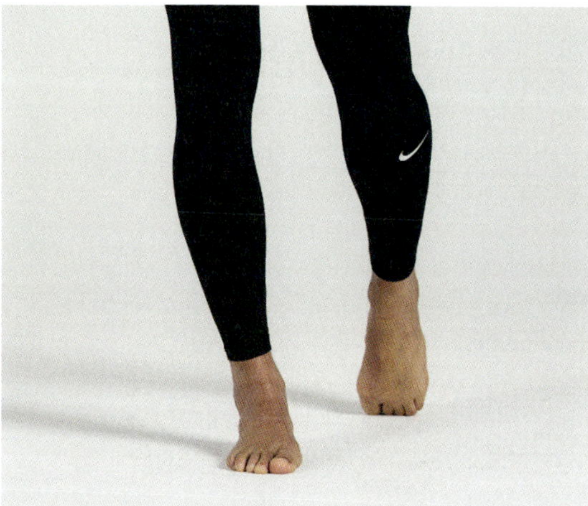

Stellen Sie sich aufrecht mit langer Wirbelsäule hin. Strecken Sie das betroffene Bein gerade nach hinten und legen Sie Ihren Fußspann auf den Boden ab. Ferse und Fußsohle zeigen dabei zur Decke. Beginnen Sie, Ihr vorderes Knie leicht zu beugen und wieder zu strecken. Legen Sie den Fokus auf das hintere Sprunggelenk und nehmen Sie den sich verändernden Druck während der Bewegung wahr.

Wiederholungen: 3–5

Hinweise

- Die Fußposition ist für viele Menschen häufig ungewohnt. Gehen Sie diese Übung daher langsam und vorsichtig an.
- Oftmals ist es angenehmer, wenn der hintere Fuß auf einem weichen Untergrund oder auch leicht erhöht platziert wird. Nutzen Sie zum Beispiel ein Kissen oder eine Matte und legen Sie Ihre Zehen und den vorderen Teil des Fußspanns dort ab. Sollte Ihnen diese Fußposition unangenehm sein oder gar Krämpfe in Zehen oder Fuß auftreten, kann eine vorherige sensorische Stimulation, wie auf Seite 110 beschrieben, helfen.

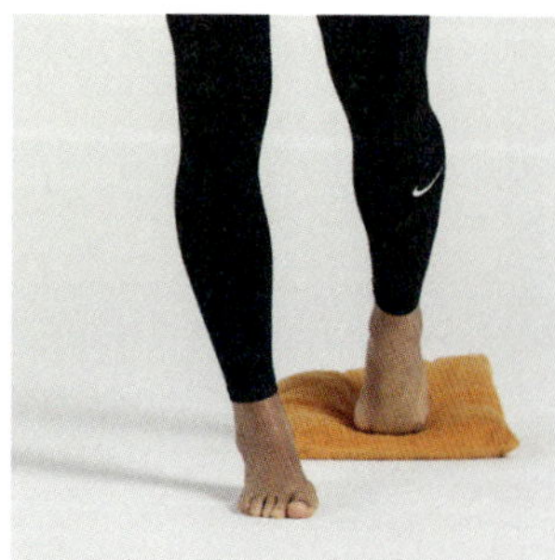

Variante 1: *Äußere Sprunggelenkmobilisation*

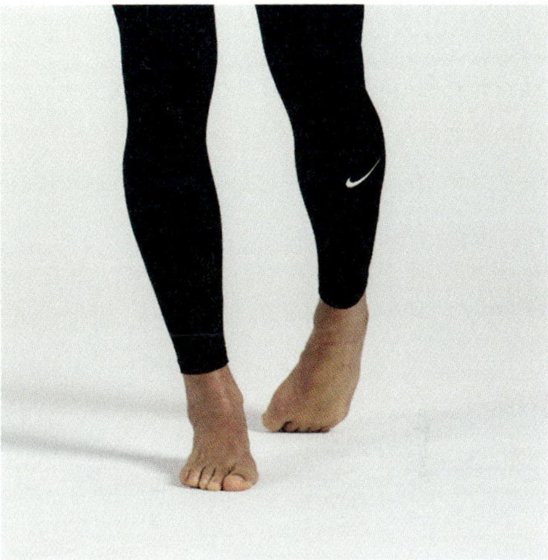

Für eine Mobilisation des äußeren oberen Sprunggelenks nehmen Sie die gleiche Position wie bereits beschrieben ein und kippen dabei Ihre Ferse nach außen. Der Druck wandert auf die äußeren Zehen und das äußere Sprunggelenk. Wiederholen Sie die Kniebewegung des Standbeins, beugen und strecken Sie es wieder.

Variante 2: *Innere Sprunggelenkmobilisation*

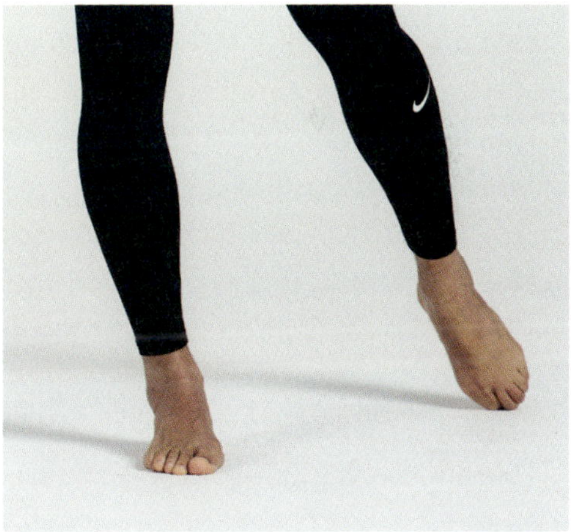

Für eine Mobilisation des inneren oberen Sprunggelenkes nehmen Sie die gleiche Position wie bereits beschrieben ein und kippen dabei Ihre Ferse nach innen Richtung Boden. Der Druck wandert auf den großen Zeh und das innere Sprunggelenk. Wiederholen Sie die Kniebewegung des Standbeins.

Das Knie mobilisieren

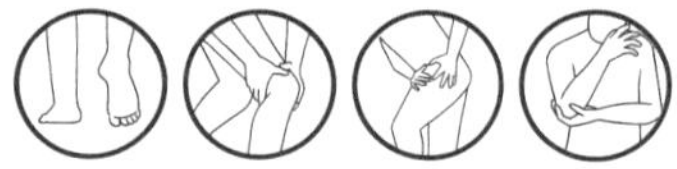

Das Spiegelgelenk für den Ellenbogen ist das Knie. Komplexe Bewegungen wie das Kniekreisen sind daher hervorragend geeignet, um Beschwerden im Ellenbogen zu reduzieren. Gemäß dem Opposing-Joint-Prinzip arbeiten Sie bei Einschränkungen im rechten Ellenbogen mit dem linken Knie, bei Beschwerden im linken Ellenbogen entsprechend mit dem rechten Knie. Zur Verbesserung der Körperkarte am betroffenen Gelenk oder als Hilfestellung bei Einschränkungen der benachbarten Gelenke wie Hüfte und Sprunggelenk arbeiten Sie auf der betroffenen Seite.

Kniekreise

1. Stellen Sie sich gerade und aufrecht hin. Bringen Sie ein Bein nach vorn in eine Schrittposition. Beide Füße stehen fest auf dem Boden und die Fußspitzen zeigen nach vorn. Beginnen Sie nun, mit dem vorderen Knie einen Kreis zu malen. Beugen Sie das Knie, schieben Sie es nach außen, bringen Sie es in eine komplette Streckung und über die Innenseite wieder in die Ausgangsposition.
2. Stellen Sie Ihr Bein etwa 45 Grad diagonal nach vorn auf und führen Sie die Kreise in dieser Schrittposition durch.
3. Machen Sie einen seitlichen Ausfallschritt. Knie und Füße zeigen dabei nach vorn. Beschreiben Sie in dieser Position die Kniekreise.
4. Setzen Sie ein Bein um circa 45 Grad diagonal nach hinten. Das vordere Bein ist gestreckt, das Gewicht ist auf dem hinteren Bein. Kreisen Sie das hintere Knie.
5. Stellen Sie ein Bein gerade nach hinten. Beide Fußspitzen zeigen nach vorn. Lassen Sie das vordere Knie gestreckt und kreisen Sie mit dem hinteren Knie.

Wiederholungen: 4–6 je Position

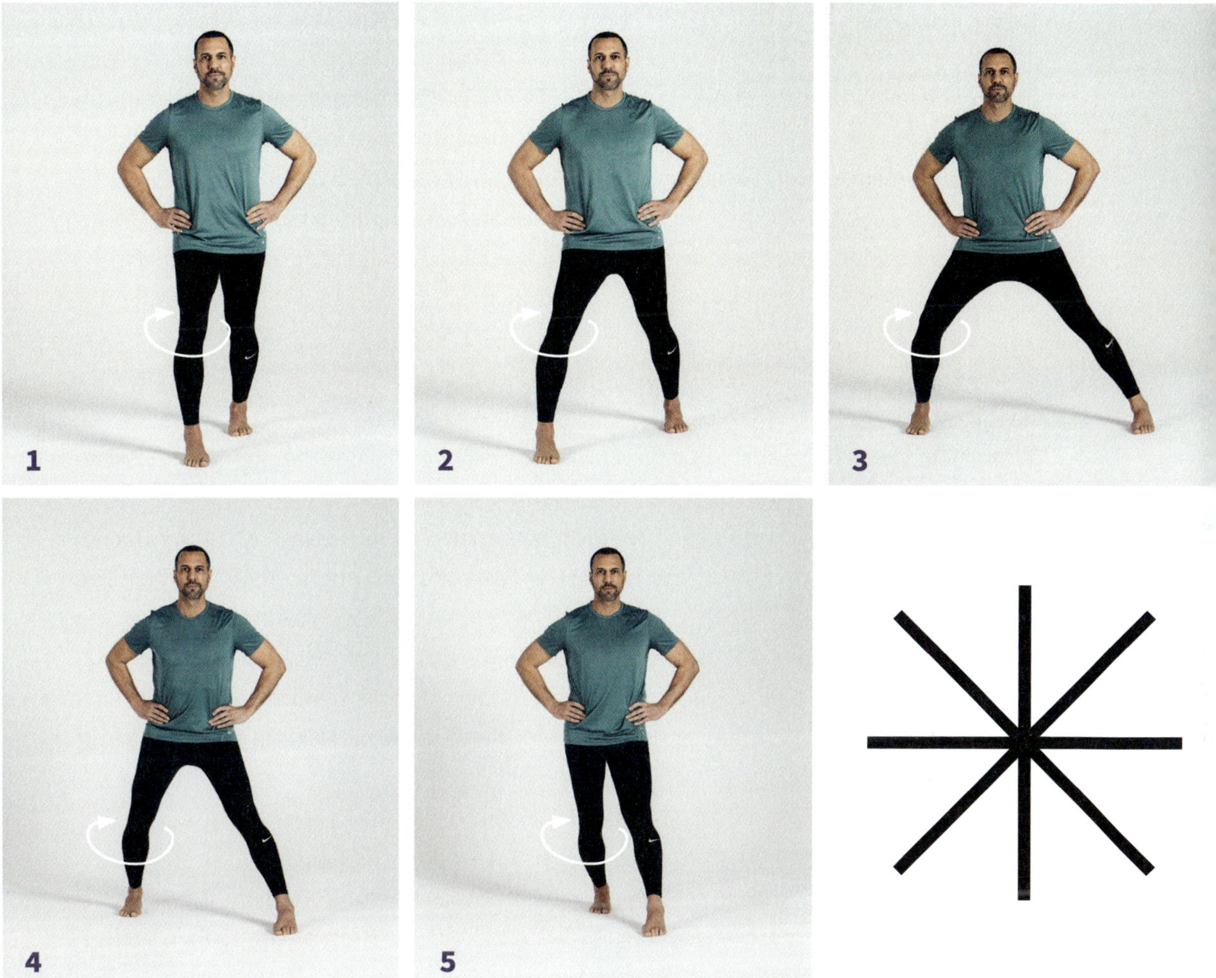

Hinweise

- Der Kreis wird in allen Positionen mit demselben Knie ausgeführt. Beschreiben Sie die Kreise so groß wie möglich, jedoch nur so groß, dass Ihr Fuß die ganze Zeit komplett auf dem Boden bleibt.
- Malen Sie die Kreise im und gegen den Uhrzeigersinn. Testen Sie jede Schrittstellung und Kreisposition individuell.
- Als Hilfestellung für die korrekte Position können Sie Klebeband in einer Sternform auf dem Boden befestigen.

Das Becken mobilisieren

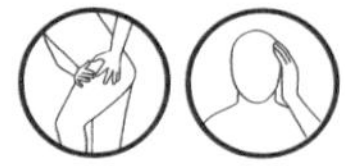

Beckenbewegungen können sich gemäß des Spiegelgelenkkonzeptes positiv auf die Beweglichkeit der Halswirbelsäule auswirken. Insbesondere wenn Einschränkungen oder Schmerzen bei Kopfbewegungen auftreten und eine Mobilisation hier schwerfällt, ist dies eine gute Alternative. Auch bei Hüftbeschwerden können die folgenden Übungen helfen. Achten Sie darauf, ausschließlich im schmerzfreien Bereich zu arbeiten.

Becken vor- und zurückkippen

1. Stellen Sie sich gerade mit aufrechter Wirbelsäule hin und beugen Sie die Knie leicht. Ihre Füße stehen hüftbreit auseinander und die Zehen zeigen nach vorn.
2. Kippen Sie das Becken nach vorn und ziehen Sie das Schambein Richtung Decke. Ziehen Sie dabei den Bauch leicht ein. Der Bauchnabel zieht nach hinten Richtung Wirbelsäule.
3. Im Anschluss kippen Sie das Becken nach hinten. Schieben Sie dabei den Po nach hinten raus und spannen Sie den unteren Rücken leicht an. Konzentrieren Sie sich auf die Bewegung im Becken und wiederholen Sie die Bewegung nach vorn und hinten.

Wiederholungen: 5–10

Hinweis: Während der Übung sollten Sie möglichst wenig Kraft aufwenden. Oberkörper und Beine bleiben ruhig.

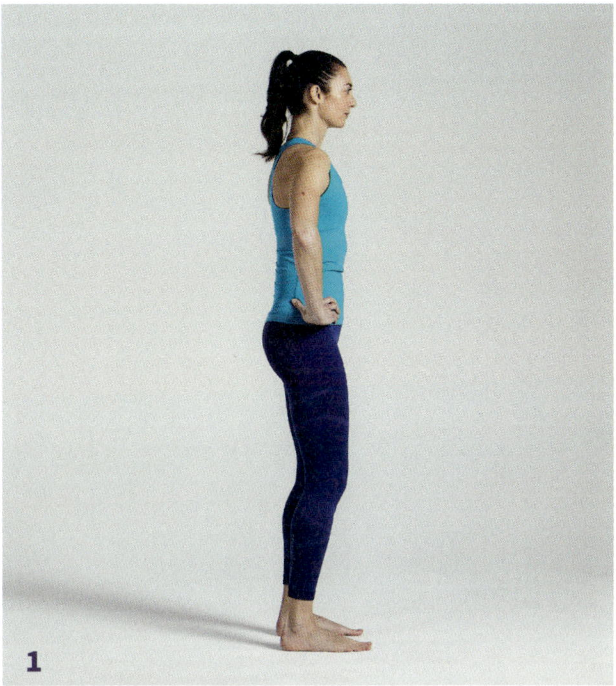

1

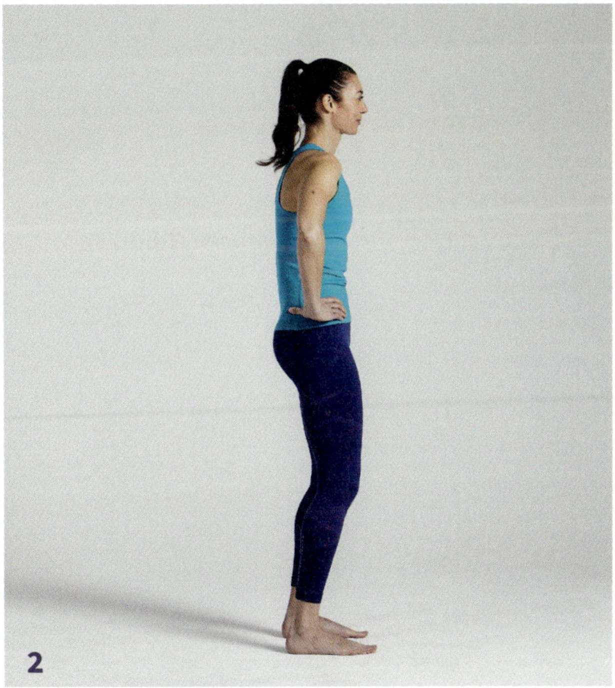

2

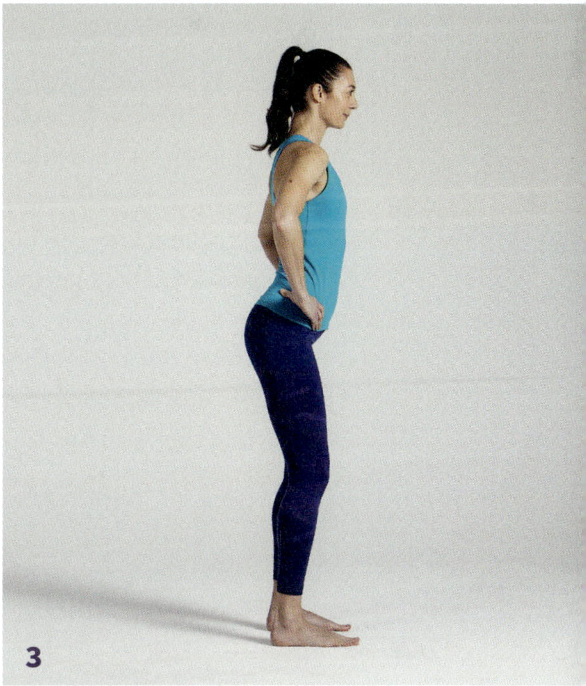

3

Becken seitlich kippen

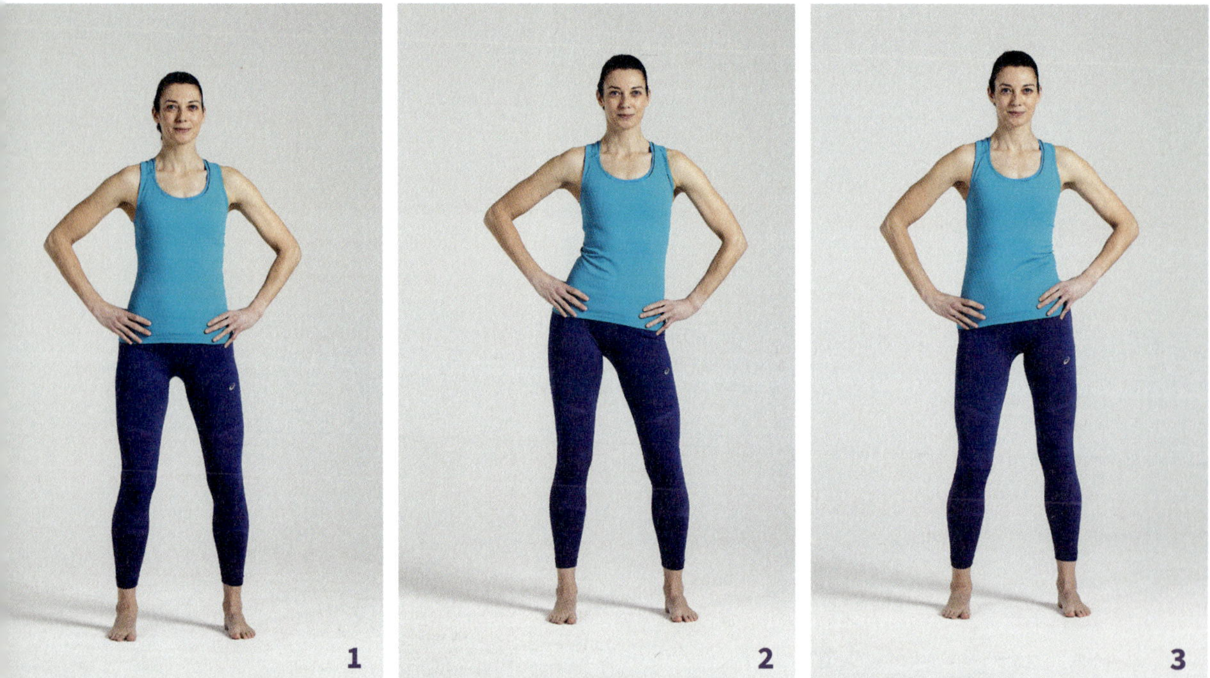

1. Stellen Sie sich gerade mit aufrechter Wirbelsäule hin und beugen Sie die Knie leicht. Ihre Füße stehen hüftbreit auseinander und die Zehen zeigen nach vorn.
2. Strecken Sie das rechte Knie und ziehen Sie den rechten Beckenknochen Richtung Schulter nach oben. Dies geschieht fast automatisch. Der Oberkörper bleibt ruhig und stabil und der Schultergürtel gerade.
3. Beugen Sie nun das rechte Bein und strecken Sie zeitgleich das linke. Schieben Sie dabei den linken Beckenknochen nach oben Richtung Schulter. Wiederholen Sie die Bewegung und kippen Sie das Becken abwechselnd nach rechts und links. Um die Beckenbewegung zu ermöglichen, beugen und strecken Sie abwechselnd die Knie.

Wiederholungen: 5–10

Hinweise

- Legen Sie die Hände seitlich an die Beckenknochen oder stellen Sie sich gerade vor einen Spiegel. Beides kann Ihnen helfen, die Bewegung besser nachzuvollziehen.
- Während der Übung sollten Sie möglichst wenig Kraft aufwenden. Konzentrieren Sie sich auf die Bewegung im Becken und bleiben Sie entspannt.

Beckenkreisen

Eine komplexere Bewegung für Fortgeschrittene stellt das Beckenkreisen dar. Kombinieren Sie das Vor-und-zurück-Kippen und das seitliche Kippen des Beckens. Bewegen Sie das Becken dabei erst in einem Viereck (nach vorn, rechts, zurück, links). Führen Sie die einzelnen Schritte mit etwas Übung als flüssige Kreisbewegung durch.

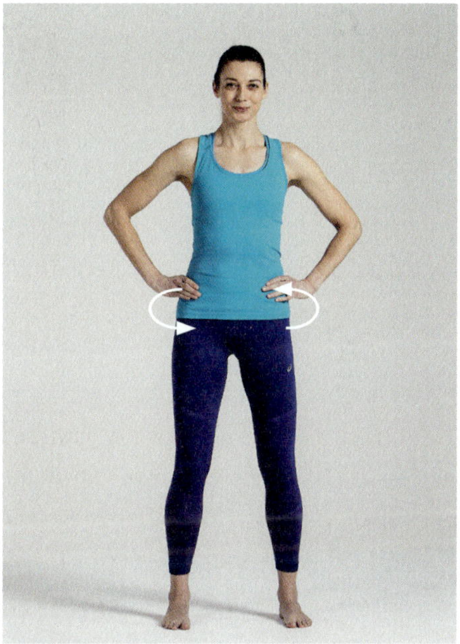

Wiederholungen: 5–10, sowohl im als auch gegen den Uhrzeigersinn (nacheinander)

Hinweis: Testen Sie, welche Richtung für Sie das bessere Ergebnis liefert.

Die Hüfte mobilisieren

Das Spiegelgelenk der Schulter stellt die Hüfte dar. Komplexe Bewegungen in der Hüfte wie Hüftkreise oder auch Unendlichkeitszeichen malen (Seite 127) auf der gegenüberliegenden Seite können daher Schulterprobleme positiv beeinflussen. Bei Einschränkungen in der rechten Schulter mobilisieren Sie die linke Hüfte, bei Problemen links entsprechend die rechte Hüfte. Auch bei Hüftbeschwerden oder Knieproblemen kann die Mobilisation der Hüfte eingesetzt werden. Mobilisieren Sie auf der betroffenen Seite und achten Sie darauf, ausschließlich im schmerzfreien Bereich zu arbeiten.

Hüftkreise

1. Stellen Sie sich aufrecht hin. Strecken Sie ein Bein und heben Sie den Fuß vom Boden ab. Die Fußspitze zeigt gerade nach vorn, strecken Sie das Knie. Malen Sie nun mit dem Bein kleine Kreise in die Luft. Der Oberkörper bleibt dabei stabil und aufrecht.
2. Strecken Sie das Bein zur Seite und beschreiben Sie dort kleine Kreise. Die Fußspitze zeigt gerade nach vorn.
3. Nehmen Sie das Bein nach hinten, heben Sie den Fuß etwas an, sodass die Fußspitze nach unten zeigt, und beschreiben Sie hinter dem Körper kleine Kreise aus der Hüfte.
4. Strecken Sie das Bein nach vorn und überkreuzen Sie das Standbein. Malen Sie mit angehobenem Fuß kleine Kreise aus der Hüfte. Die Fußspitze zeigt gerade nach vorn.

Wiederholungen: 5–10 Kreise je Position

Hinweise

- Halten Sie den Oberkörper in allen Beinpositionen stabil und aufrecht in der Mitte. Achten Sie während der Kreise darauf, das Knie gestreckt zu halten, und konzentrieren Sie sich bei der Übung auf das Hüftgelenk. Dort findet die Bewegung statt. Führen Sie die Kreise im und gegen den Uhrzeigersinn aus. Testen Sie die einzelnen Positionen und auch Kreisrichtungen individuell für sich aus.
- Sollten Sie Schwierigkeiten haben, auf einem Bein zu stehen, stützen Sie sich an einer Wand ab oder halten Sie sich an einer Stuhllehne fest. Der Fokus liegt hier auf der Mobilisation der Hüfte und nicht auf der Funktionalität des Gleichgewichts.

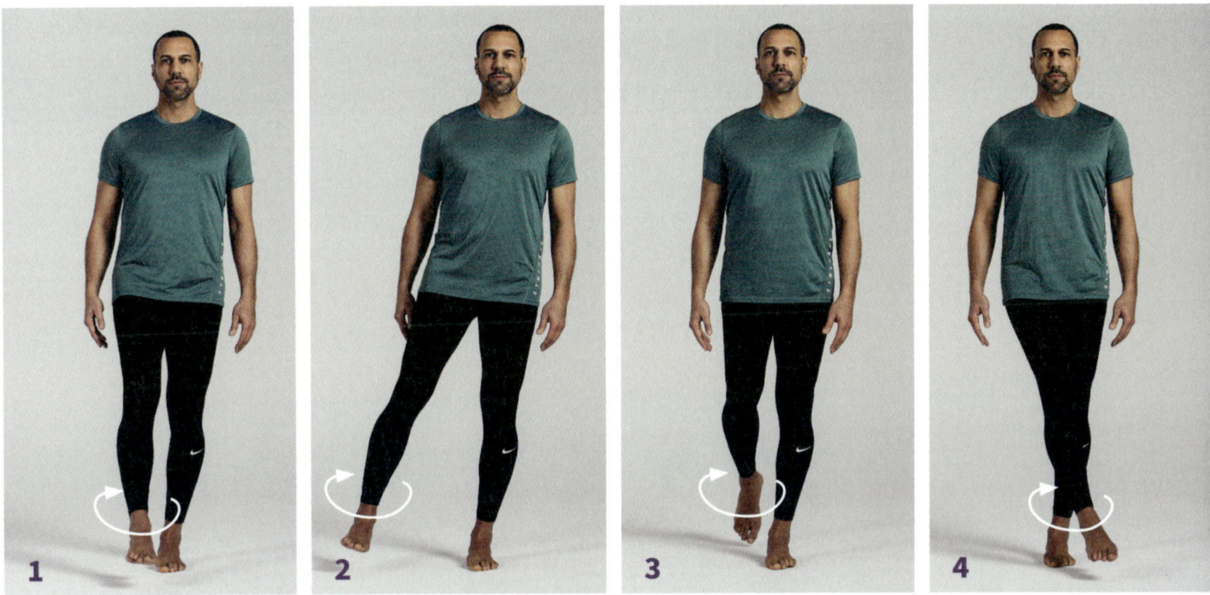

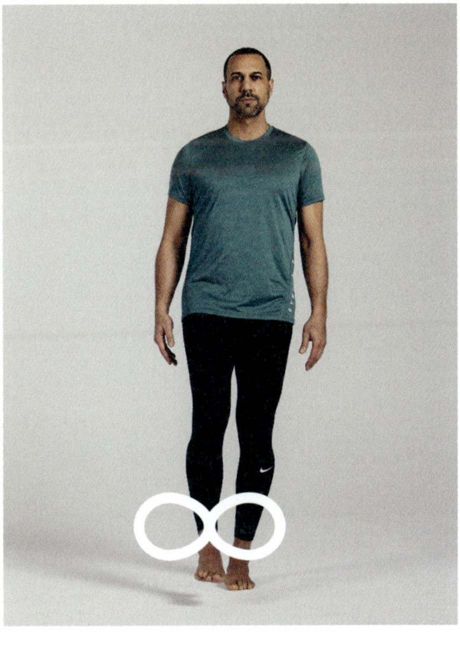

Variante: Hüftkreise als Acht oder Unendlichkeitszeichen

Für fortgeschrittenes Training, das mehr Koordination erfordert, können Sie mit dem Bein eine Acht oder ein Unendlichkeitszeichen malen.

Beinkreise in der Innen- und Außenrotation

Führen Sie die Kreise in der Rehabilitationsposition durch. Diese individuelle Position können Sie sehr leicht selbst herausfinden. Rotieren Sie das Bein dabei erst nach innen, dann nach außen. Dies bedeutet, dass die Fußspitze nach innen oder außen zeigt. Wichtig ist, dass die Rotation über die Hüfte erfolgt, nicht über den Fuß. Fühlen Sie dabei, welche der beiden Positionen Ihnen schwerer fällt einzunehmen oder etwas unangenehmer vorkommt. Dies ist dann Ihre individuelle Rehabilitationsposition. In dieser Position führen Sie anschließend die Beinkreise durch.

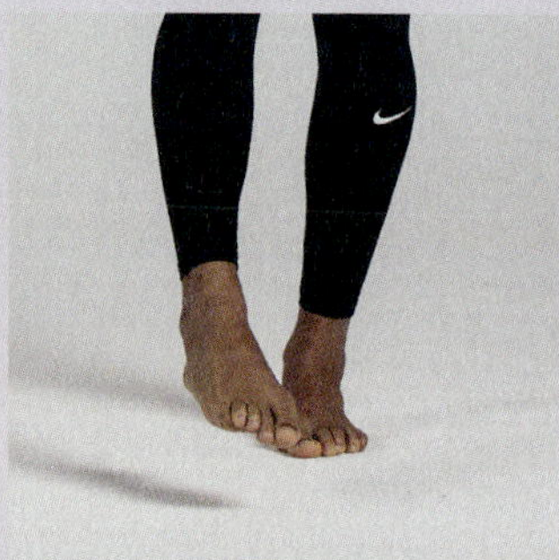

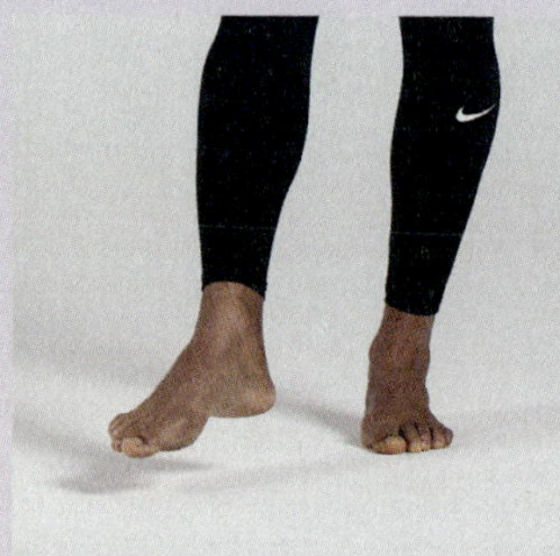

Die Brustwirbelsäule mobilisieren

Der Bereich der oberen Wirbelsäule weist häufig große Bewegungseinschränkungen auf. Die folgenden Übungen zielen darauf ab, Ihre Körperkarte in diesem Bereich gezielt zu verbessern.

Brustwirbelsäule vor- und zurückgleiten

Diese Übung zielt auf eine isolierte Mobilisation der oberen Brustwirbelsäue ab. Dies ist der Bereich zwischen den Schulterblättern. Ziel der Übung ist es, die Landkarte in diesem Bereich zu verbessern und eine Ansteuerung zu ermöglichen.

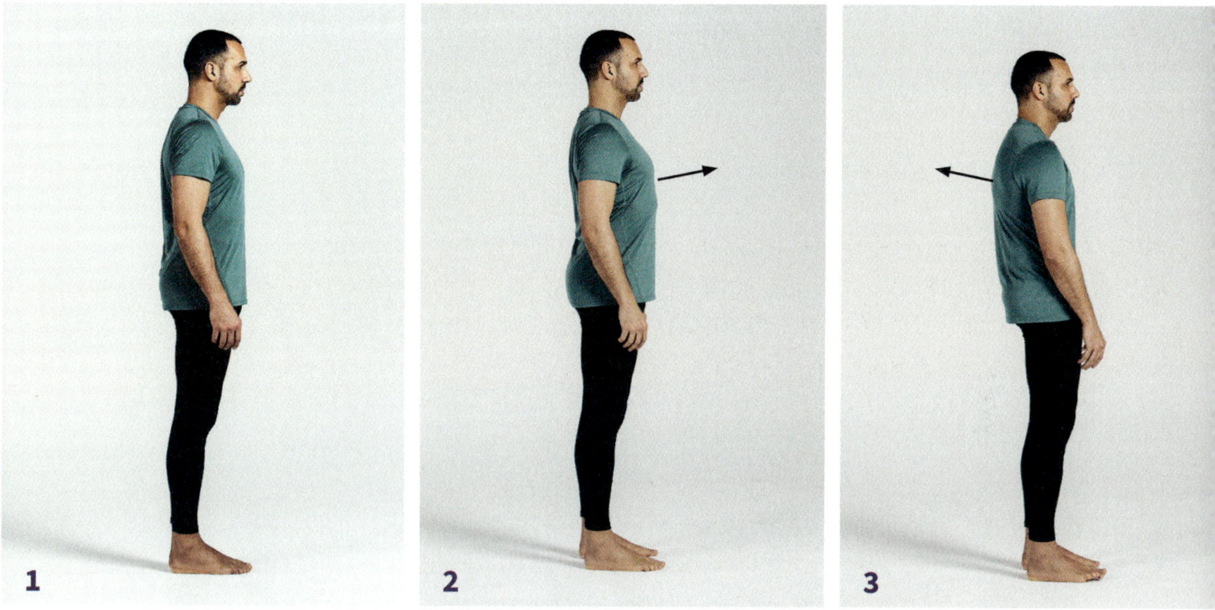

1. Stellen Sie sich gerade mit aufrechter Wirbelsäule hin und platzieren Sie die Füße hüftbreit nebeneinander. Die Fußspitzen zeigen gerade nach vorn. Ihr Atem fließt ruhig und gleichmäßig.
2. Schieben Sie die Brustwirbelsäule nach vorn. Das Brustbein möchte zur Decke, während Kopf und Becken bei der Bewegung stabil bleiben. Zur Unterstützung der Bewegung können Sie dabei einatmen. Zusätzlich kann es Ihnen helfen, die Finger einer Hand auf das Brustbein zu legen.
3. Ziehen Sie nun die Brustwirbelsäule nach hinten und schieben Sie die Schulterblätter leicht auseinander. Atmen Sie dabei zur Unterstützung aus. Der Kopf zeigt dabei weiter gerade nach vorn, und die Schultern hängen entspannt nach unten.

Wiederholungen: 3–6

Hinweis: Eine isolierte motorische Ansteuerung der Brustwirbelsäule ist anspruchsvoll. Der Fokus auf der Brustwirbelsäule ist entscheidend, die Größe der Bewegung spielt eine untergeordnete Rolle. Führen Sie die Bewegung so groß wie möglich aus, ohne andere Körperteile wie Schultern, Kopf oder die untere Wirbelsäule mitzubewegen. Häufig sind dies nur wenige Zentimeter.

Seitwärtsgleiten der Brustwirbelsäule

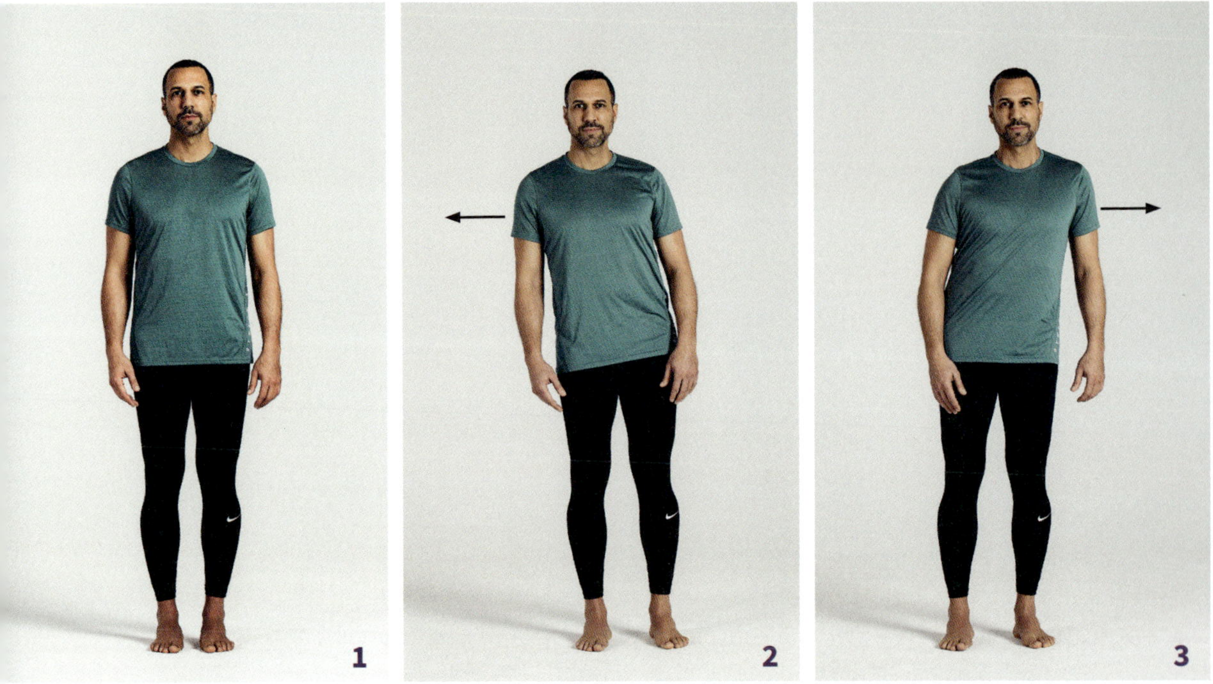

1 2 3

1. Stellen Sie sich gerade mit aufrechter Wirbelsäule hin und platzieren Sie die Füße hüftbreit nebeneinander. Die Fußspitzen zeigen gerade nach vorn. Der Atem fließt ruhig und gleichmäßig.
2. Stellen Sie sich vor und hinter Ihnen jeweils eine Wand vor, zwischen denen Sie sich bewegen. Schieben Sie die Brustwirbelsäule zuerst nach rechts, während Kopf und Becken bei der Bewegung stabil bleiben. Die Wände halten Sie davon ab, mit ihrem Oberkörper nach vorn oder hinten zu kippen. Das Körpergewicht bleibt dabei mittig auf beiden Beinen verteilt.
3. Schieben Sie nun den Oberkörper auf einer Linie nach links. Der Kopf bleibt weiterhin nach vorn ausgerichtet und die Arme hängen entspannt nach unten.

Wiederholungen: 3–6

Hinweis: Versuchen Sie, diese Mobilisationsübung so locker wie möglich durchzuführen und sich ganz auf den Oberkörper zu konzentrieren. Bei Bedarf kann es Ihnen helfen, diese Übung vor einem Spiegel auszuführen.

Brustkorbkreisen

Das Kreisen der Brustwirbelsäule stellt eine komplexe Bewegung für ein fortgeschritteneres Training dar. Kombinieren Sie die beiden Übungen »Brustwirbelsäule vor und zurück gleiten« und »Seitwärtsgleiten der Brustwirbelsäule«. Bewegen Sie den Oberkörper dabei zuerst in einem Viereck: nach vorn, nach rechts, nach hinten und nach links. Führen Sie die einzelnen Schritte mit etwas Übung als flüssige Kreisbewegung durch.

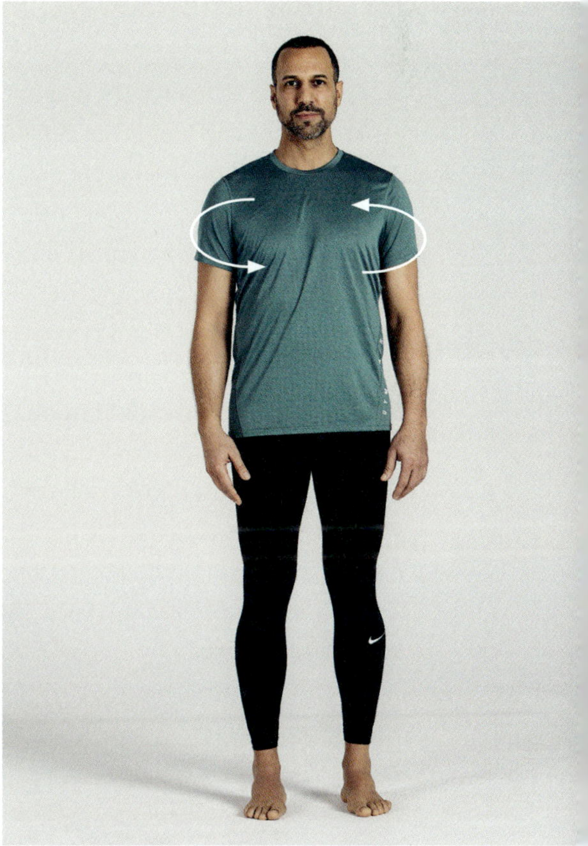

Wiederholungen: 5–10, sowohl im als auch gegen den Uhrzeigersinn (nacheinander)

Hinweis: Testen Sie, welche Richtung für Sie das bessere Ergebnis liefert.

Die Lendenwirbelsäure mobilisieren

Der Bereich der Wirbelsäule, der am häufigsten mit Schmerzen belastet ist, ist die Lendenwirbelsäule. Mit der Aussage »Ich habe Rücken« ist im Regelfalle die Lendenwirbelsäule gemeint. Eine gute Kontrolle dieses Körperabschnitts ist dabei essenziell für einen langfristig schmerzfreien und stabilen Rücken. Mit der nachfolgenden Übung erlangen Sie die Kontrolle und Sicherheit sowie das Vertrauen in Ihren Rücken zurück.

Around the world

1. Stellen Sie sich aufrecht und mit gerader Wirbelsäule hüftbreit hin. Beugen Sie die Knie leicht und lassen Sie den Atem ruhig und gleichmäßig fließen.
2. Neigen Sie den Oberkörper nach rechts und ziehen Sie die linke Schulter nach vorn. Lassen Sie die Arme locker nach unten hängen.
3. Senken Sie den Oberkörper entlang des rechten Beins so weit wie möglich Richtung Boden ab. Der Kopf hängt dabei entspannt nach unten.
4. Bewegen Sie den Oberkörper nun nach vorn zur Mitte. Er ist dabei locker nach vorn gebeugt. Ihr Kopf ist entspannt.
5. Bewegen Sie in dieser Position Oberkörper und Arme zum linken Bein. Nun kommt die rechte Schulter ein wenig weiter nach vorn.
6. Rollen Sie weiter über die linke Seite nach oben.
7. Zum Abschluss ziehen Sie die rechte Schulter nach hinten, bis Sie wieder in der Ausgangsposition angekommen sind.

Wiederholungen: 3–5

Hinweise

- Wechseln Sie nach der vorgegebenen Anzahl an Kreisen die Richtung. Testen Sie, welche Richtung für Sie das bessere Ergebnis liefert.
- Der Fokus dieser Übung liegt auf der Mobilisation der Lendenwirbelsäule. Legen Sie Ihre Aufmerksamkeit daher auf die Bewegung im unteren Rücken.
- Kopf und Arme sind während der Übung so locker und entspannt wie möglich.
- Versuchen Sie, eine flüssige Kreisbewegung zu kreieren.

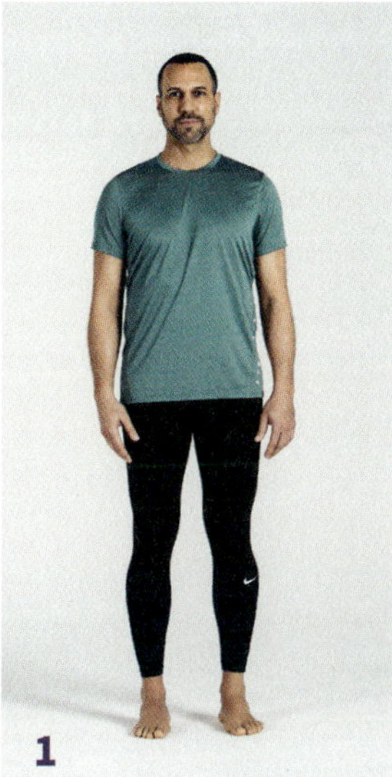
1

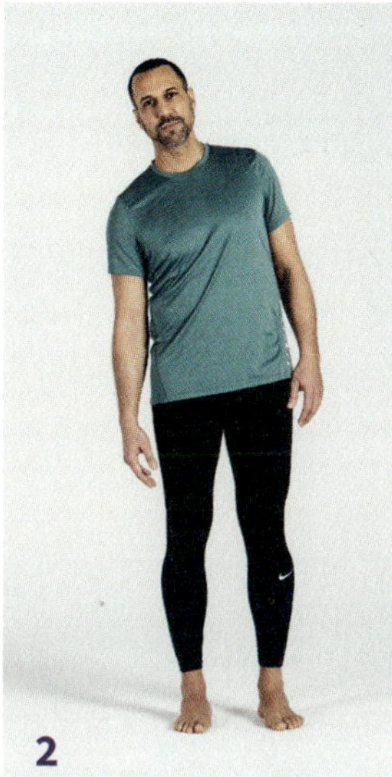
2

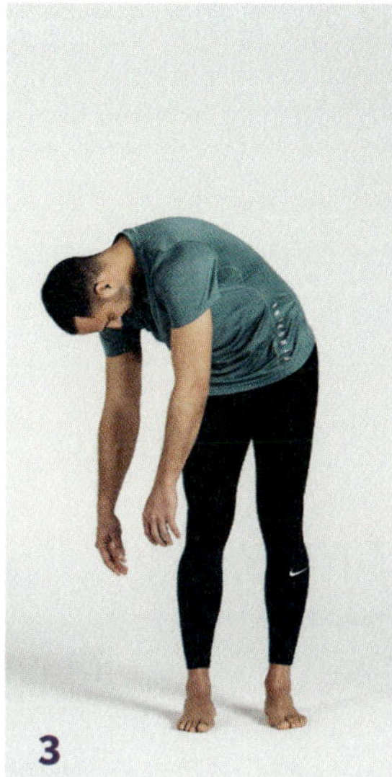
3

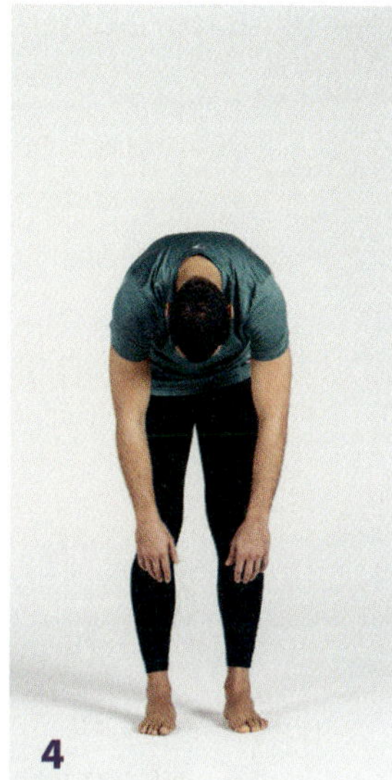
4

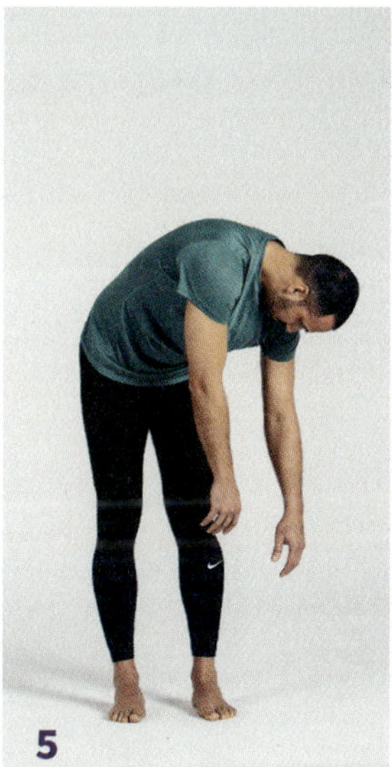
5

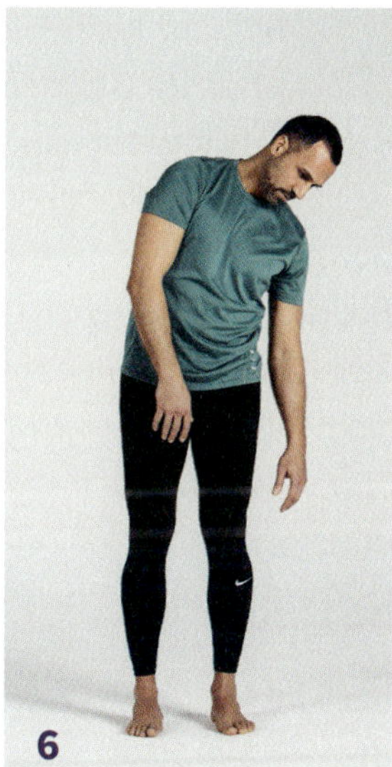
6

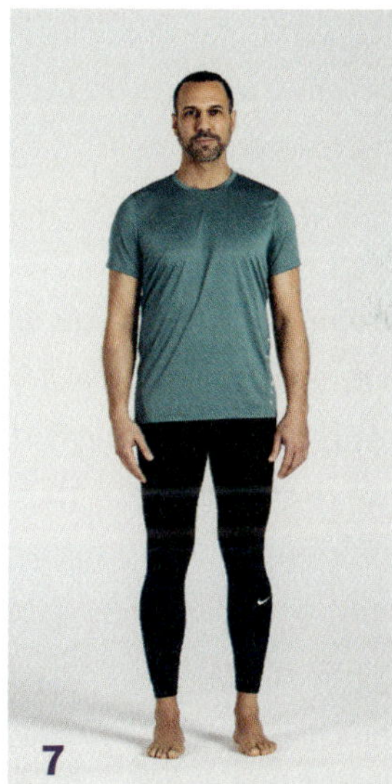
7

Die Schulter mobilisieren

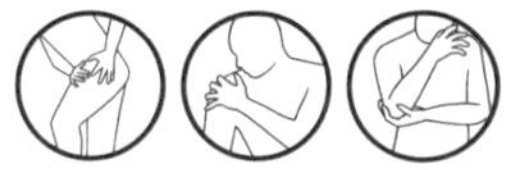

Das Spiegelgelenk zur Hüfte ist das Schultergelenk. Indem Sie das Schultergelenk auf der Seite mobilisieren, die der Hüfte, die Ihnen Probleme macht, gegenüberliegt, können Sie die Hüftbeweglichkeit verbessern und Einschränkungen minimieren. Als angrenzendes Gelenk zum Ellenbogen kann die Mobilisation auch bei Ellenbogenbeschwerden hilfreich sein. Wenn Sie die betroffene Schulter direkt mobilisieren, achten Sie darauf, die Schulter ausschließlich im schmerzfreien Bereich zu bewegen.

Unendlichkeitszeichen mit der Schulter malen

1. Stellen Sie sich gerade und aufrecht hin. Strecken Sie einen Arm nach vorn auf Schulterhöhe aus. Nacken und Schulter bleiben dabei entspannt. Ballen Sie die Hand zu einer lockeren Faust, wobei der Daumen oben liegt. Malen Sie mit dem Arm in dieser Position ein Unendlichkeitszeichen.
2. Bewegen Sie den Arm zur Seite, er bleibt dabei auf Schulterhöhe. Die Handfläche zeigt nach vorn und der Daumen weiterhin nach oben. Beschreiben Sie mit Ihrem Arm in dieser Position ein Unendlichkeitszeichen.
3. Führen Sie den Arm auf Schulterhöhe weiter nach hinten, bis er leicht hinter den Körper gestreckt ist, und beschreiben Sie in dieser Position ein Unendlichkeitszeichen.
4. Strecken Sie den Arm auf Schulterhöhe nach vorn, bis er die Körpermitte etwas überkreuzt. Der Daumen zeigt weiterhin nach oben. Die Faust bleibt locker, während der Ellenbogen gestreckt ist. Malen Sie diagonal vor dem Körper ein Unendlichkeitszeichen.

Wiederholungen: 4–6 je Position

Hinweise

- Legen Sie während der Übung den Fokus auf die Bewegung im Schultergelenk. Der Ellenbogen bleibt stets gestreckt und die Hand entspannt. Die Größe der Bewegung spielt eine untergeordnete Rolle.

- Sollte ein Unendlichkeitszeichen für Sie koordinativ zu anspruchsvoll sein, können Sie die Übung auch mit Kreisen durchführen.
- Variieren Sie die Übung, indem Sie die Richtung verändern oder eine stehende Acht malen. Testen Sie, welche Position oder auch Bewegungsausführung für Sie das beste Ergebnis liefert.

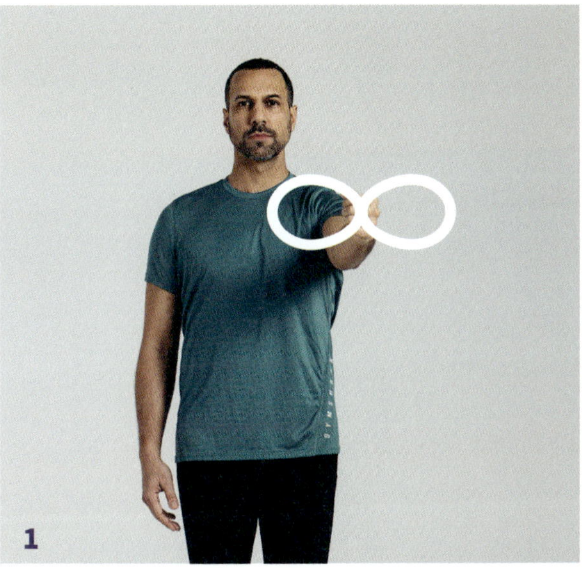

1

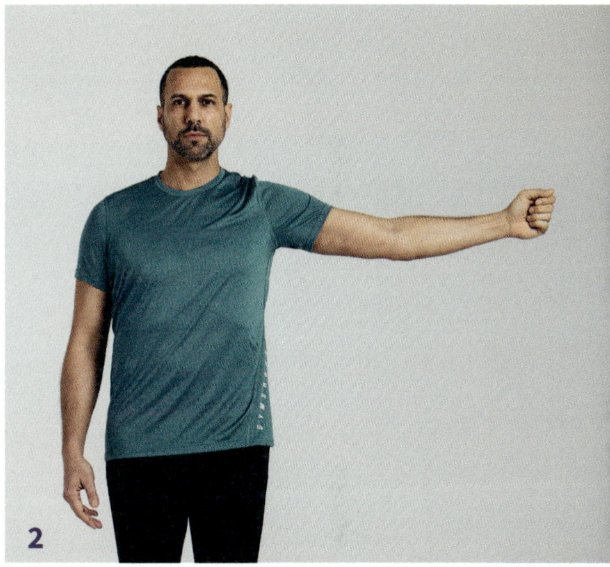

2

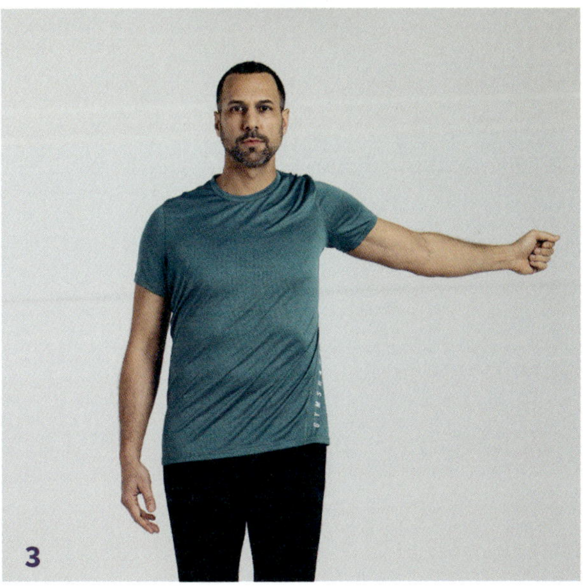

3

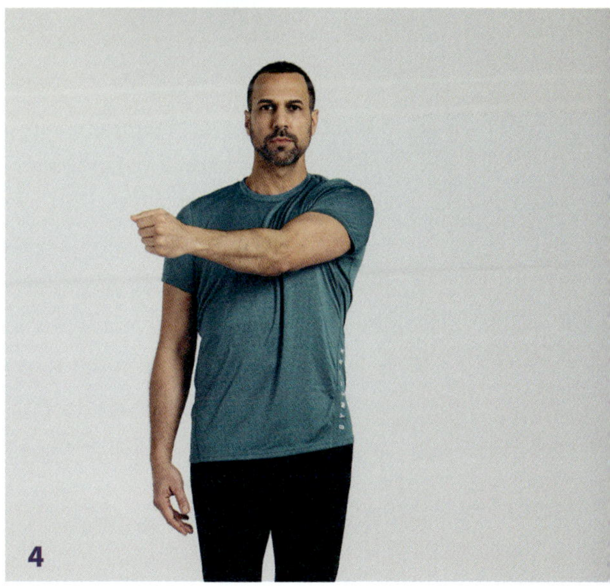

4

Schulterblattmobilisation

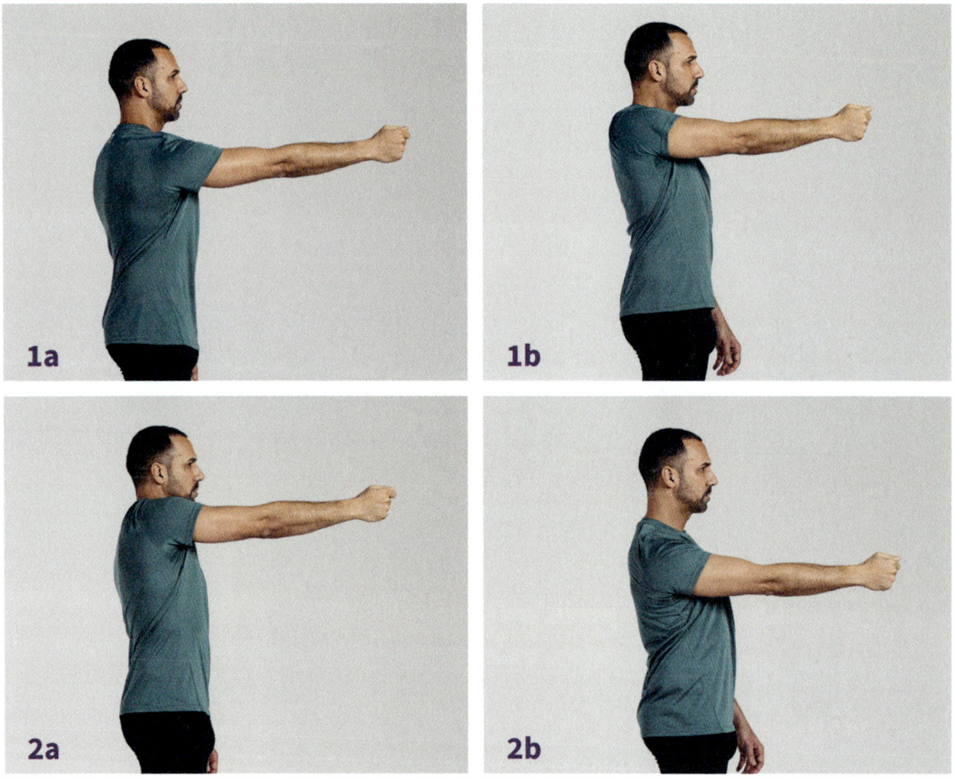

1. **a+b** Stellen Sie sich aufrecht hin. Strecken Sie einen Arm auf Schulterhöhe nach vorn aus. Der Daumen zeigt nach oben, während Sie die Hand zu einer lockeren Faust ballen. Schieben Sie das Schulterblatt so weit wie möglich nach vorn, anschließend so weit wie möglich nach hinten. Nacken und Schulter bleiben dabei entspannt. Der Oberkörper bleibt stabil. Legen Sie den Fokus auf die Bewegung im Schulterblatt.
2. **a+b** Starten Sie wieder in der Ausgangsposition. Gleiten Sie mit dem Schulterblatt nach oben. Der Arm bleibt lang nach vorn ausgestreckt. Der Kopf ist stabil und gerade. Ziehen Sie das Schulterblatt so weit wie möglich nach unten.

Wiederholungen: 4–6 je Position

Hinweise

- Die Übung besteht aus zwei Teilbewegungen: nach vorn und hinten sowie nach oben und unten.
- Der Ellenbogen bleibt während der gesamten Übung gestreckt.
- Oberkörper und Kopf bleiben stabil.

Schulterblattkreise

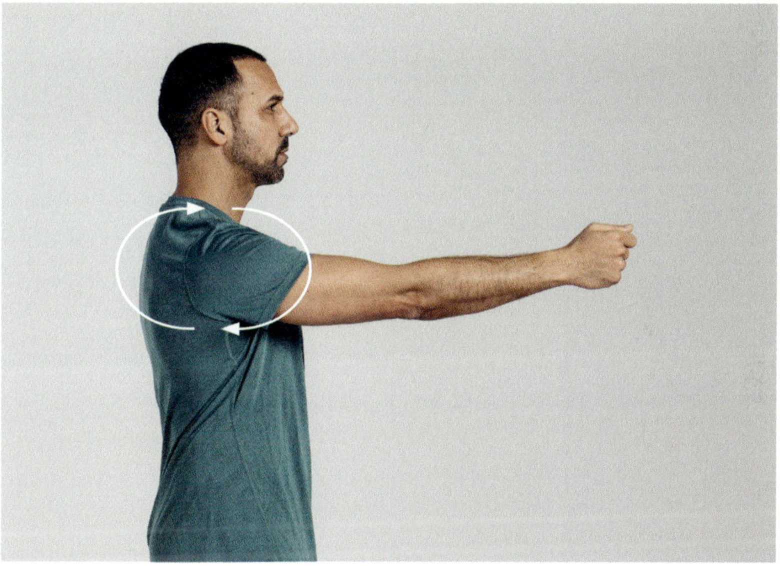

Mit etwas Übung kombinieren Sie beide Bewegungen des Schulterblatts nach vorn und hinten sowie nach oben und unten und kreisen das Schulterblatt. Diese komplexe Bewegung setzt voraus, dass Sie die Teilbewegungen bereits beherrschen. Ihr Schulterblatt geht dabei erst nach vorn, nach oben, nach hinten und dann nach unten. Versuchen Sie die Bewegung dabei so flüssig wie möglich zu gestalten. Beschreiben Sie den Kreis im und gegen den Uhrzeigersinn. Testen Sie, welche Bewegungsrichtung für Sie das beste Ergebnis liefert.

Den Ellenbogen mobilisieren

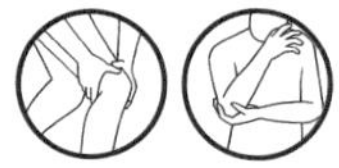

Das Spiegelgelenk des Knies ist der gegenüberliegende Ellenbogen. Statt bei Kniebeschwerden das betroffene Knie zu mobilisieren, versuchen Sie es einmal mit Ellenbogenkreisen auf der gegenüberliegenden Seite. Bei Knieproblemen am rechten Bein mobilisieren Sie den linken Ellenbogen. Haben Sie Einschränkungen im linken Knie, kreisen Sie entsprechend den rechten Ellenbogen. Bei einer direkten Mobilisation des betroffenen Ellenbogens achten Sie darauf, den Ellenbogen ausschließlich im schmerzfreien Bereich zu bewegen.

Ellenbogenkreise oben

1. Stellen Sie sich gerade und aufrecht hin. Heben Sie einen Arm nach vorn bis auf Schulterhöhe an. Drehen Sie die Handfläche nach unten und strecken Sie die Finger entspannt.
2. Winkeln Sie den Arm an und führen Sie die Hand Richtung Körper bis vor die gegenüberliegende Schulter.
3. Bewegen Sie die Hand weiter zur gleichseitigen Schulter. Dort angekommen, ist der Ellenbogen maximal gebeugt und die Handfläche zeigt nach unten Richtung Schulter.
4. Führen Sie die Hand weiter über die Schulter hinaus – so weit wie möglich nach außen.
5. Führen Sie die Bewegung fort, bis der Ellenbogen wieder komplett gestreckt ist und vor dem Körper gerade nach vorn zeigt. In der gestreckten Position angekommen, drehen Sie die Handfläche wieder nach unten. Beschreiben Sie dann den nächsten Kreis.

Wiederholungen: 3–5

Hinweis: Achten Sie während der Übung darauf, dass sich der Oberarm möglichst nicht mitbewegt, und halten Sie den Nacken entspannt.

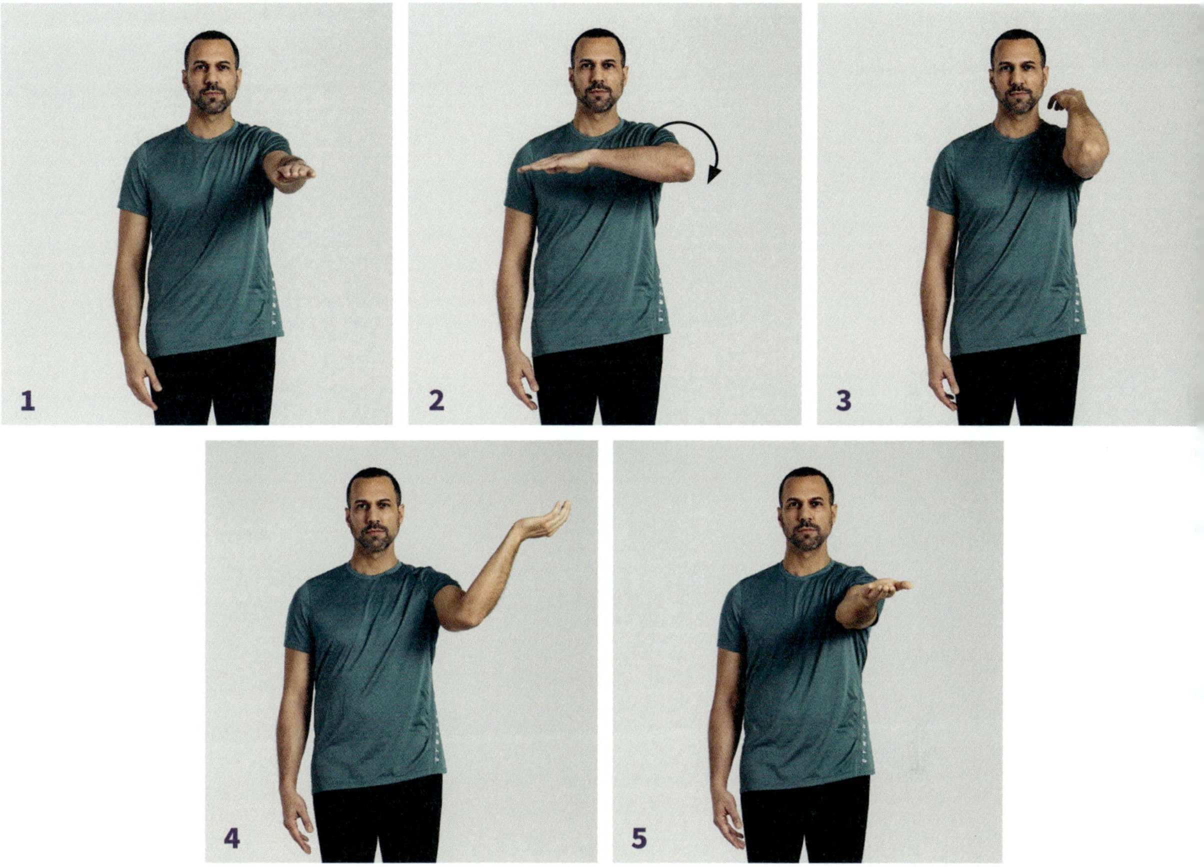
1
2
3
4
5

Variante: *Ellenbogenkreis oben in entgegengesetzter Richtung*

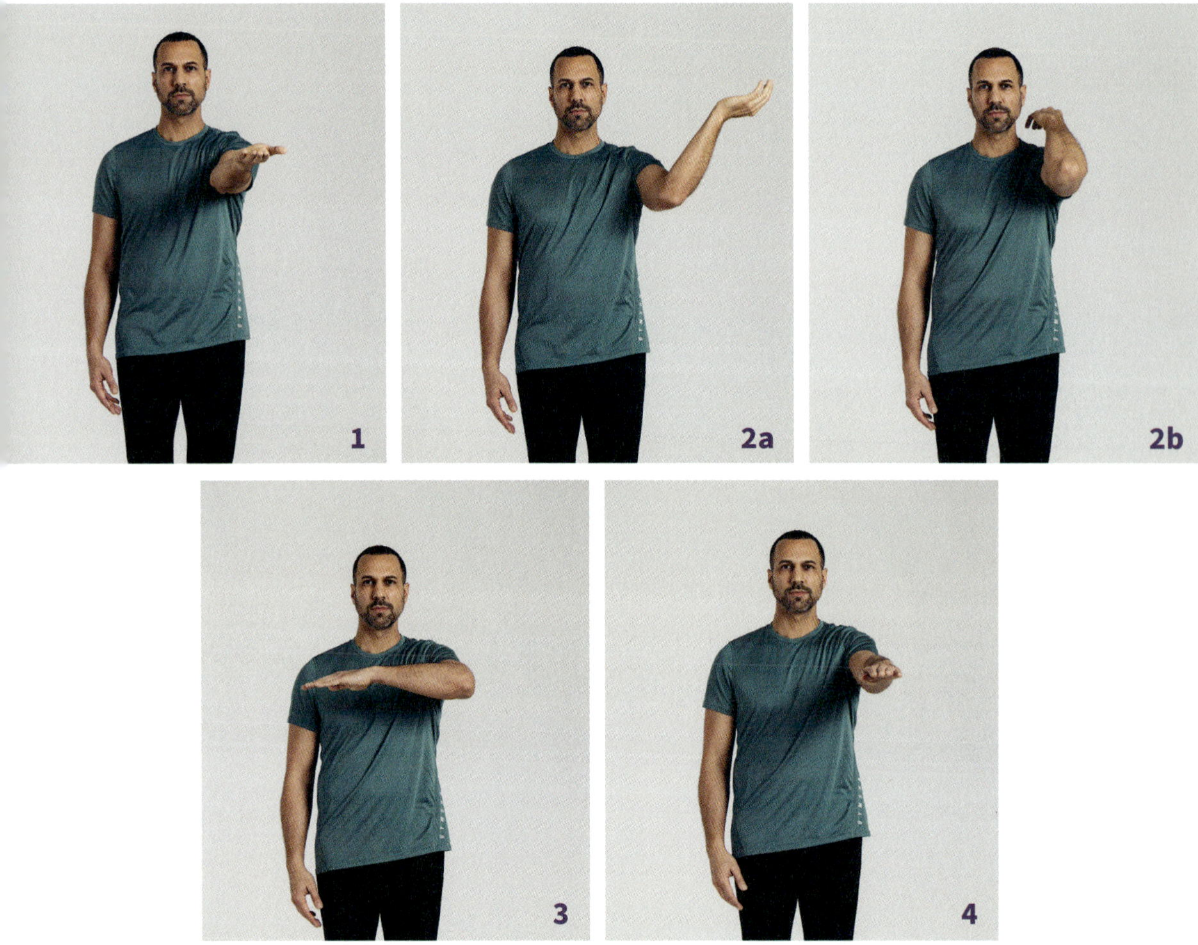

1. Führen Sie den Kreis in der Gegenrichtung aus. Starten Sie die Bewegung mit der Handfläche nach oben.
2. **a+b** Bringen Sie Ihren Daumen über außen zur Schulter und so weit wie möglich mit der Handfläche darüber hinaus.
3. Die Hand wandert weiter zur gegenüberliegenden Schulter, die Handfläche zeigt nach unten.
4. Strecken Sie den Ellenbogen wieder nach vorn in die Ausgangsposition. Drehen Sie die Handfläche nach oben und beginnen Sie den nächsten Kreis.

Ellenbogenkreise unten

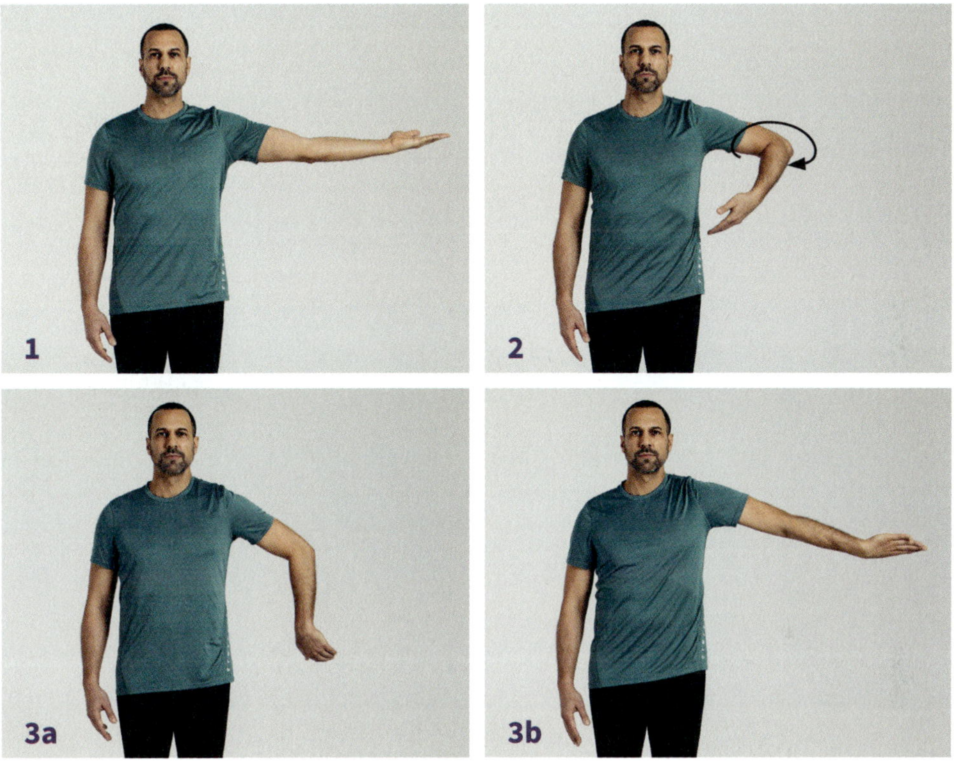

1. Stellen Sie sich aufrecht hin. Heben Sie einen Arm seitlich bis auf Schulterhöhe an. Drehen Sie die Handfläche nach oben und lassen Sie die Hand entspannt. Der Arm ist nun auswärts rotiert.
2. Winkeln Sie den Unterarm an und beugen Sie ihn Richtung Brustkorb. Der Ellenbogen bleibt an der gleichen Stelle außen. Die Handfläche zeigt weiterhin nach oben.
3. **a+b** Führen Sie den Arm unter der Achsel hindurch und strecken Sie ihn wieder zur Seite aus, er ist jetzt einwärts rotiert. Die Handfläche zeigt nach oben, der Daumen nach hinten. Drehen Sie den Arm wieder in die Ausgangsposition zurück.

Wiederholungen: 3–5

Hinweis: Stellen Sie sich während der Übung vor, Sie balancieren ein Tablett auf Ihrer Hand, das Sie unter dem Oberarm hindurchführen und nicht herunterfallen lassen.

Das Handgelenk mobilisieren

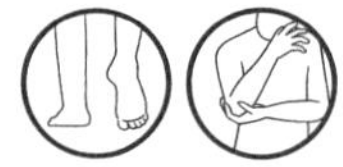

Das Pendant zum Sprunggelenk bildet das gegenüberliegende Handgelenk. Wenn Sie zum Beispiel auf der rechten Seite oft umknicken, sich das Sprunggelenk instabil anfühlt oder es in der Mobilität eingeschränkt ist, führen Sie die folgenden Mobilisationsübungen mit Ihrem linken Handgelenk durch, bei Einschränkungen auf der linken Seite mobilisieren Sie das rechte Handgelenk. Die Handgelenkmobilisation kann als direkter Nachbar zum Ellenbogen auch bei Einschränkungen im Ellenbogen durchgeführt werden. Hierfür arbeiten Sie auf der betroffenen Seite.

Vertikale Mobilisation des Handgelenks

1. Stellen oder setzen Sie sich aufrecht hin. Winkeln Sie einen Arm im Ellenbogen an und halten Sie ihn eng am Körper. Formen Sie mit der Hand eine lockere Faust. Die Finger zeigen dabei nach unten.
2. Schieben Sie nun das Handgelenk in dieser Position nach oben. Ihre Hand bleibt dabei in der Ausgangsposition. Eine leichte Bewegung im Unterarm ist normal und unvermeidbar.
3. Senken Sie nun aus dieser Position das Handgelenk nach unten Richtung Boden. Eine kleine Bewegung reicht aus. Wiederholen Sie die Bewegung nach oben und unten.

Wiederholungen: 3–5

Hinweise

- Konzentrieren Sie sich bei der Bewegung bewusst auf Ihr Handgelenk und versuchen Sie, dieses isoliert anzusteuern und zu bewegen. Ein starkes Bewegen der Hand sollte vermieden werden.
- Um ein besseres Gefühl für die Bewegung zu bekommen, kann es helfen, wenn Sie Ihr Handgelenk anschauen und mit der anderen Hand die Faust festhalten. Auch eine sensorische Vorbereitung des Handgelenks mithilfe von Vibration, leichter Berührung oder Ähnlichem kann förderlich sein.
- Alternativ können Sie mit Ihrer Hand einen Türgriff halten, der Ihre Hand fixiert.

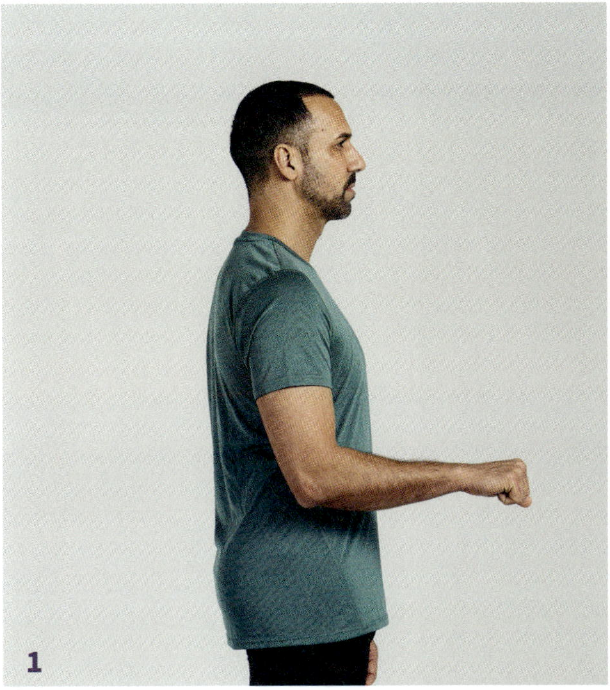

1

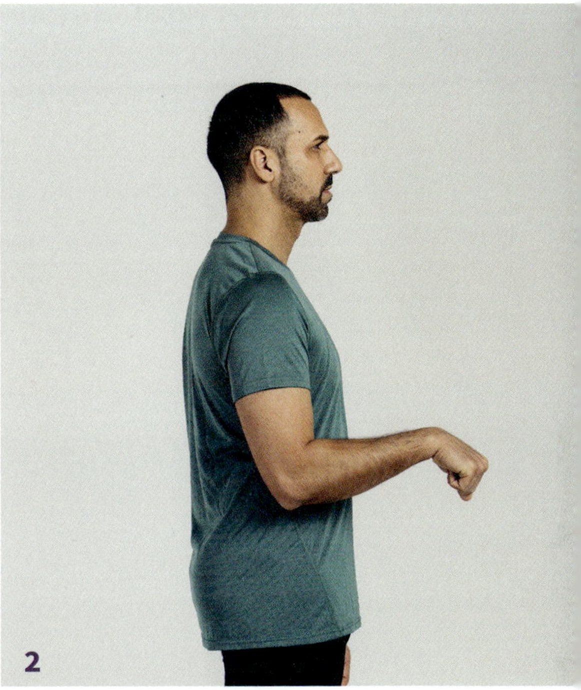

2

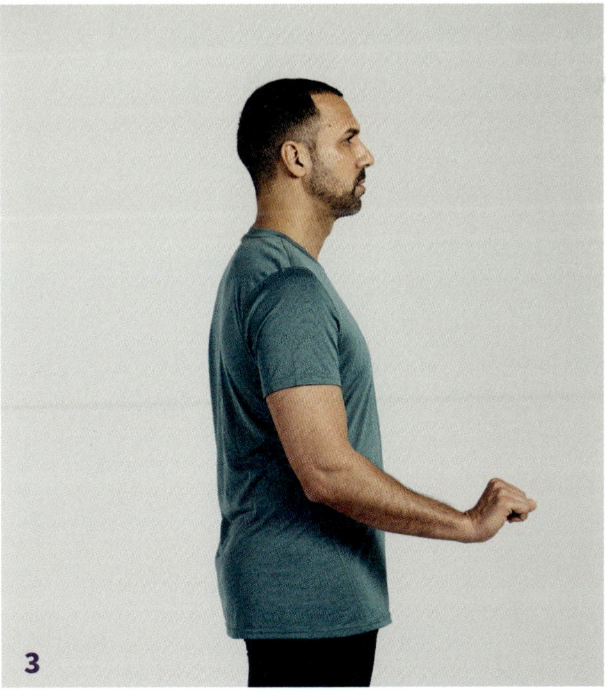

3

Laterale Mobilisation des Handgelenks

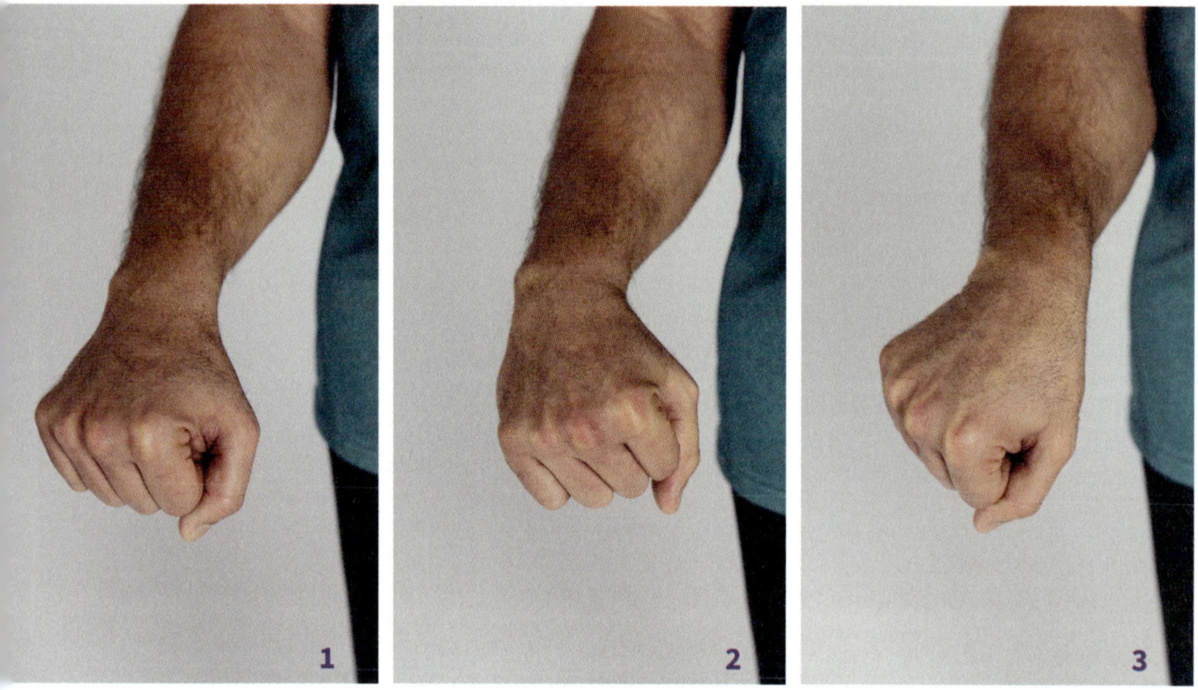

1. Stellen oder setzen Sie sich aufrecht hin. Winkeln Sie einen Arm im Ellenbogen an und halten Sie ihn eng am Körper. Bilden Sie mit der Hand eine lockere Faust. Die Finger zeigen dabei nach unten.
2. Schieben Sie nun das Handgelenk in dieser Position nach außen. Eine kleine Bewegung reicht aus. Konzentrieren Sie sich darauf, das Handgelenk bewusst anzusteuern und zu bewegen.
3. Von hier aus schieben Sie Ihr Handgelenk parallel zum Boden nach innen. Wiederholen Sie die Bewegung nach außen und innen. Ihre Hand bleibt während der Übung so gut wie möglich in der Ausgangsposition.

Wiederholungen: 3–5

Hinweise

- Die laterale und isolierte Mobilisation des Handgelenks ist häufig ungewohnt und koordinativ anspruchsvoll. Um ein besseres Gefühl für die Bewegung zu bekommen, kann es helfen, wenn sie das Handgelenk anschauen und mit der anderen Hand die Faust festhalten.
- Eine sensorische Vorbereitung des Handgelenks mithilfe von Vibration, leichter Berührung oder Ähnlichem kann förderlich sein.
- Alternativ können Sie mit der Hand einen Türgriff halten, der die Hand fixiert.

Handgelenkkreise

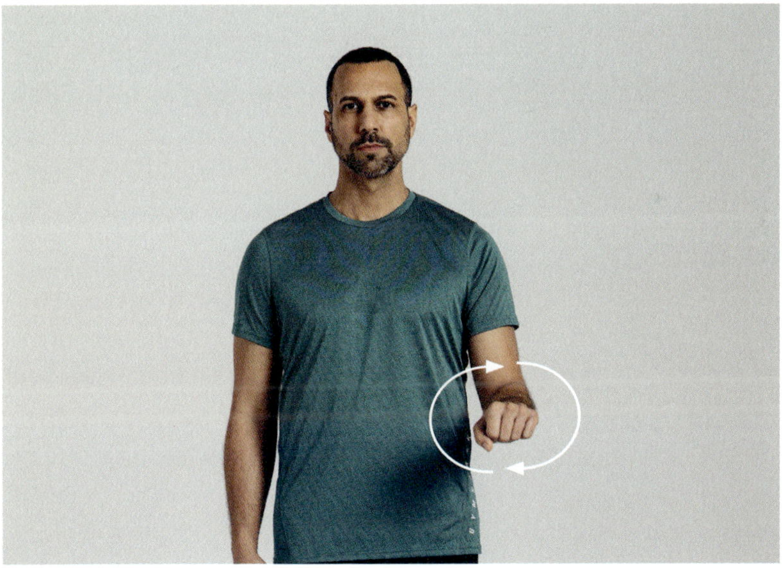

Kombinieren Sie die beiden Übungen der vertikalen und lateralen Mobilisation zu einem Handgelenkkreis. Diese Übung ist motorisch sehr anspruchsvoll und erfordert ein hohes Maß an Ansteuerung. Üben Sie die Kombination daher nur, wenn Ihnen die Teilbewegungen bereits gelingen. Die Kreise können Sie im und gegen den Uhrzeigersinn durchführen.

Unendlichkeitszeichen mit der Hand malen

1. Stellen oder setzen Sie sich aufrecht hin. Winkeln Sie einen Ellenbogen an und halten Sie die Handfläche nach unten.
2. Klappen Sie das Handgelenk nach unten, sodass Ihre Finger zum Boden zeigen. Der Handrücken zeigt nach vorn außen.
3. Führen Sie die Finger nun Richtung Körper. Der Handrücken zeigt immer noch nach außen.
4. Drehen Sie die Hand weiter, sodass die Finger nun nach oben zeigen. Der Handrücken zeigt immer noch nach außen.
5. Klappen Sie nun die Hand nach vorn, sodass Ihre Finger wieder zum Boden zeigen. Diesmal zeigt die Handfläche nach außen.
6. Führen Sie die Finger über unten nach außen. Die Handfläche bleibt nach vorn ausgerichtet.
7. Drehen Sie die Hand weiter, bis die Finger nach oben zeigen. Die Handfläche zeigt weiterhin nach vorn. Führen Sie nun die Finger wieder zum Boden und beginnen Sie, ein neues Unendlichkeitszeichen zu malen.

Wiederholungen: 3–5

Hinweise

- ► Stellen Sie sich vor, der Zeigefinger führt die Bewegung. Ihre Finger sind bei der Übung so locker und entspannt wie möglich.
- ► Für Abwechslung im Training können Sie auch die Bewegungsrichtung ändern. Klappen Sie dafür das Handgelenk nach oben und beginnen Sie mit dem Halbkreis nach außen. Stellen Sie sich vor, der kleine Finger führt jetzt die Bewegung.

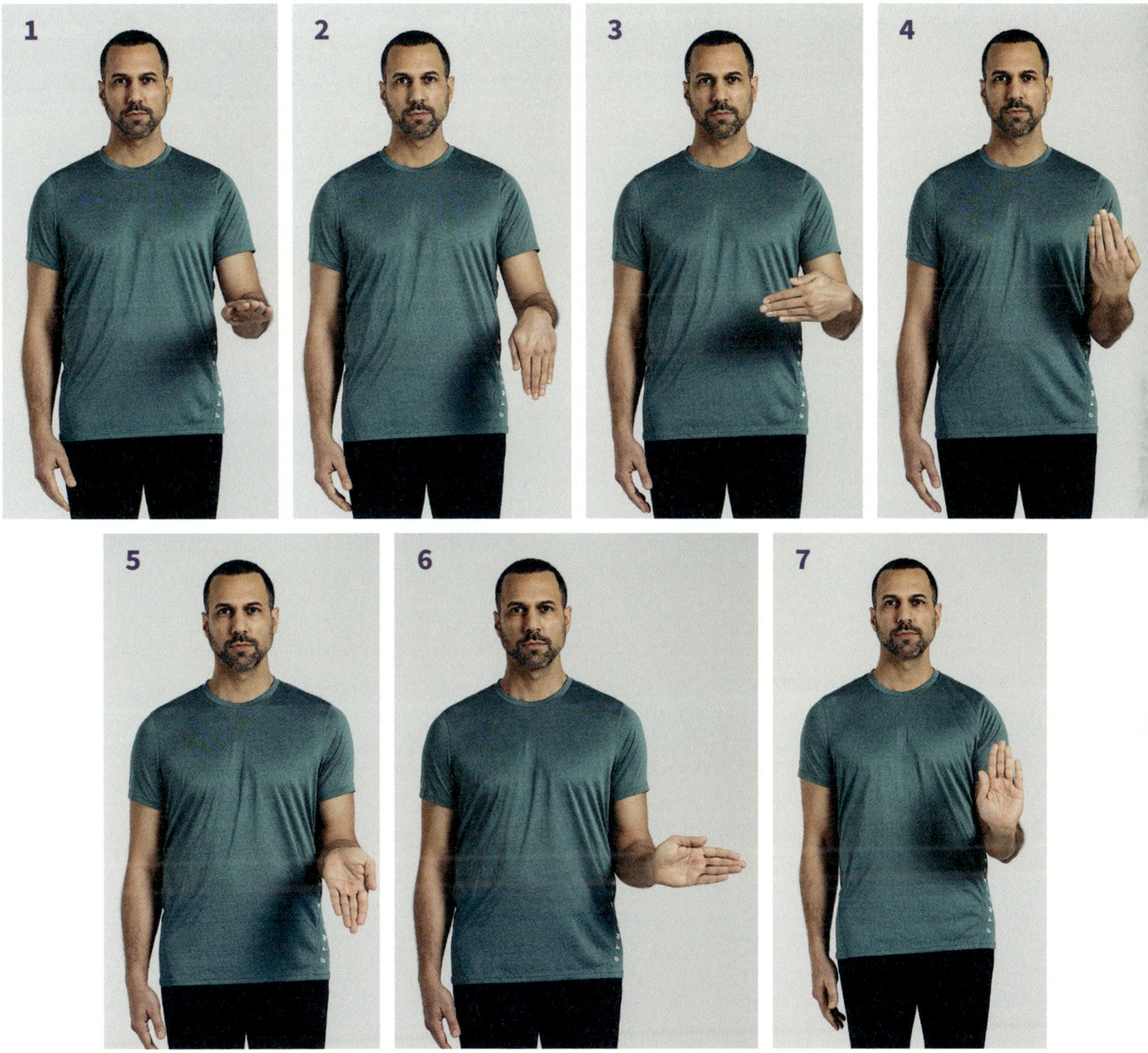
1
2
3
4
5
6
7

Die Halswirbelsäule mobilisieren

Einschränkungen in der Mobilität der Halswirbelsäule sind bei Spannungskopfschmerzen und Migräne häufig zu finden. Zusätzlich korrelieren Nackenschmerzen wiederum mit einer gesteigerten Frequenz von Kopfschmerzen.

Achtung bei Problemen mit der Übungsausführung

Durch die Mobilisation der Halswirbelsäule wird immer auch das Gleichgewichtssystem aktiviert. Starten Sie daher langsam und mit kleinen Bewegungen. Sollten die Bewegungen bei Ihnen Schwindel oder Unbehagen auslösen, führen Sie die Übungen im Sitzen aus und reduzieren Sie die Geschwindigkeit und den Bewegungsumfang. Sollte Ihnen die Ausführung der Übungen allgemein schwerfallen, kann Ihnen eine sensorische Aktivierung des Nackens vor dem Training eine bessere Ansteuerung ermöglichen.

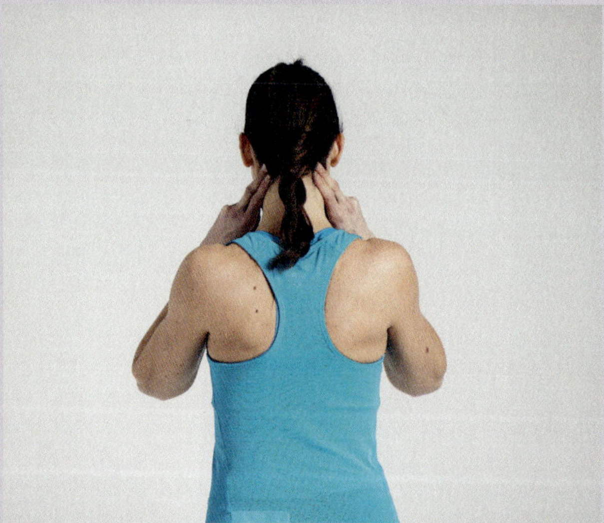

Kopfnicken

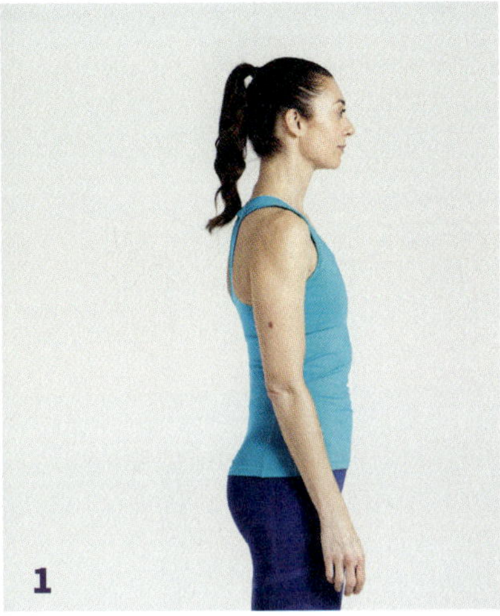

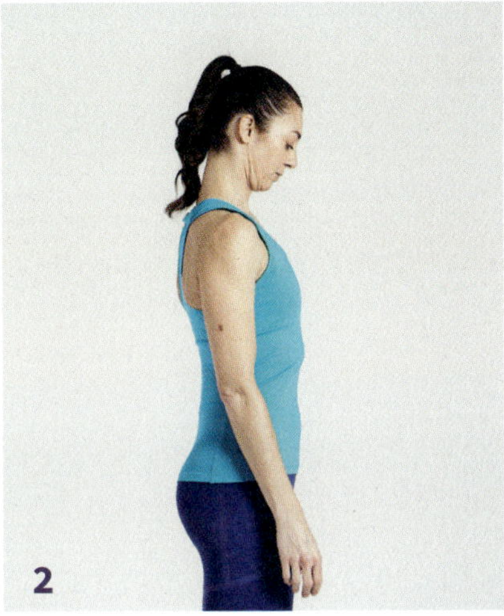

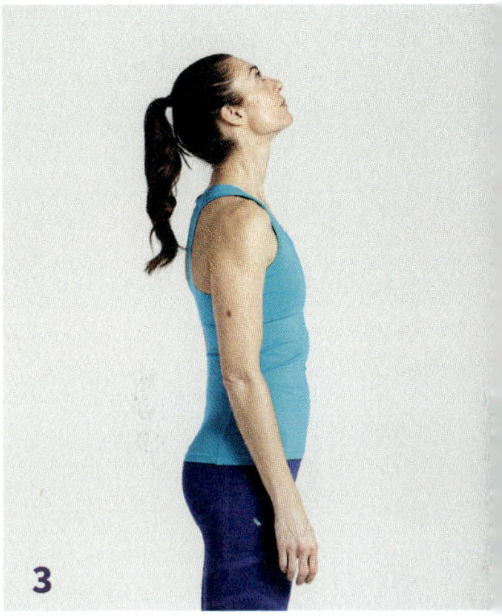

1. Stellen Sie sich gerade mit aufrechter Wirbelsäule hin. Richten Sie den Blick geradeaus. Entspannen Sie das Gesicht.
2. Rollen Sie nun das Kinn ein und ziehen Sie es langsam so weit wie möglich zum Schlüsselbein heran. Der Oberkörper ist dabei stabil. Fühlen Sie den leichten Zug im Nackenbereich.
3. Legen Sie den Kopf anschließend langsam und vorsichtig in den Nacken. Achten Sie darauf, die Bewegung nach hinten nicht zu weit auszuführen. Wiederholen Sie die Auf- und Abwärtsbewegung Ihres Kopfes.

Wiederholungen: 5–10

Hinweise

- Diese Übung kann unter Umständen Schwindel oder andere Stressreaktionen auslösen. Achten Sie daher auf eine langsame und kontrollierte Bewegungsausführung.
- Führen Sie die Übung alternativ im Sitzen durch.

Kopfdrehung

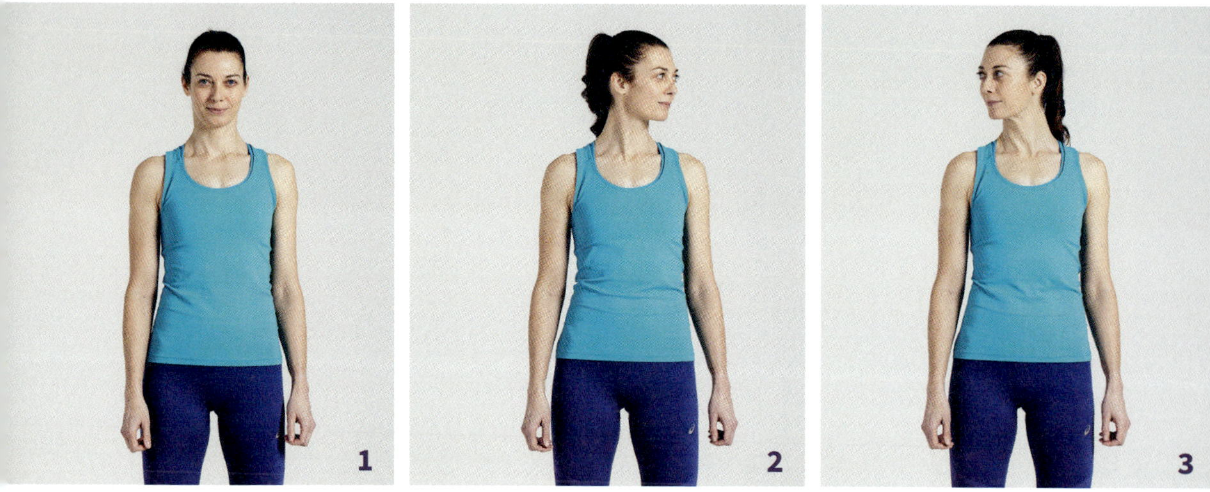

1. Stellen Sie sich gerade mit aufrechter Wirbelsäule hin. Schieben Sie den Kopf leicht nach hinten und ziehen Sie das Kinn etwas heran.
2. Bewegen Sie nun den Kopf langsam nach links und schauen Sie über die Schulter. Stellen Sie sich dabei ein Brett unter dem Kinn vor. Das hilft Ihnen dabei, den Kopf auf einer Geraden zu bewegen.
3. Drehen Sie den Kopf anschließend nach rechts und blicken Sie über die rechte Schulter. Wiederholen Sie die Bewegung nach links und rechts.

Wiederholungen: 5–10

Hinweis: Während der Übung sollten Sie nur den Kopf bewegen. Der Oberkörper bleibt stabil in der Mitte.

Seitneigung des Kopfes

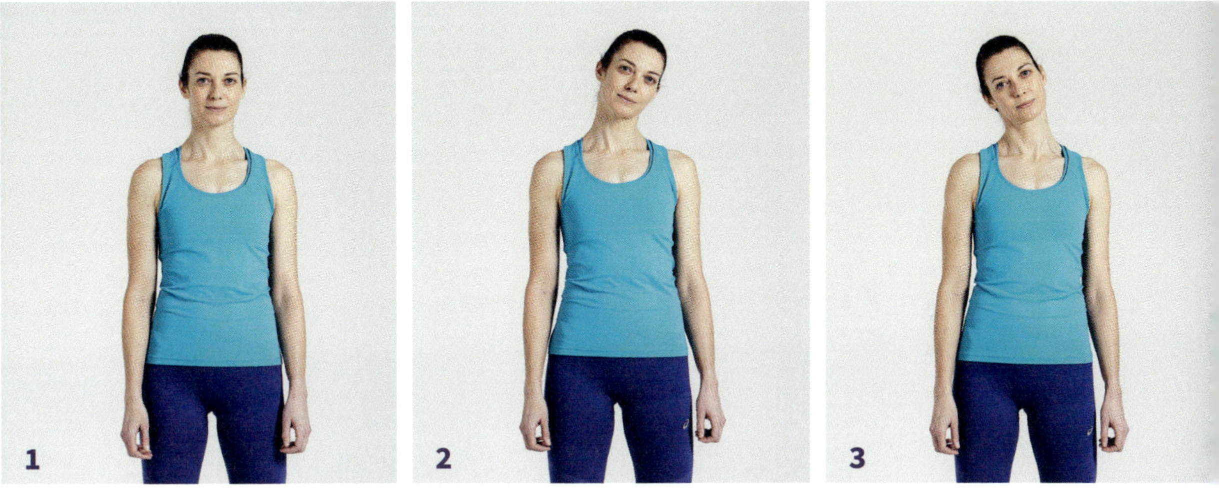

1. Stellen Sie sich gerade mit aufrechter Wirbelsäule hin. Schieben Sie den Kopf leicht nach hinten und ziehen Sie das Kinn etwas heran.
2. Neigen Sie den Kopf zur linken Seite, sodass das Ohr Richtung Schulter sinkt. Lassen Sie die Schulter dabei entspannt. Kinn und Blick sind nach vorn gerichtet.
3. Führen Sie den Kopf nun über die Ausgangsposition auf die rechte Seite. Wiederholen Sie die Kopfbewegung von links nach rechts.

Wiederholungen: 5–10

Hinweis: Gesicht, Nacken und Schulterbereich bleiben während der Bewegung entspannt.

Halswirbelsäule vor- und zurückgleiten

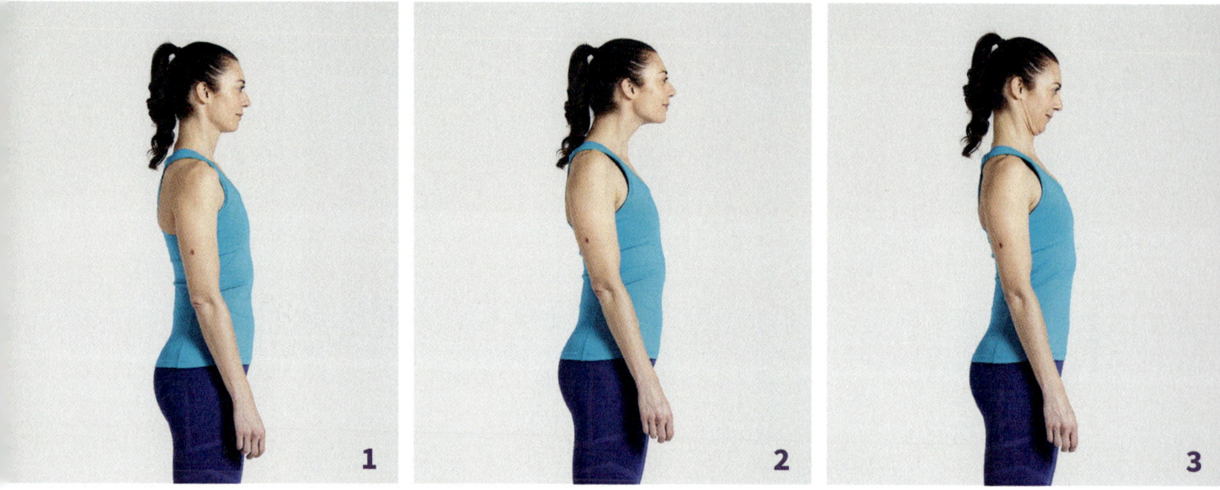

1. Stellen Sie sich gerade mit aufrechter Wirbelsäule hin. Lassen Sie die Schultern entspannt nach unten hängen.
2. Schieben Sie den Kopf auf einer geraden Linie so weit wie möglich nach vorn. Stellen Sie sich dabei ein Brett unter dem Kinn vor. Der Blick bleibt nach vorn gerichtet.
3. Ziehen Sie anschließend den Kopf nach hinten. Ziehen Sie das Kinn dabei etwas heran und machen Sie ein leichtes Doppelkinn.

Wiederholungen: 5–10

Hinweis: Führen Sie die Bewegung so groß wie möglich aus.

Seitwärtsgleiten der Halswirbelsäule

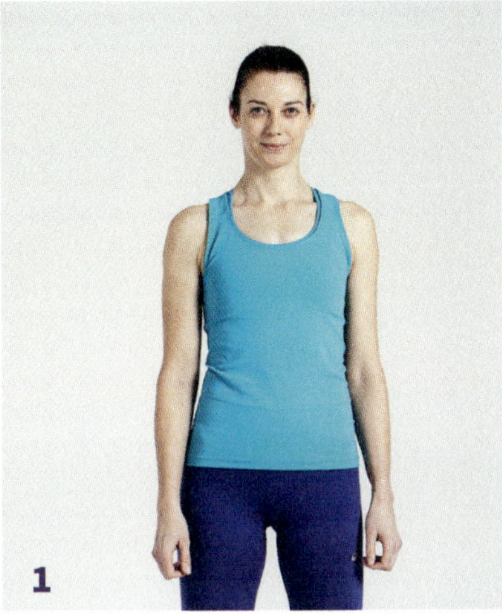
1

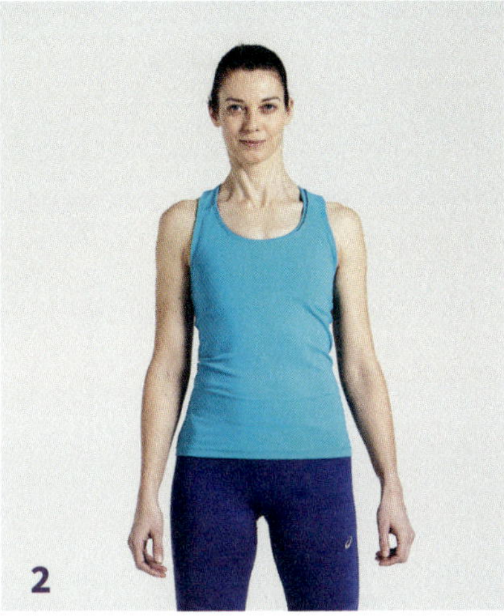
2

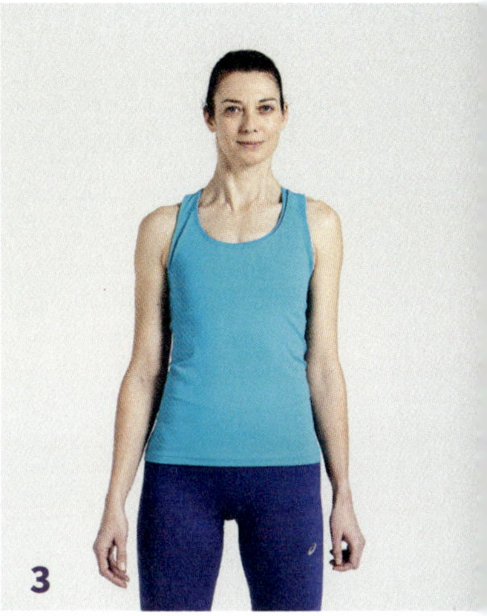
3

1. Stellen Sie sich gerade mit aufrechter Wirbelsäule hin. Die Schultern sind entspannt. Schieben Sie den Kopf leicht nach hinten und ziehen Sie das Kinn etwas heran.
2. Schieben Sie den Kopf auf einer Linie nach rechts. Stellen Sie sich ein Brett unter dem Kinn vor, um den Kopf gerade zu halten. Der Blick ist nach vorn gerichtet.
3. Von hier aus schieben Sie den Kopf über die Ausgangsposition auf einer Geraden nach links. Ihr Blick ist nach vorn gerichtet.

Wiederholungen: 5–10

Hinweise

- Diese Übung erfordert ein hohes Maß an motorischer Kontrolle der Halswirbelsäule und fällt am Anfang häufig schwer. Als Hilfestellung können Sie Ihre Zeigefinger rechts und links mit einem Abstand von 1 bis 2 Zentimetern zu den Schläfen positionieren (Abbildung rechts), sodass Sie ein Ziel haben, das Sie bei der Bewegung erreichen.

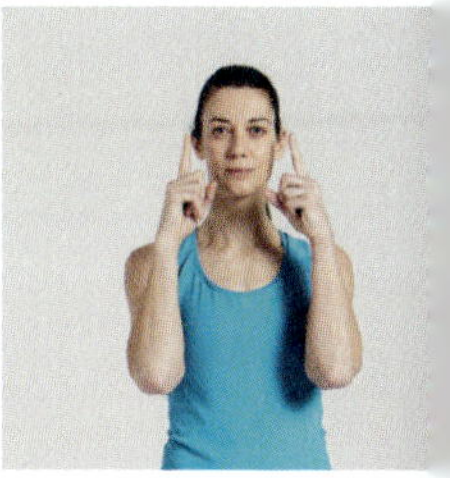

- Es kann auch hilfreich sein, diese Übung vor dem Spiegel auszuführen, um sich selbst zu kontrollieren.
- Fangen Sie mit einer kleinen Bewegung an. Die Qualität der Bewegungsausführung ist maßgeblich, nicht die Größe der Bewegung.

Halswirbelsäule kreisen

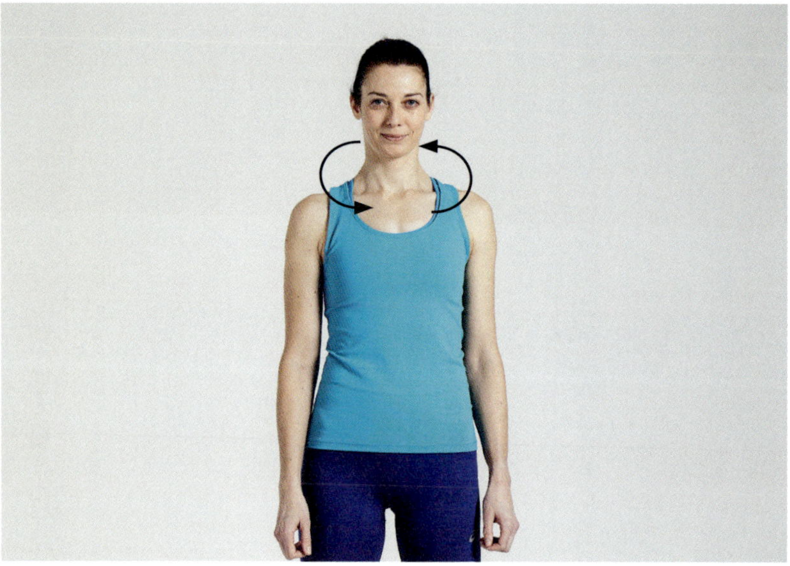

Für diese komplexe Bewegung kombinieren Sie die Übungen des Nach-vorn-und-zurück-Gleitens und das Seitwärtsgleiten der Halswirbelsäule. Bewegen Sie den Kopf dabei erst in einem Viereck (vor, rechts, zurück, links). Führen Sie die einzelnen Schritte mit etwas Übung als flüssige Kreisbewegung aus.

Wiederholungen: 5–10

Hinweis: Sie können den Kreis sowohl im als auch gegen den Uhrzeigersinn ausführen. Testen Sie, welche Richtung für Sie das bessere Ergebnis liefert.

Den Kiefer mobilisieren

Kieferbewegungen aktivieren den Trigeminusnerv, der in Verbindung mit Nacken- und Kopfschmerzen steht. Eine Mobilisierung des Kiefers kann hierdurch zu einer Erhöhung der Schmerztoleranz sowie der Schmerzschwelle führen.

Unterkiefer öffnen und schließen

1. Stellen Sie sich gerade mit aufrechter Wirbelsäule hin. Lösen Sie leicht die Zähne des Ober- und Unterkiefers voneinander, während der Mund geschlossen bleibt.
2. Öffnen Sie nun den Kiefer weit und schließen Sie ihn wieder. Die Zähne berühren sich dabei nicht.

Wiederholungen: 5–10

Hinweise

- Führen Sie die Bewegung so groß wie möglich aus und legen Sie Ihre Aufmerksamkeit auf das Kiefergelenk. Während der Übung sollte Ihr Gesicht entspannt und der Kopf stabil bleiben.
- Ein Knacken oder Knirschen im Kiefer kann vorkommen und ist vollkommen unbedenklich, solange dabei keine Schmerzen auftreten.

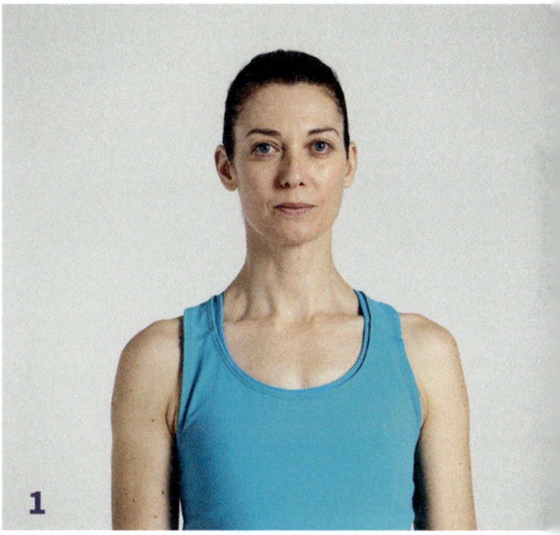

1

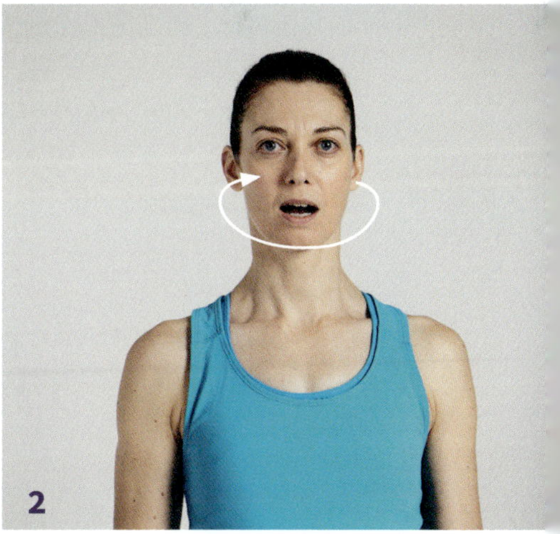

2

Unterkiefer vor- und zurückgleiten

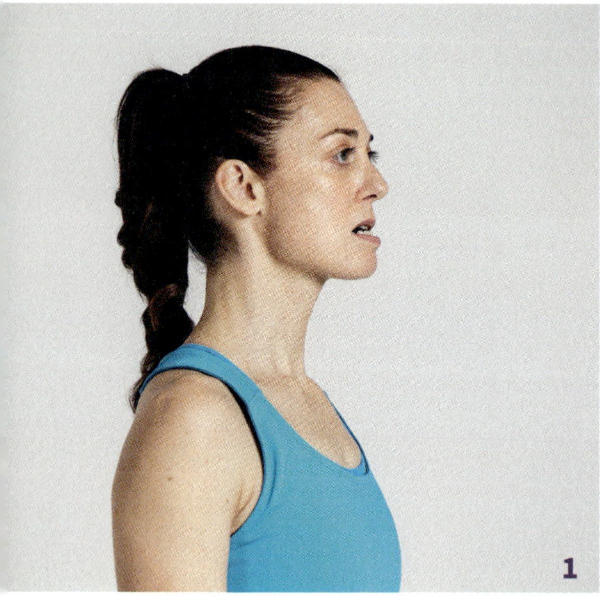

1

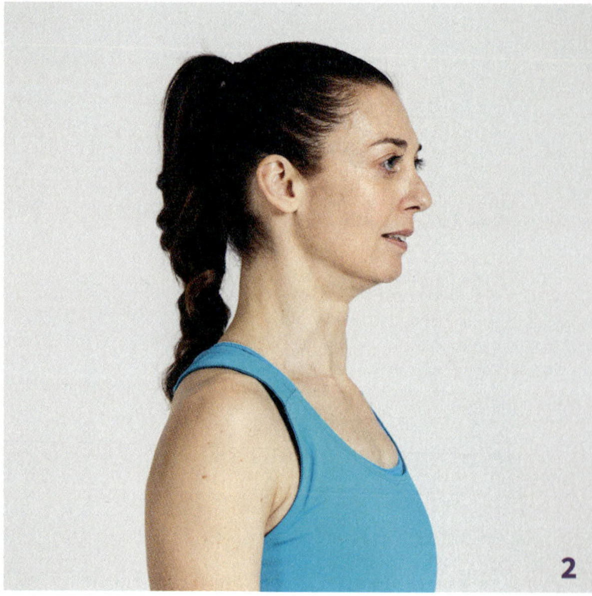

2

1. Stellen Sie sich gerade mit aufrechter Wirbelsäule hin. Öffnen Sie leicht den Mund und lösen Sie die Zähne des Unter- und Oberkiefers voneinander. Schieben Sie den Unterkiefer so weit wie möglich auf einer geraden Linie nach vorn.
2. Ziehen Sie den Unterkiefer anschließend nach hinten.

Wiederholungen: 5–10

Hinweise

- ▶ Führen Sie die Bewegung so groß wie möglich aus.
- ▶ Während der Übung sollten Ihr Gesicht entspannt bleiben und der Kopf stabil.

Seitwärtsgleiten des Unterkiefers

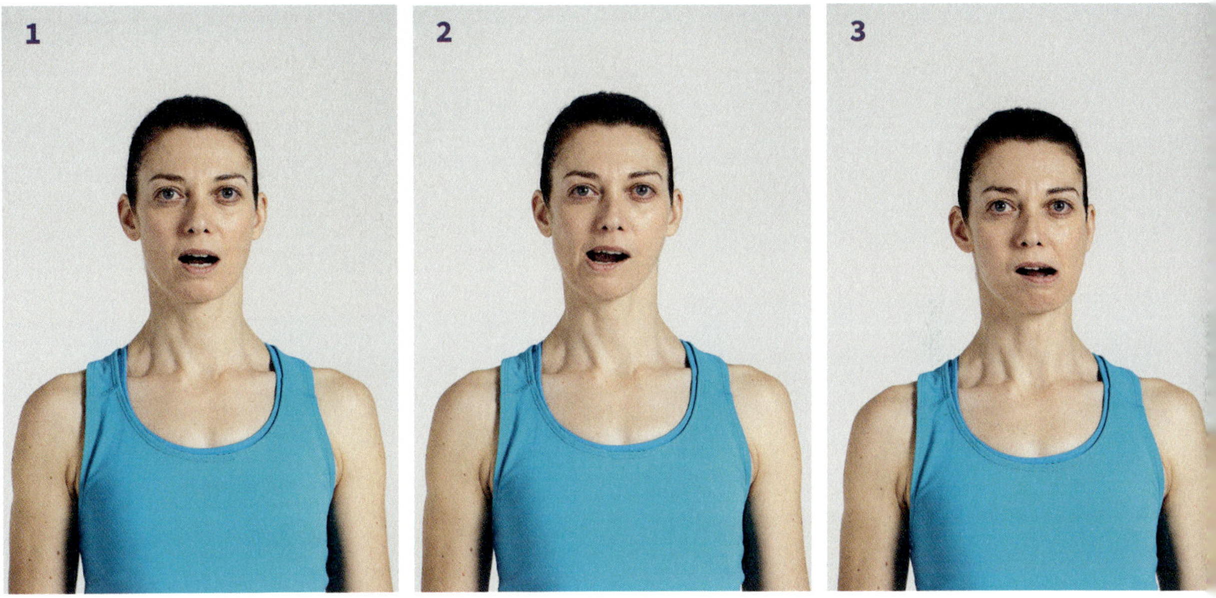

1. Stellen oder setzen Sie sich gerade mit aufrechter Wirbelsäule hin. Öffnen Sie den Mund leicht und lösen Sie die Zähne des Unter- und Oberkiefers voneinander.
2. Schieben Sie den Unterkiefer auf einer geraden Linie so weit wie möglich nach rechts.
3. Schieben Sie den Unterkiefer nun so weit wie möglich nach links.

Wiederholungen: 5–10

Hinweis: Lassen Sie den Kopf dabei stabil und das Gesicht entspannt.

Unterkiefer kreisen

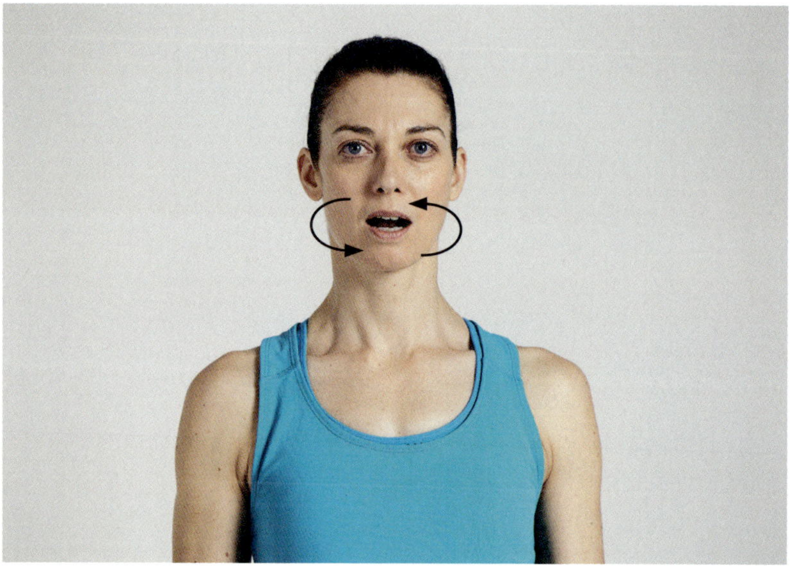

Diese Bewegung ist komplex und für ein fortgeschrittenes Training gedacht. Kombinieren Sie die Übungen des Nach-vorn-und-zurück-Gleitens und des Seitwärtsgleitens des Unterkiefers. Bewegen Sie den Unterkiefer dabei erst in einem Viereck (vor, rechts, zurück, links). Führen Sie die einzelnen Schritte mit etwas Übung als flüssige Kreisbewegung aus.

Wiederholungen: 5–10

Hinweis: Sie können den Kreis sowohl im als auch gegen den Uhrzeigersinn ausführen. Testen Sie, welche Richtung für Sie das bessere Ergebnis liefert.

Die Mirror-Box-Therapie bei chronischen Schmerzen

Die Spiegeltherapie ist eine spezielle Form der Schmerztherapie und auch bekannt als Mirror-Box-Therapie. Sie kann Patienten mit verschiedenen Schmerzsyndromen wie beispielsweise Schmerzen in den Extremitäten oder Phantomgliedern helfen. Sie kann bei verschiedenen Erkrankungen und Verletzungen, wie Schlaganfällen, komplexen regionalen Schmerzsyndromen, Rheuma oder Arthritis, eingesetzt werden. Die Wirksamkeit der Therapie ist immer individuell und kann von Fall zu Fall variieren.

Die Spiegeltherapie nutzt visuelle Illusionen, um das Gehirn zu »täuschen« und den Schmerz hierdurch zu lindern oder sogar zu beseitigen. Im Gehirn wirkt sie vor allem im Bereich des Thalamus und sorgt dort für eine Art »Umprogrammierung« und bessere Filterwahrnehmung.

Setzen Sie sich auf einen Stuhl und platzieren Sie einen Spiegel mittig vor sich. Die betroffene Extremität befindet sich auf der dem Spiegel abgewandten Seite und Ihre gesunde Extremität auf der dem Spiegel zugewandten Seite. Schauen Sie in den Spiegel und betrachten Sie das Spiegelbild der gesunden Extremität, als ob es die betroffene Extremität wäre. Führen Sie mit der gesunden Extremität die Bewegungen durch, die auf der betroffenen Seite nicht möglich sind oder Schmerzen verursachen würden.

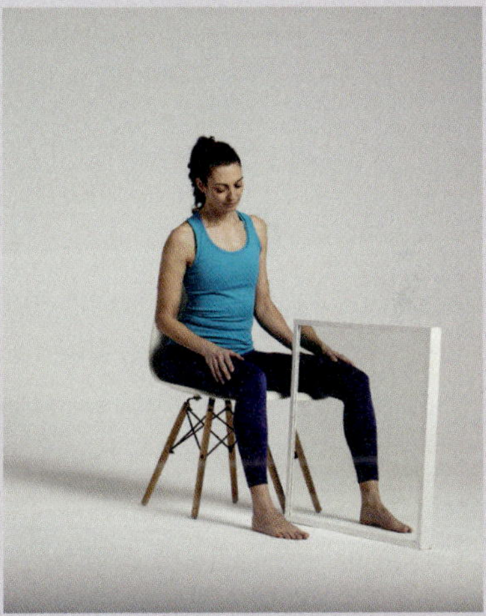

Wiederholungen: 5–10

Hinweis: Das visuelle Bild »täuscht« Ihr Gehirn und kann dazu führen, dass Sie den Schmerz in der betroffenen Seite als gelindert oder gar nicht mehr vorhanden wahrnehmen.

Nervenentspannung – die Informationsübertragung verbessern

Die Extremitäten werden von peripheren Nerven durchzogen, die ihren Startpunkt am Rückenmark haben. Häufig werden mehrere Gelenke von einem Nerv umspannt. Die Hauptaufgabe peripherer Nerven – zu denen auch die zwölf Hirnnerven gehören – liegt in der sensorischen sowie motorischen Informationsvermittlung zwischen Körper und Gehirn, die in beide Richtungen erfolgt. Eine gute Reizweiterleitung ist essenziell für die optimale Ansteuerung von Gelenken und die Übermittlung adäquater sensorischer Empfindungen über die Haut. Mehr hierzu haben Sie bereits in Kapitel 2 auf Seite 41 erfahren.

Langes Sitzen, einseitige Bewegungen oder Immobilität, entweder aufgrund von Verletzungen oder wie sie häufig mit Schmerzen einhergeht, verschlechtern die Signalübertragung in den peripheren Nerven. Dies führt zu unterschiedlichen negativen Auswirkungen. Zum einen verschlechtert sich die motorische Ansteuerung der innervierten Körperteile, was wiederum zu einer eingeschränkten Koordination führt. Häufig liegt auch eine Kraftminderung in den betroffenen Regionen vor. Da sie auch sensorische Informationen übertragen, kommt es bei einer Einschränkung zu sensorischen Defiziten wie zum Beispiel Taubheitsgefühlen. Die Relevanz von guten sensorischen Informationen für das Gehirn haben Sie bereits bei der sensorischen Rehabilitation (Seite 108) und in Kapitel 2 zur Exterozeption (Seite 53) erfahren.

Periphere Nerven können »gedehnt« oder »entspannt« werden. Bei Schmerzen empfiehlt es sich, den peripheren Nerv in die Entspannungsposition zu bringen und zu entlasten. Diese gezielte Entlastung bringt viele positive Effekte mit sich. Die Entspannungsposition für den jeweiligen Nerv wird immer auf der betroffenen Seite eingenommen.

Auf den folgenden Seiten finden Sie die entsprechenden Entspannungspositionen für einzelne periphere Nerven im Kopfbereich, in Ober- und Unterkörper und bei welchen Schmerzbildern sie hilfreich sein können.

Gut zu wissen:
Individuelle Anpassung der Nervenentspannung

Periphere Nerven entspringen im Rückenmark und durchziehen Arme und Beine über mehrere Gelenke. Es ist daher möglich, dass Sie die Nervenentspannung in unterschiedlichen Bereichen wahrnehmen. Dies ist immer individuell und kein Grund zur Besorgnis. Um maximal von der Entspannungsposition zu profitieren, sollte die gewählte Position angenehm und bequem sein. Führen Sie die einzelnen Teilschritte nur so weit durch, wie es sich für Sie gut und sicher anfühlt.

Nervenentspannung des hinzukommenden Nervs

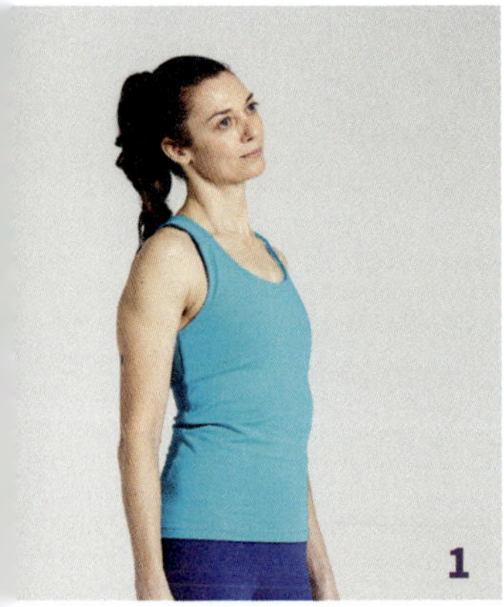

1

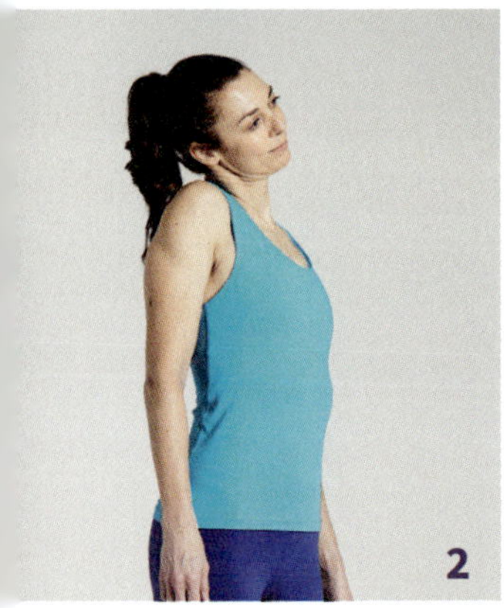

2

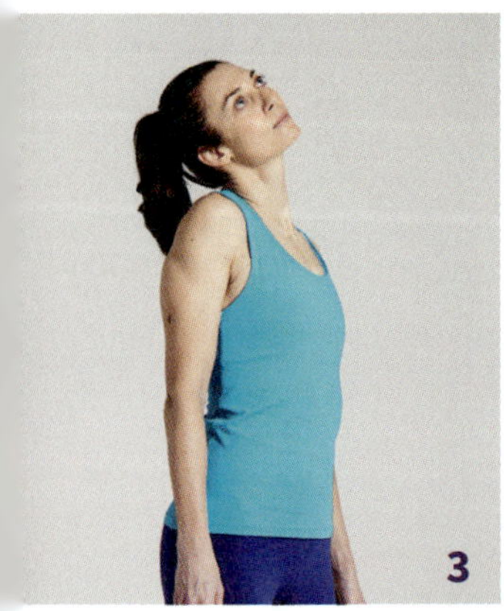

3

Der hinzukommende Nerv (*Nervus accessorius)* ist ein vorwiegend motorischer Nerv, der seitlich entlang des Halses verläuft. Er innerviert den Musculus sternocleidomastoideus, den Kopfwender, und den Musculus trapezius, den Trapezmuskel. Beide können bei fehlerhafter Aktivierung zu Verspannungen und Schmerzen im Kopf- und Nackenbereich führen.

1. Stellen oder setzen Sie sich mit aufrechter Wirbelsäule hin. Neigen Sie den Kopf zur Seite und schieben Sie das Kinn leicht nach hinten.
2. Ziehen Sie die Schulter auf der Seite nach oben, zu der Sie den Kopf geneigt haben, und schieben Sie das Schulterblatt nach vorn.
3. Im Anschluss legen Sie den Kopf sanft nach hinten in den Nacken, und zwar so weit, wie es für Sie bequem ist. Die Position sollte für Sie angenehm sein.

Dauer: Entspannungsposition für 15–30 Sekunden halten.

Hinweise

- Lassen Sie Ihren Atem während der Übung ruhig und gleichmäßig fließen. Die Position sollte für Sie nicht unangenehm oder gar schmerzhaft sein.
- Versuchen Sie, sich während der Übung so gut wie möglich zu entspannen.
- Führen Sie die Bewegung zu der eingeschränkten oder schmerzenden Seite aus.
- Sollten Ihr Nacken oder Kopf global schmerzen, gehen Sie in die Entspannungsposition auf beiden Seiten und testen Sie, welche Seite für Sie das bessere Ergebnis liefert.

Nervenentspannung des Drillingsnervs

Der Trigeminusnerv oder Drillingsnerv *(Nervus trigeminus)* ist der fünfte Hirnnerv und nimmt vor allem sensorische Impulse auf. Er innerviert einen Teil der Kopf- und Kaumuskulatur und ist für Empfindungen im Gesichts- und Kopfbereich zuständig. Einschränkungen oder Reizungen des Drillingsnervs können zu einer eingeschränkten Nackenmobilität bis hin zu Verspannungen und Kopfschmerzen führen.

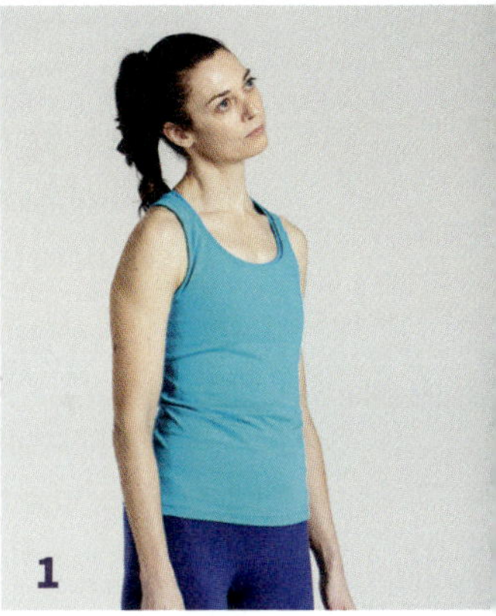
1

1. Stellen oder setzen Sie sich mit aufrechter Wirbelsäule hin. Ziehen Sie das Kinn leicht zu sich heran und neigen Sie den Kopf zur Seite.
2. Legen Sie den Kopf so weit wie möglich nach hinten in den Nacken. Die Position sollte für Sie angenehm sein.
3. Öffnen Sie den Kiefer und schieben Sie den Unterkiefer zur Seite Richtung Schulter.

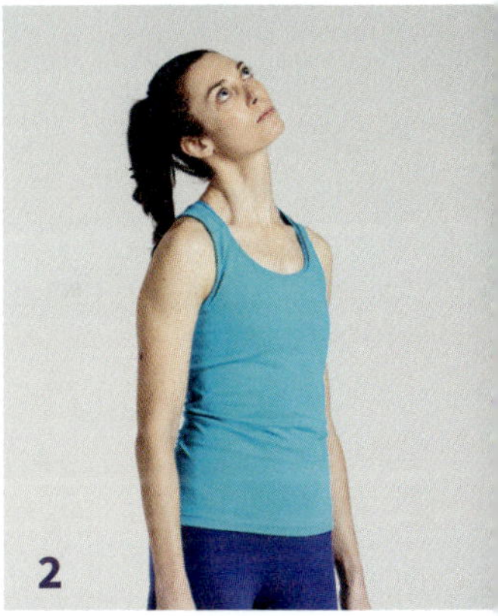
2

Dauer: Entspannungsposition für 15–30 Sekunden halten.

Hinweise

- Lassen Sie den Atem während der Übung ruhig und gleichmäßig fließen.
- Die Position sollte für Sie nicht unangenehm oder gar schmerzhaft sein.
- Versuchen Sie, sich während der Übung so gut wie möglich zu entspannen.
- Führen Sie die Bewegung zu der eingeschränkten oder schmerzenden Seite aus.
- Sollten Ihr Nacken oder Kopf global schmerzen, gehen Sie in die Entspannungsposition auf beiden Seiten und testen Sie, welche Seite für Sie das bessere Ergebnis liefert.

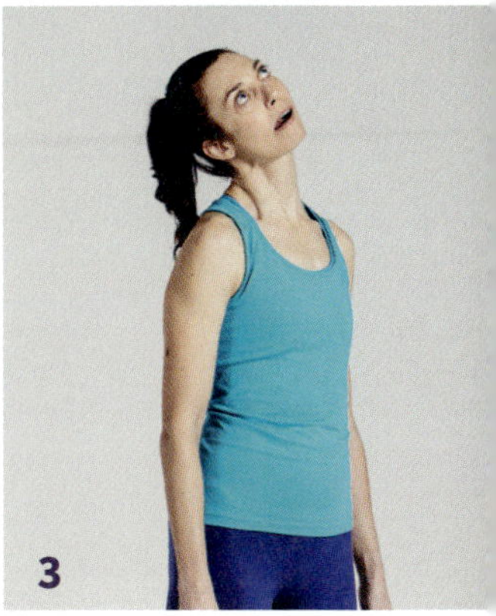
3

Nervenentspannung des Speichennervs

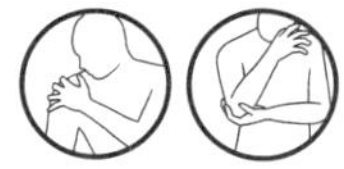

Der Speichennerv *(Nervus radialis)* reicht vom Bizeps über die Armbeuge bis zu den Fingern – speziell Daumen, Zeige- und Mittelfinger. Eine eingeschränkte Funktion oder Überlastung des Speichennervs kann zu Schmerzen beim Beugen und/oder Strecken des Ellenbogens führen. Ebenso können hieraus Probleme beim Strecken von Fingern und Handgelenk entstehen sowie Schmerzen in der Schulter.

1. Stellen oder setzen Sie sich mit aufrechter Wirbelsäule hin. Heben Sie den Arm auf der betroffenen Seite an und beugen Sie den Ellenbogen. Der Ellenbogen zeigt nach vorn, die Handfläche nach oben, die Finger inklusive Daumen sind gestreckt. Ziehen Sie die Finger aktiv zur Schulter und beugen Sie dabei das Handgelenk.
2. Ziehen Sie die Schulter nach oben. Um die Entspannung zu forcieren, ziehen Sie den Ellenbogen nach innen Richtung Brust.
3. Neigen Sie den Kopf zur Seite Richtung Handfläche. Bei Bedarf können Sie den Kopf in der Hand ablegen. Blicken Sie dabei geradeaus nach vorn.

Dauer: Entspannungsposition für 15–30 Sekunden halten.

Hinweise

- Lassen Sie den Atem während der Übung ruhig und gleichmäßig fließen. Die Position sollte für Sie nicht unangenehm oder gar schmerzhaft sein.
- Versuchen Sie, sich während der Übung so gut wie möglich zu entspannen.

Tipp: Um diese Position so entspannt wie möglich zu gestalten, können Sie den Oberarm mit Ihrer freien Hand halten und abstützen. Alternativ können Sie als Unterstützung auch einen Tisch verwenden und den Oberarm darauf ablegen.

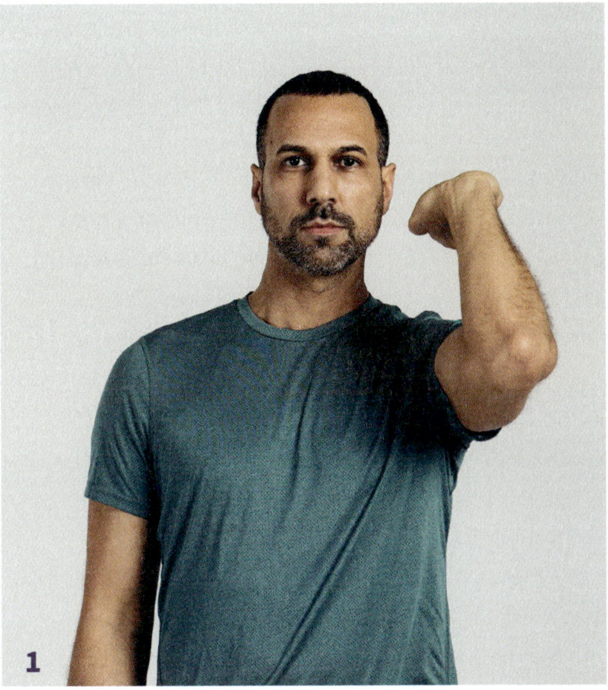
1

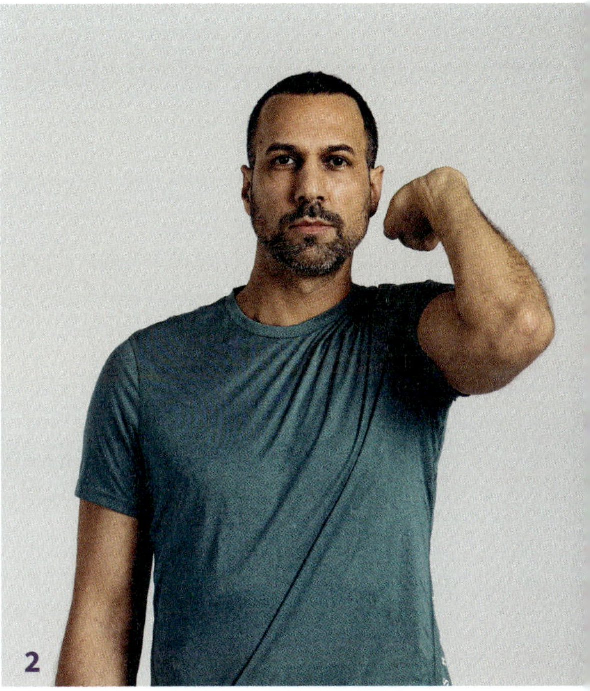
2

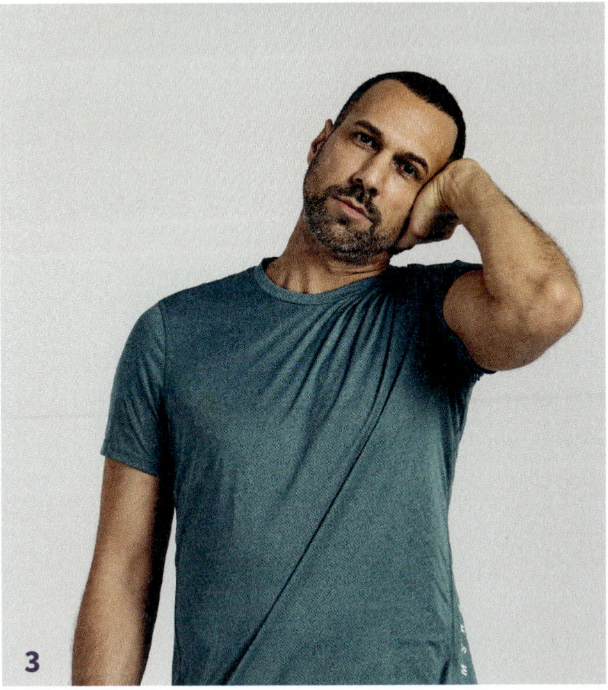
3

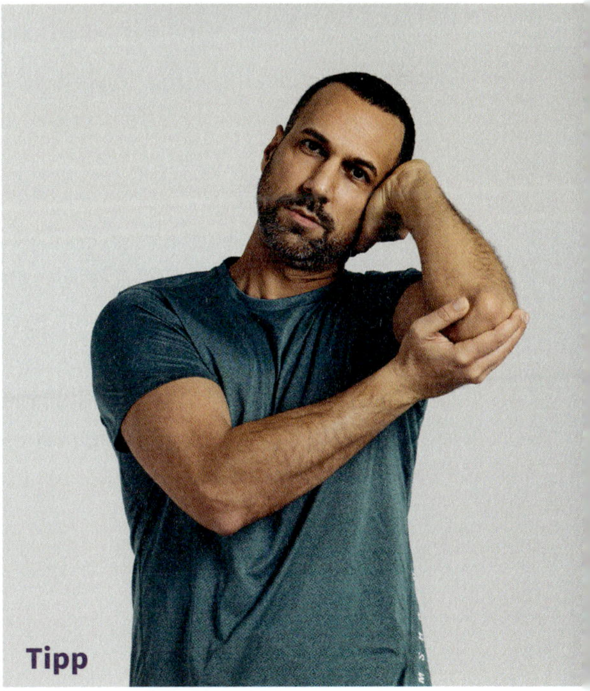
Tipp

Nervenentspannung des Muskel-Haut-Nervs

Der Haut-Muskel-Nerv *(Nervus musculocutaneus)* ist ein peripherer Nerv, der insbesondere an der Innervation der Oberarmmuskulatur beteiligt ist. Eine Reizung dieses Nervs kann sich in Schmerzen beim Beugen des Ellenbogens bemerkbar machen oder auch zu einem sogenannten Tennisellenbogen führen. Hier ist der Sehnenansatz der Streckmuskulatur des Unterarms, die ihren Ursprung an der Außenseite des Ellenbogens (Oberarmknochens) hat, gereizt und teilweise sehr druckempfindlich. Auch Schmerzen in Oberarm und Bizeps bis hin zur Schulter können bei einer Überlastung des Haut-Muskel-Nervs auftreten. In allen Fällen kann die Nervenentspannung Abhilfe schaffen.

1. Stellen oder setzen Sie sich mit aufrechter Wirbelsäule hin. Ballen Sie die Hand auf der betroffenen Seite zu einer Faust und beugen Sie den Ellenbogen. Schieben Sie den gebeugten Ellenbogen nach oben.
2. Heben Sie das Schulterblatt an, indem Sie die Schulter zum Ohr hochziehen.
3. Neigen Sie den Kopf Richtung hochgezogene Schulter. Bei Bedarf legen Sie den Kopf auf der Faust ab. Blicken Sie geradeaus nach vorn.

Dauer: Entspannungsposition für 15–30 Sekunden halten.

Hinweise

- ▶ Lassen Sie den Atem während der Übung ruhig und gleichmäßig fließen.
- ▶ Die Position sollte für Sie nicht unangenehm oder gar schmerzhaft sein. Versuchen Sie, sich während der Übung so gut wie möglich zu entspannen.

Tipp: Um diese Position so entspannt wie möglich zu gestalten, können Sie den Oberarm mit Ihrer freien Hand halten und abstützen. Alternativ können Sie als Unterstützung auch einen Tisch verwenden und den Oberarm darauf ablegen.

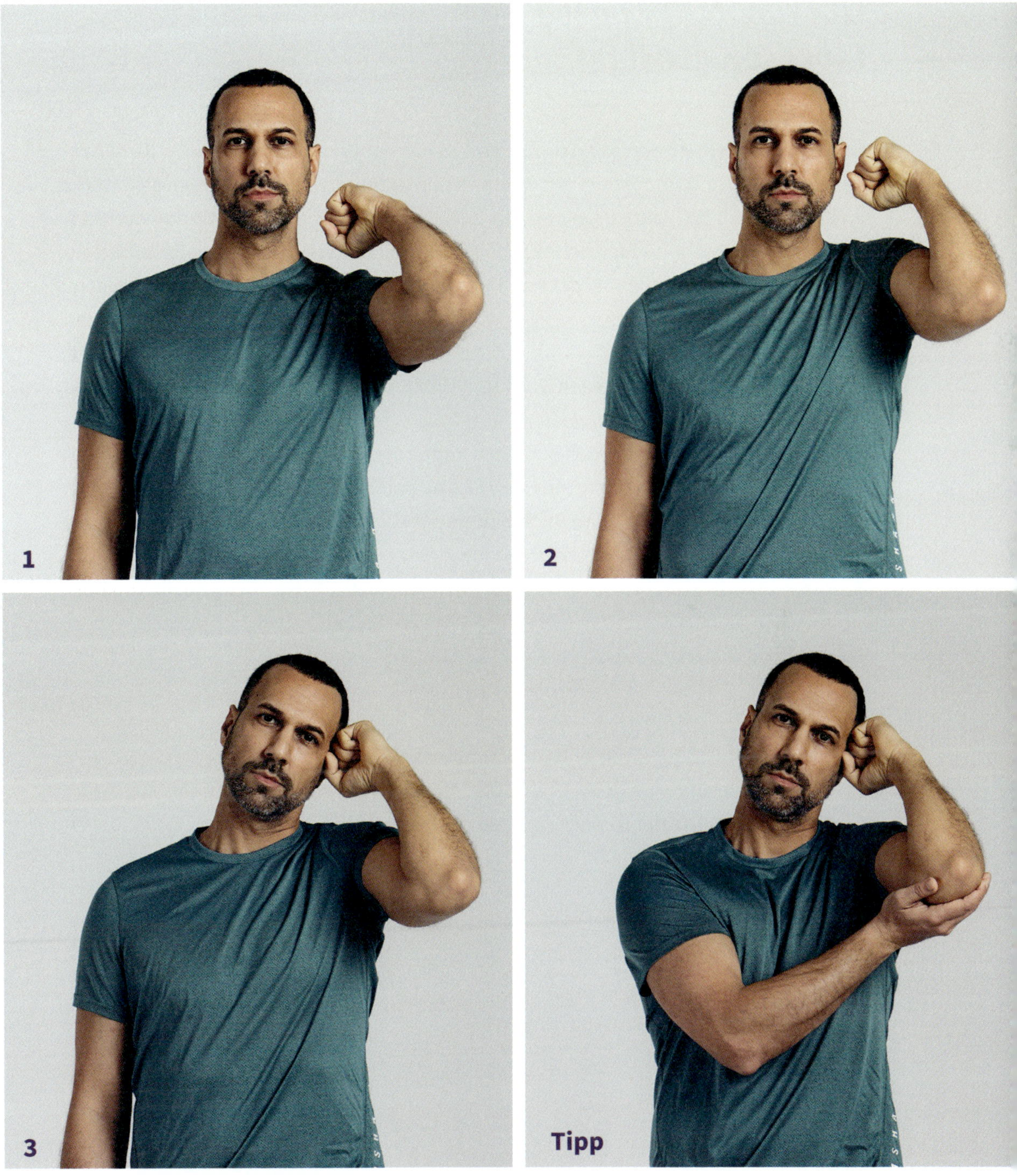
1
2
3
Tipp

Nervenentspannung des Überschulterblattnervs

Der Überschulterblattnerv *(Nervus suprascapularis)* ist ein motorischer Nerv, der für die Außenrotation und Abduktion des Oberarms im Schultergelenk verantwortlich ist. Er innerviert einen Teil der Muskulatur, die zur Rotatorenmanschette gehört. Einschränkungen im Überschulterblattnerv können sich in Schulterschmerzen beim seitlichen Anheben vom Körper oder bei der Außenrotation der Schulter widerspiegeln.

1. Stellen oder setzen Sie sich mit aufrechter Wirbelsäule hin. Strecken Sie den Ellenbogen auf der betroffenen Seite und drehen Sie die Handfläche nach vorn. Die Schulter rotiert dabei nach außen.
2. Bewegen Sie den gestreckten Arm nach hinten und heben Sie ihn leicht an. Der Daumen zeigt dabei nach oben, die Hand ist entspannt.
3. Ziehen Sie in dieser Position Ihr Schulterblatt nach hinten und heben Sie es an. Die Schulter steigt dabei nach oben.
4. Neigen Sie den Kopf zu der hochgezogenen Schulter.

Dauer: Entspannungsposition für 15–30 Sekunden halten.

Hinweise

- Lassen Sie den Atem während der Übung ruhig und gleichmäßig fließen.
- Die Position sollte für Sie nicht unangenehm oder gar schmerzhaft sein. Versuchen Sie, sich während der Übung so gut wie möglich zu entspannen.

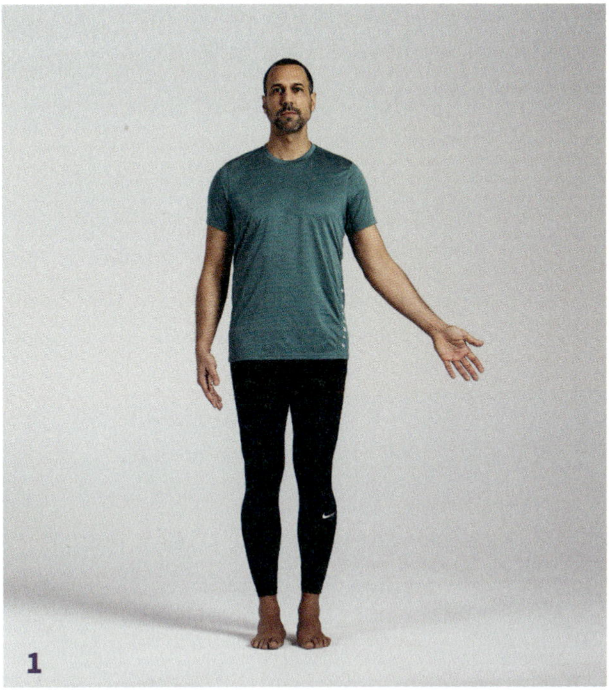

1

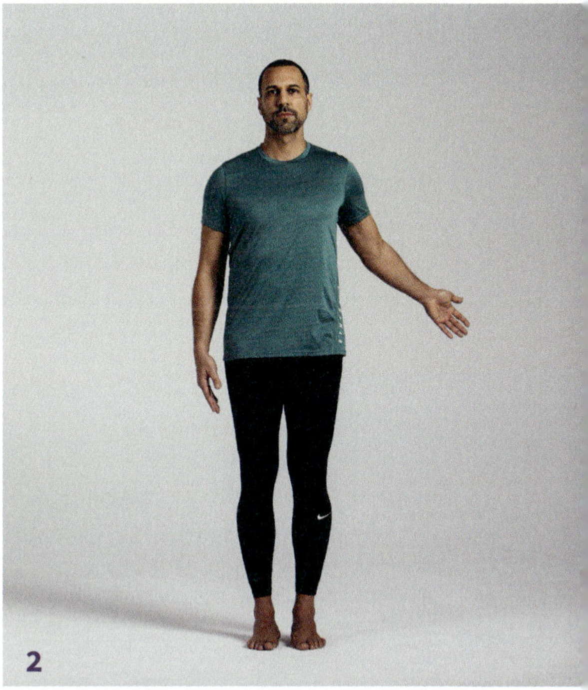

2

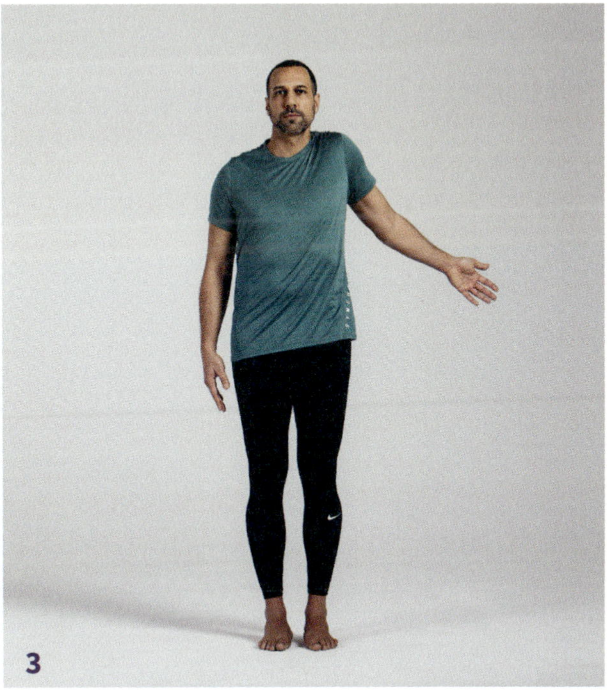

3

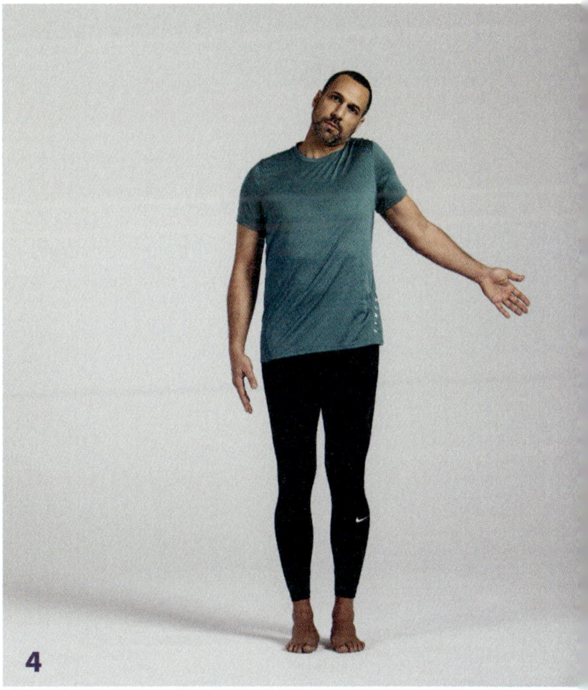

4

Nervenentspannung des Achselnervs

Ein peripherer Nerv des Oberarms ist der Achselnerv *(Nervus axillaris)*. Er ist sowohl für die motorische als auch die sensorische Informationsübertragung verantwortlich und innerviert verschiedene Schultermuskeln wie den Deltamuskel *(Musculus deltoideus)* oder den kleinen Rundmuskel *(Musculus teres minor)*. Sensorisch ist er speziell für die Sensibilität der Schulteraußenseite verantwortlich. Limitierungen des Achselnervs können sich in Schulterschmerzen beim Anheben des Arms sowie bei der Innen- oder Außenrotation der Schulter äußern.

1. Stellen oder setzen Sie sich mit aufrechter Wirbelsäule hin. Neigen Sie den Kopf zu der beeinträchtigten Schulter.
2. Heben Sie das Schulterblatt an, indem Sie die Schulter Richtung Ohr hochziehen.
3. Drehen Sie die Handfläche nach vorn. Ihre Schulter rotiert dabei nach außen. Strecken Sie in dieser Position nun den Ellenbogen.
4. Drehen Sie das Kinn Richtung hochgezogene Schulter. Ihr Blick wandert dabei zum Boden.

Dauer: Entspannungsposition für 15–30 Sekunden halten.

Hinweise

- Lassen Sie den Atem während der Übung ruhig und gleichmäßig fließen.
- Die Position sollte für Sie nicht unangenehm oder gar schmerzhaft sein. Versuchen Sie, sich während der Übung so gut wie möglich zu entspannen.

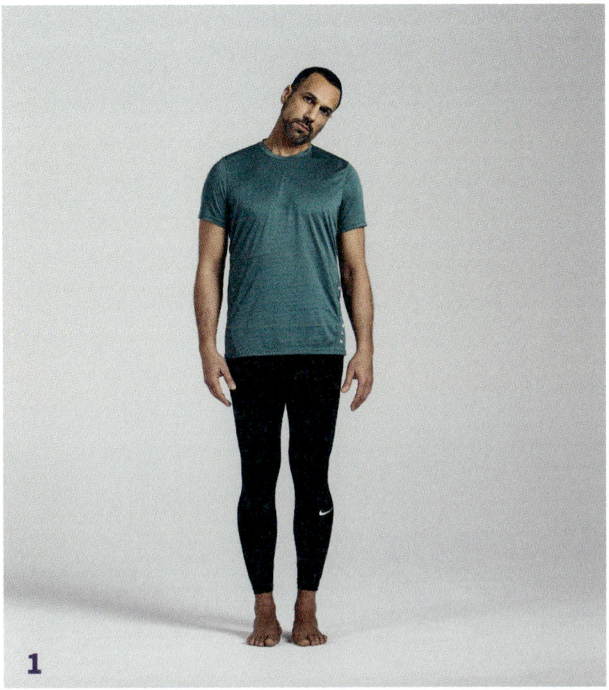

1

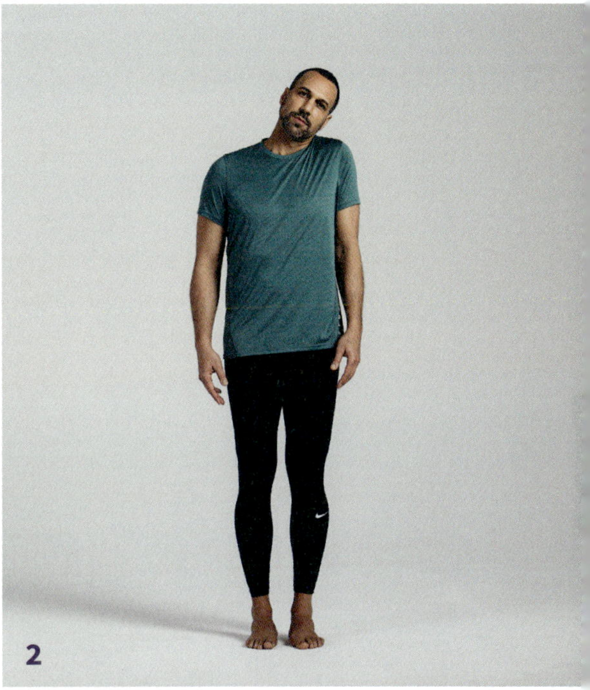

2

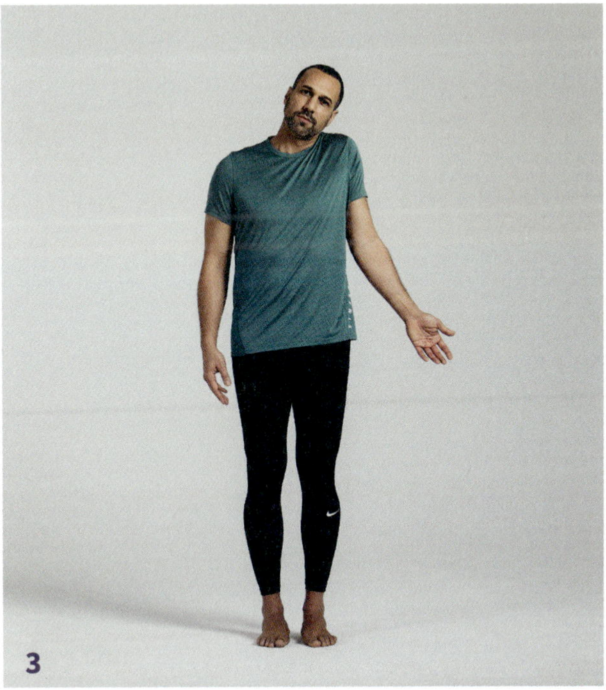

3

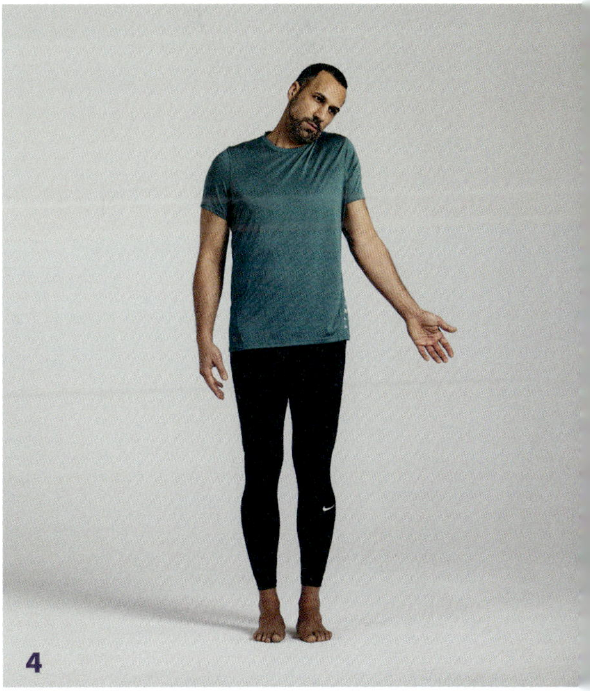

4

Nervenentspannung des Oberschenkelnervs

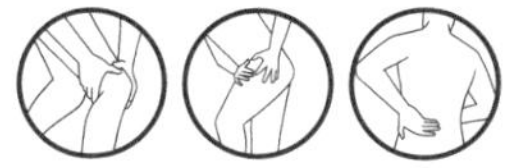

Der Oberschenkelnerv *(Nervus femoralis)* ist ein peripherer Nerv, der sowohl die Hüfte als auch das Knie innerviert und an der Lendenwirbelsäule ansetzt. Er ist von besonderer Bedeutung für die Hüftbeugung, die Adduktion (das Heranziehen des Beins) und die Außenrotation. Einschränkungen oder Reizungen im Oberschenkelnerv können zu einer eingeschränkten Hüftmobilität, einem schwachen Hüftbeuger und einer schwachen Oberschenkelvorderseite (Quadrizeps) bis hin zu Hüftschmerzen führen. Aufgrund seines Verlaufs können auch Knieschmerzen oder Beschwerden im unteren Rücken ein Resultat bei Problemen mit diesem Nerv sein.

1. Setzen Sie sich aufrecht mit langer Wirbelsäule auf einen Stuhl. Ziehen Sie das Bein an der betroffenen Seite zu sich heran und halten Sie es fest.
2. Lehnen Sie sich mit dem Oberkörper zurück an die Stuhllehne, so wie es für Sie bequem ist.
3. Neigen Sie den Oberkörper zur Seite des gebeugten Beins und drehen Sie in dieser Position die obere Schulter zusätzlich nach vorn. Heben Sie dabei das Kinn leicht an und legen Sie den Kopf vorsichtig nach hinten. Die Position sollte für Sie angenehm sein. Blicken Sie geradeaus.

Dauer: Entspannungsposition für 15–30 Sekunden halten.

Hinweise

- Lassen Sie den Atem während der Übung ruhig und gleichmäßig fließen.
- Die Position sollte für Sie nicht unangenehm oder gar schmerzhaft sein. Versuchen Sie, sich während der Übung so gut wie möglich zu entspannen.

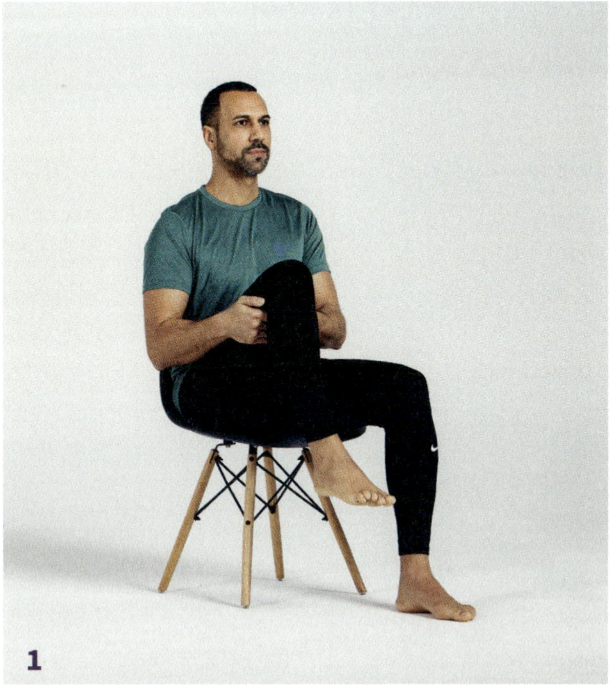
1

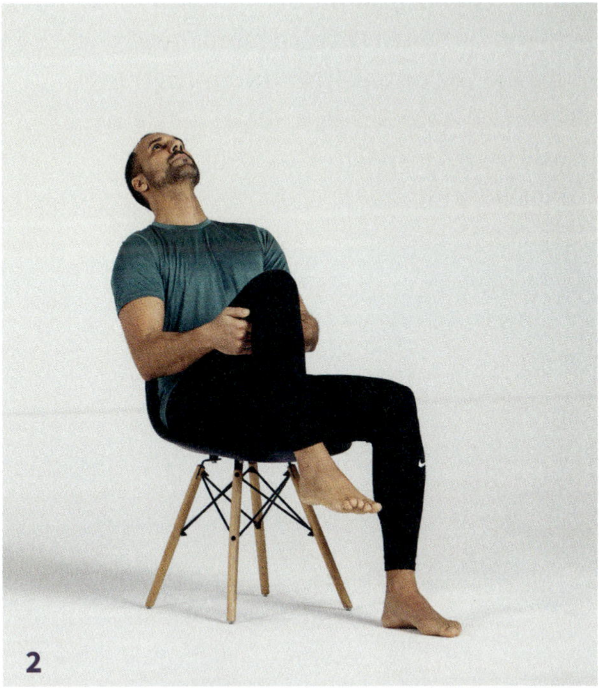
2

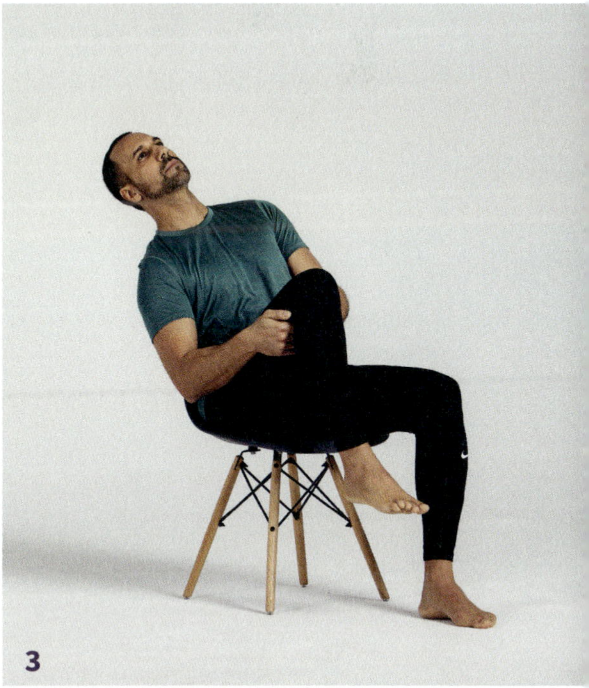
3

Nervenentspannung des Obturatornervs

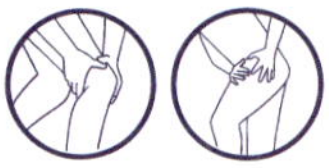

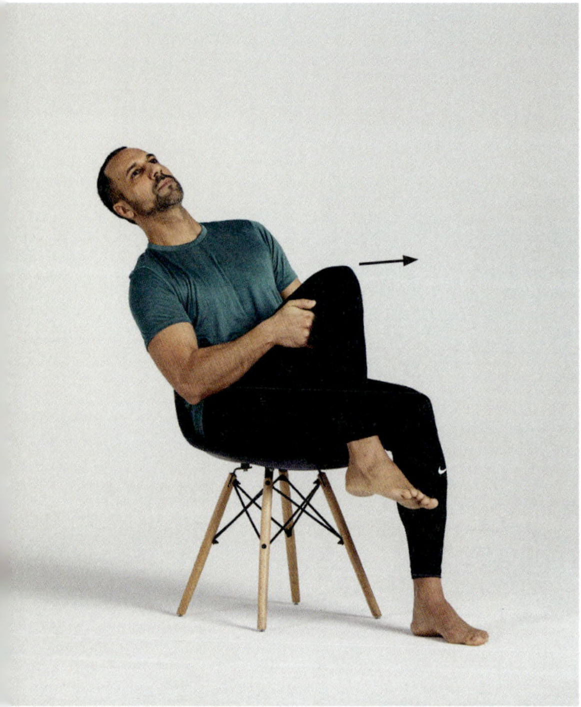

Der Obturatornerv *(Nervus obturatorius)* ist neben dem Oberschenkelnerv ein weiterer peripherer Nerv, der bei Hüft-, aber auch bei Knieschmerzen eingeschränkt sein kann. Er fungiert sowohl motorisch als auch sensorisch und ist maßgeblich an der Hüftadduktion beteiligt. Im Bereich des Knies versorgt er durch sensible Fasern Teile der Kniegelenkkapsel.

Die Entspannungsposition für den Obturatornerv ähnelt dem Oberschenkelnerv und unterscheidet sich nur in einem Detail von ihr. Begeben Sie sich in die gleiche Endposition wie bei der Nervenentspannung des Oberschenkelnervs auf Seite 172 beschrieben. Ziehen Sie in dieser Position zusätzlich das gebeugte Bein leicht nach innen Richtung Körpermittelachse. Dies führt zu einer Adduktion in der Hüfte.

Dauer: Entspannungsposition für 15–30 Sekunden halten.

Hinweis: Testen Sie beide Nervenentspannungen und schauen Sie, welche für Sie das bessere Ergebnis liefert.

Nervenentspannung des Wadenbeinnervs

Der Wadenbeinnerv *(Nervus peroneus)* ist ein peripherer Nerv des Unterschenkels, der motorisch für eine Pronation (Einwärtsdrehung/Innenrotation), Abduktion (Abspreizen) und Plantarflexion (Streckung; Bewegung des Sprunggelenks Richtung Fußsohle) des Fußes verantwortlich ist. Er sorgt für eine gute Fußhaltung und Stabilität des Fußes. Bei einer Reizung oder Abschwächung dieses Nervs kommt es zu Problemen, den Fuß heranzuziehen und das Sprunggelenk nach innen zu kippen. Eine Verletzung der Außenbänder und eine Instabilität im Sprunggelenk können die Folge sein.

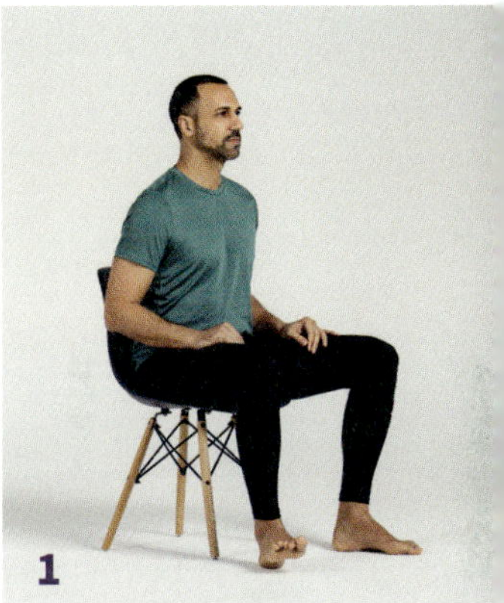

1

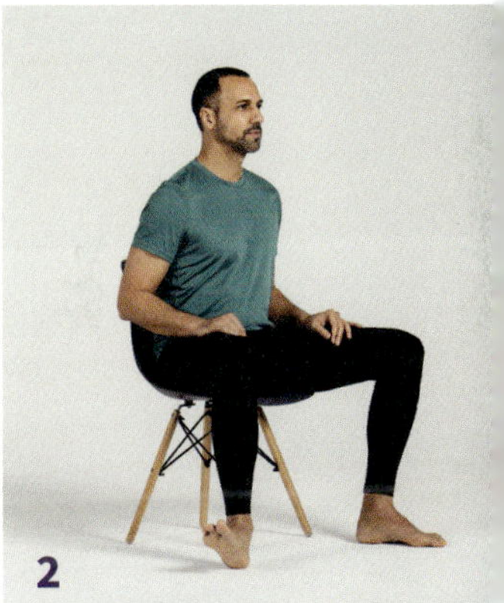

2

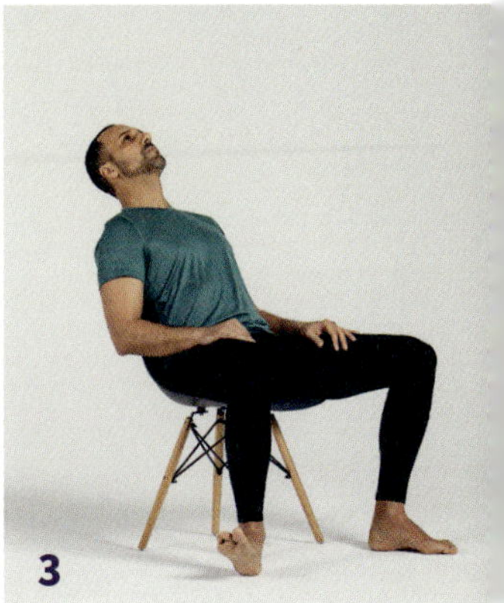

3

1. Setzen Sie sich aufrecht mit langer Wirbelsäule auf einen Stuhl. Ziehen Sie die Zehen der betroffenen Seite Richtung Schienbein und drehen Sie die Fußspitze nach außen.
2. Stellen Sie den Fuß nach außen und öffnen Sie die Beine.
3. Lehnen Sie sich mit dem Oberkörper zurück an die Stuhllehne, so wie es für Sie bequem ist. Die Position sollte für Sie angenehm sein.

Dauer: Entspannungsposition für 15–30 Sekunden halten.

Hinweise

- ▶ Lassen Sie den Atem während der Übung ruhig und gleichmäßig fließen.
- ▶ Die Position sollte für Sie nicht unangenehm oder gar schmerzhaft sein. Versuchen Sie, sich während der Übung so gut wie möglich zu entspannen.

Nervenentspannung des Suralnervs

Ein weiterer Nerv, der Sprunggelenk und Fuß innerviert, ist der Suralnerv *(Nervus suralis)*. Er liefert insbesondere sensorische Informationen von der Haut von Unterschenkel und Fuß. Er läuft über die Achillessehne zur Fußaußenseite. Einschränkungen des Suralvervs machen sich insbesondere bei Entzündungen der Achillessehne oder in wiederkehrenden Sprunggelenksverletzungen bemerkbar.

1. Setzen Sie sich aufrecht mit langer Wirbelsäule auf einen Stuhl. Stellen Sie die Zehen auf der betroffenen Seite auf und heben Sie die Ferse einige Zentimeter vom Boden ab.
2. Stellen Sie den Fuß nach außen und öffnen Sie die Beine.
3. Lehnen Sie sich mit dem Oberkörper zurück an die Stuhllehne, so wie es für Sie bequem ist. Die Position sollte für Sie angenehm sein.

Dauer: Entspannungsposition für 15–30 Sekunden halten.

Hinweise

- Lassen Sie den Atem während der Übung ruhig und gleichmäßig fließen.
- Die Position sollte für Sie nicht unangenehm oder gar schmerzhaft sein. Versuchen Sie, sich während der Übung so gut wie möglich zu entspannen.
- Als Variante können Sie in der Endposition zusätzlich das Sprunggelenk nach innen oder außen kippen. Beides ist möglich. Testen Sie, ob eine der beiden Positionen für Sie ein besseres Ergebnis liefert.

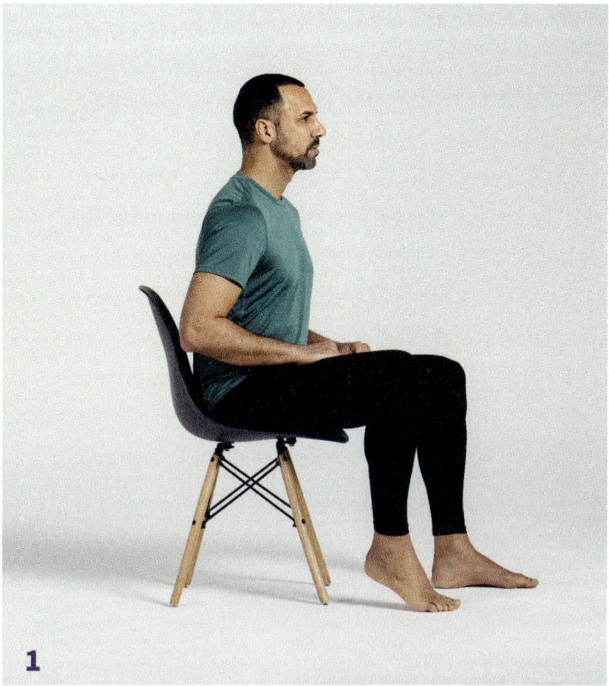

1

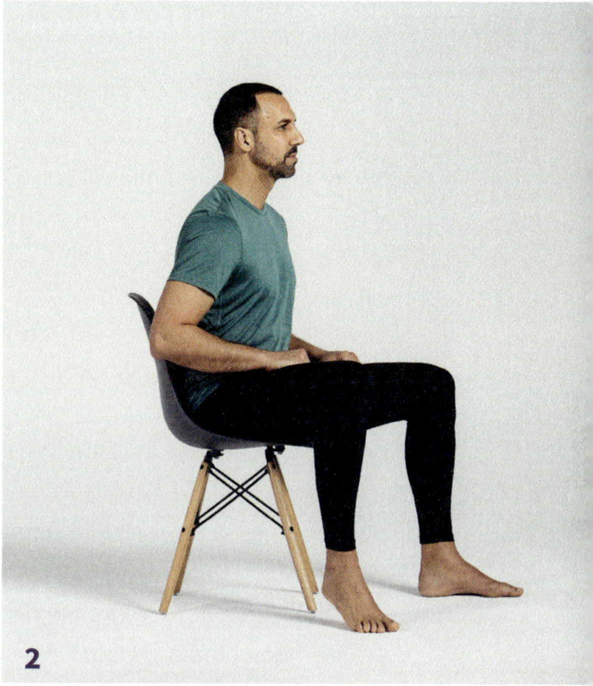

2

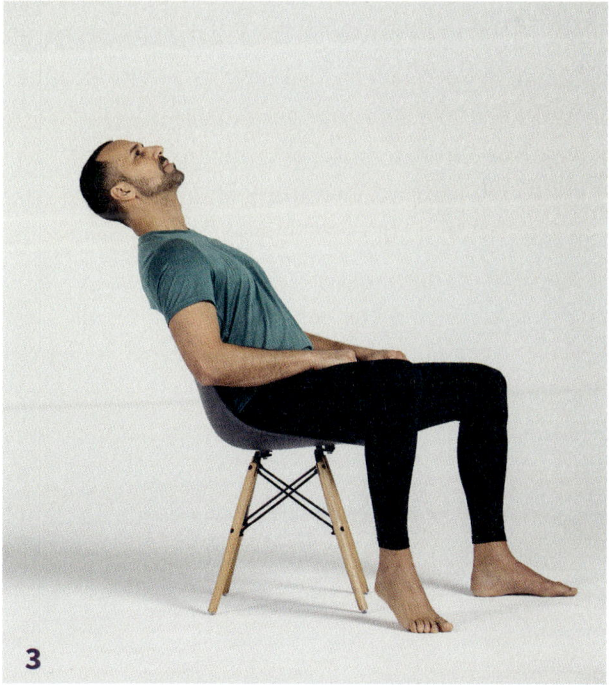

3

Augentraining für mehr Sicherheit

Die Augen spielen bei der Entstehung sowie Behandlung von Schmerzen eine entscheidende Rolle. Sie erinnern sich daran, dass Schmerzen auf einer Einschätzung Ihres Gehirns beruhen und vor allem dann entstehen, wenn sich das Gehirn bedroht fühlt (Kapitel 1, Seite 10). Die Augen sind einer der wichtigsten Informationsgeber, wenn nicht sogar der wichtigste für das Gehirn. Sie nehmen bis zu 95 Prozent der Umweltreize über die Augen auf. Insbesondere in der modernen Zeit nehmen die Augen einen immer größer werdenden Stellenwert ein. Sie sind zunehmenden und vor allem auch neuartigen Herausforderungen wie zum Beispiel Bildschirmarbeit über einen längeren Zeitraum ausgesetzt. Lang andauernde Computerarbeit oder stundenlanges Fernsehen führt dazu, dass Sie die Augen nur noch sehr eingeschränkt beziehungsweise einseitig nutzen, sie gleichzeitig aber auch enorm beansprucht werden.

Das Training der Augen und eine damit einhergehende Optimierung des visuellen Systems sorgen für eine erhöhte Sicherheit und folglich für eine Stressreduktion. Mit guten und klaren Informationen aus dem visuellen System ist das Gehirn in der Lage, die Umgebung besser zu beurteilen sowie bessere Vorhersagen und Entscheidungen zu treffen. Dies erhöht das Sicherheitsempfinden und spart zudem Energie ein.

Insbesondere bei Schmerzen im Bereich der Körpermitte (Kopf, Nacken, Rücken) sowie in körpernahen Gelenken wie Schulter und Hüfte kommt den Augen ein besonderes Augenmerk zu, da sie eine enge Verbindung zum Kleinhirn haben. Das Kleinhirn lässt sich in verschiedene Abschnitte unterteilen (Seite 36). Vor allem der mittlere Anteil des Kleinhirns, der sogenannte Vermis, koordiniert und kontrolliert alle mittleren Strukturen im Körper, wozu auch die Augen zählen. Die Augen haben somit einen großen Einfluss auf das Kleinhirn und alle damit verbundenen Strukturen. Defizite im visuellen System können sich daher sehr schnell und deutlich auf andere Bereiche wie Kopf, Nacken, Rücken, Schulter und andere Strukturen der Körpermitte negativ auswirken und zu Schmerzen führen.

Die Augen besitzen außerdem eine intensive Verbindung zum Hirnstamm und ganz besondere zum Bereich des Mittelhirns. Wie Sie aus Kapitel 2 (Seite 38) wissen, liegen hier ebenfalls viele schmerzrelevante Strukturen. Daher liegt auf ihnen auch bei chronischen Schmerzen ein im wahrsten Sinne des Wortes besonderes Augenmerk.

Gut zu wissen:
Praktische Tipps für das Augentraining

Führen Sie das Augentraining vorzugsweise ohne Brille oder andere Sehhilfen wie zum Beispiel Kontaktlinsen durch. Insbesondere Brillen reduzieren durch die Begrenzung des Rahmens das Ausmaß der Augenbewegungen. Der Bereich außerhalb der Brillengläser ist meist deutlich unschärfer und wird somit von den Augen nicht genutzt. Hierdurch kommt es meist zu einer Abschwächung der betroffenen Augenmuskulatur und somit einer weiteren Einschränkung in der Funktionsweise des visuellen Systems. Es ist also von Vorteil, beim Augentraining auf eine Brille zu verzichten. Sollte Ihre visuelle Fähigkeit ohne Sehhilfe jedoch so stark eingeschränkt sein, dass ein Augentraining ohne Brille nicht möglich ist, können Sie selbstverständlich eine Sehhilfe zum Training nutzen. In diesem Fall sind Kontaktlinsen zu bevorzugen. Wird bei der Übung ein visuelles Ziel benötigt, ist es wichtig, dass Sie dieses immer klar und deutlich erkennen.

Gerade zu Beginn kann Augentraining als sehr anstrengend empfunden werden. Dies liegt zum einen an dem immensen Informationsfluss der Augen und zum anderen daran, dass die Augen im Alltag oft nur recht einseitig gebraucht werden. Beginnen Sie daher gegebenenfalls mit einer geringen Wiederholungszahl sowie Geschwindigkeit und steigern Sie den Umfang mit der Zeit. Gönnen Sie Ihren Augen zusätzlich die Entspannungsübungen entweder zwischen den einzelnen Übungen oder am Schluss Ihrer Trainingseinheit (ab Seite 194). Beachten Sie bitte: Nicht alle Übungen sind für jeden gleichermaßen geeignet. Evaluieren Sie die für Sie zielführenden Übungen mit dem Testverfahren (Seite 62) und bauen Sie diese in Ihre tägliche Routine ein.

9-Punkt-Blickfixierung

Material: Vision Stick

So wie alle anderen Muskeln müssen auch Augenmuskeln trainiert werden, um stark und funktionsfähig zu sein. Über eine Blickstabilisierung an unterschiedlichen Punkten werden diese isometrisch trainiert und gestärkt.

1. Stellen Sie sich aufrecht hin und halten Sie den Vision Stick auf Augenhöhe circa eine Armlänge entfernt vor Ihnen. Fixieren Sie mit den Augen einen Buchstaben. Dieser sollte klar und deutlich erkennbar sein. Halten Sie den Blick 5 bis 10 Sekunden auf den Buchstaben gerichtet. Blinzeln während der Übung ist normal und mindert das Training nicht.
2. Führen Sie den Vision Stick nun nach rechts und halten Sie den Blick rechts außen für 5 bis 10 Sekunden. Der Buchstabe sollte mit beiden Augen erkennbar bleiben. Dies lässt sich überprüfen, indem Sie in dieser Position ein Auge kurz schließen und der Vision Stick jeweils noch sichtbar ist.
3. Im Anschluss führen Sie den Vision Stick nach links außen und halten den Blick dort. Schließen Sie abwechselnd kurz ein Auge, um zu überprüfen, ob sich der Vision Stick in Ihrem Sichtfeld befindet. Wiederholen Sie die Blickfixierung in gleicher Weise an weiteren Positionen.
4. Führen Sie den Vision Stick und den Blick nach oben.
5. Führen Sie den Vision Stick und den Blick nach unten.
6. Führen Sie den Vision Stick und den Blick diagonal nach rechts oben.
7. Führen Sie den Vision Stick und den Blick diagonal nach rechts unten.
8. Führen Sie den Vision Stick und den Blick diagonal nach links oben.
9. Führen Sie den Vision Stick und den Blick diagonal nach links unten.

Dauer: 5–10 Sekunden je Position

Hinweise

- Halten Sie Ihren Blick in jeder Position für die angegebene Zeit.
- Achten Sie darauf, den Kopf gerade zu halten und nur die Augen zu bewegen. Der Buchstabe sollte zu jeder Zeit klar und mit beiden Augen erkennbar sein.
- Testen Sie, welche der neun Positionen für Sie das beste Ergebnis liefert.

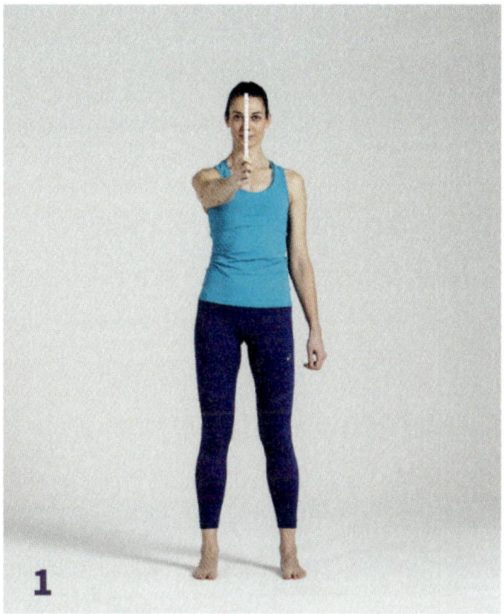
1

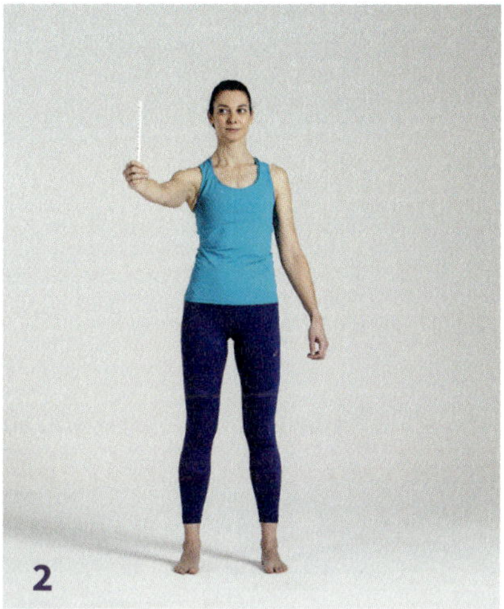
2

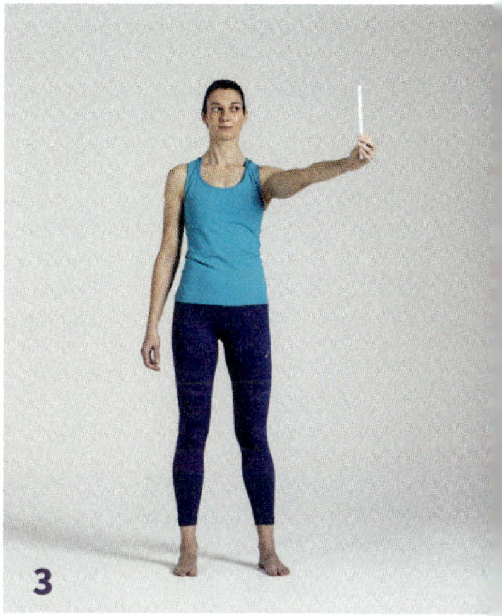
3

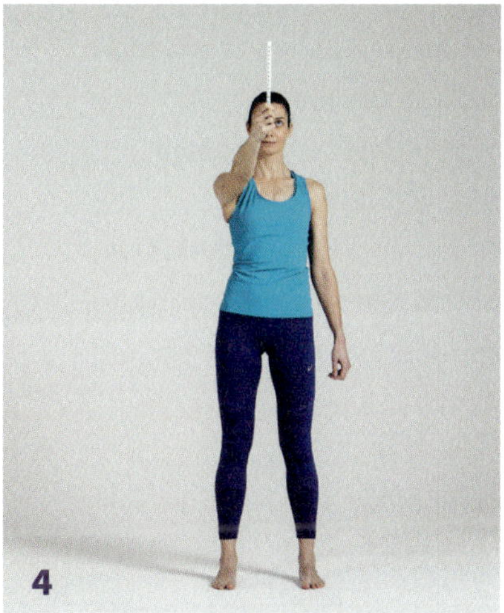
4

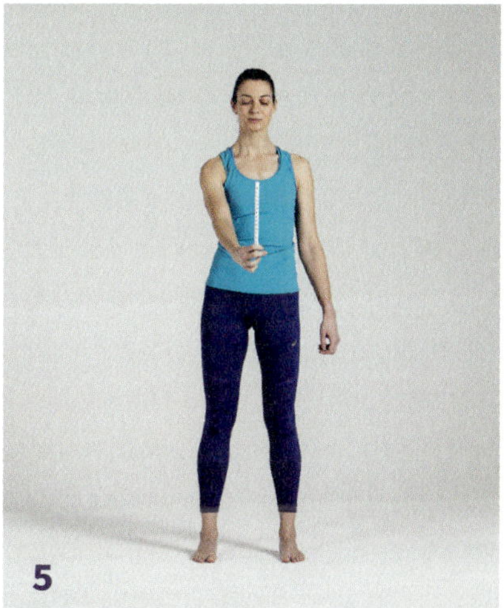
5

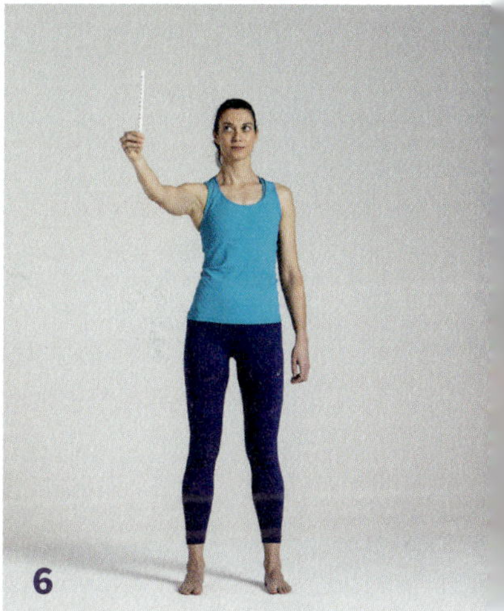
6

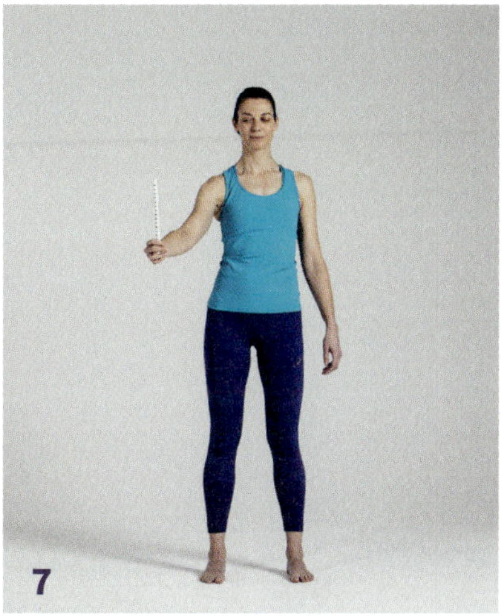
7

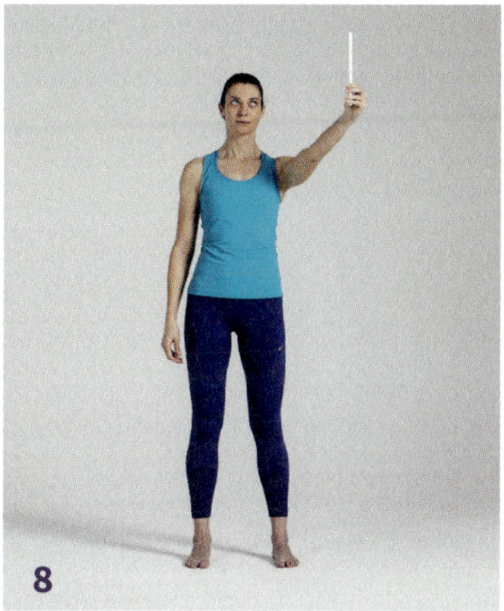
8

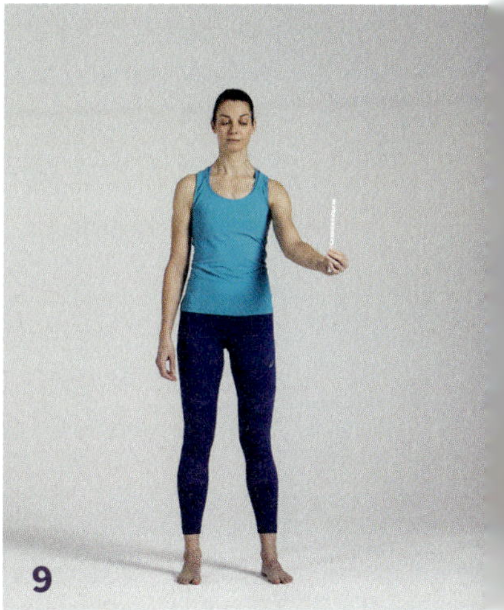
9

Blickverfolgung

Material: Vision Stick

Die Fähigkeit, ein sich bewegendes Objekt im Fokus zu halten, aber auch ein Objekt (das sich bewegt oder stillsteht) zu fokussieren, während Sie sich bewegen, wird Blickverfolgung genannt. Dies hilft Ihnen dabei, die Geschwindigkeit und den Abstand von Objekten zu analysieren und Ihre Handlung entsprechend anzupassen. Bei Einschränkungen oder Schmerzen an proximalen Gelenken wie Hüfte oder Schulter können insbesondere horizontale oder diagonale Augenbewegungen helfen.

1. Stellen Sie sich aufrecht hin und halten Sie den Vision Stick auf Augenhöhe circa eine Armlänge von Ihnen entfernt. Fixieren Sie den Blick auf einen Buchstaben. Der Buchstabe sollte klar und deutlich erkennbar sein. Bewegen Sie nun den Stick langsam auf einer horizontalen Linie nach rechts außen. Achten Sie darauf, dass das visuelle Ziel in Ihrem Sichtfeld bleibt.
2. Bewegen Sie den Vision Stick nun in einer Linie zu der gegenüberliegenden Seite nach links. Auch hier bleibt der Stick im Sichtfeld beider Augen. Achten Sie darauf, dass der Kopf bei der Bewegung ruhig bleibt und Sie nur mit Ihren Augen das visuelle Ziel verfolgen. Wechseln Sie jeweils in der Mitte die Hand, um den Oberkörper stabil zu halten. Wiederholen Sie die Bewegung.
3. **a+b** Nehmen Sie den Vision Stick in die rechte Hand und bringen Sie ihn nach rechts oben in Ihr Sichtfeld. Bewegen Sie den Stick langsam auf einer Diagonalen nach links unten und wieder zurück in die Ausgangsposition. Wechseln Sie in der Mitte jeweils die Hand und verfolgen Sie den Stick mit den Augen. Wiederholen Sie die Bewegung. Nehmen Sie den Vision Stick in die linke Hand und wechseln Sie in die andere Diagonale. Führen Sie die Blickverfolgung von links oben nach rechts unten aus.

Wiederholungen: 5–10 je Linie

Hinweis: Der Buchstabe sollte zu jeder Zeit klar und mit beiden Augen erkennbar sein. Dies lässt sich überprüfen, indem Sie in jeder Endposition ein Auge kurz schließen und der Vision Stick sich immer noch in Ihrem Sichtfeld befindet.

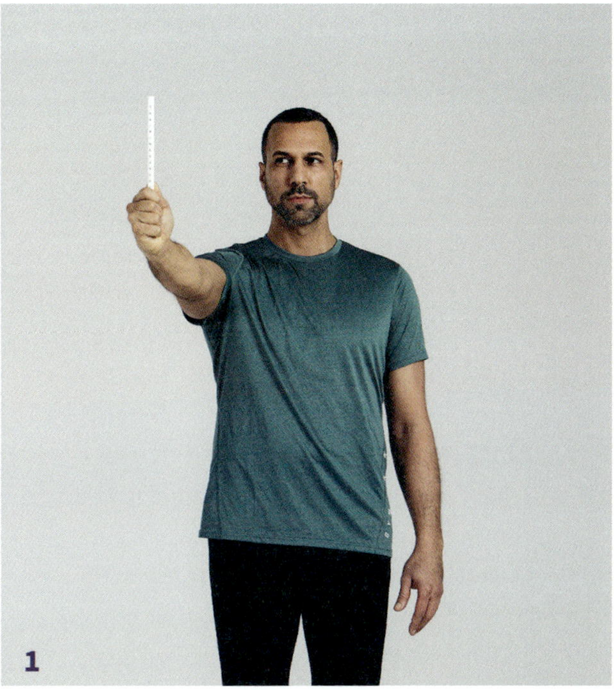
1

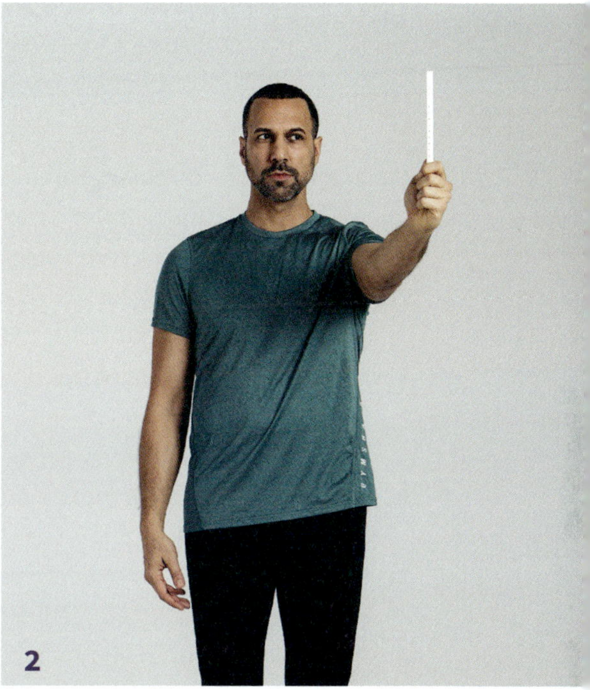
2

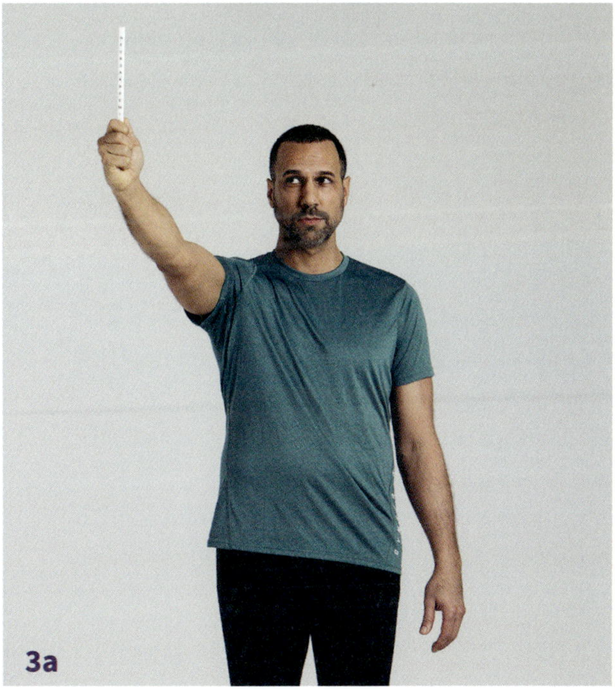
3a

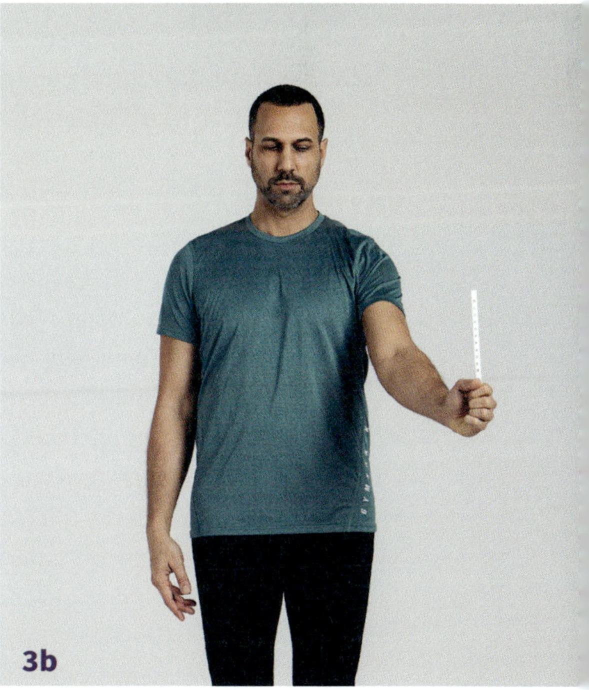
3b

Blicksprünge (Sakkaden)

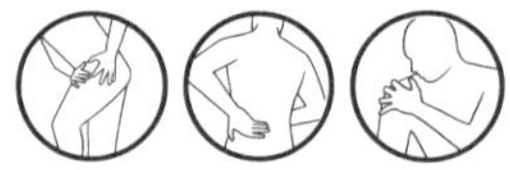

Material: zwei Vision Sticks oder Sakkadentafeln

Den Blick schnell von einem Punkt zu einem anderen zu wechseln, gehört zu den häufigsten Augenbewegungen im Alltag, unter anderem um die Umgebung zu scannen. Blicksprünge trainieren diese Fähigkeit, die Ihnen dabei hilft, das Sicherheitsempfinden Ihres Gehirns zu erhöhen.

1. Stellen Sie sich aufrecht hin und halten Sie je einen Vision Stick in den Händen. Halten Sie die Vision Sticks auf Augenhöhe circa eine Armlänge von Ihnen entfernt. Beide Vision Sticks sollten sich im Blickfeld beider Augen befinden.
2. Lassen Sie Ihren Blick nun horizontal von Stick zu Stick springen. Schauen Sie zu einer Seite.
3. Schauen Sie dann zur anderen Seite. Wechseln Sie die Blickrichtung erst, wenn Sie den Buchstaben klar und deutlich erkennen.
4. Halten Sie die Vision Sticks diagonal in Ihr Sichtfeld. Schauen Sie mit Ihren Augen auf den Stick rechts oben.
5. Springen Sie dann mit dem Blick zu dem Stick links unten. Wechseln Sie die Position der Vision Sticks in die andere Diagonale und führen Sie die Blicksprünge von links oben nach rechts unten aus.

Wiederholungen: 5–10 je Linie

Hinweise

- Beide Vision Sticks sollten zu jeder Zeit mit beiden Augen erkennbar sein. Dies lässt sich überprüfen, indem Sie in jeder Endposition ein Auge kurz schließen und sich beide Vision Sticks immer noch in Ihrem Sichtfeld befinden.
- Achten Sie bei der Übung darauf, dass der Kopf bei der Augenbewegung ruhig bleibt und Sie nur mit Ihren Augen von Ziel zu Ziel springen.
- Alternativ lassen sich die Blicksprünge auch mit Sakkadentafeln durchführen. So lässt sich das Training mit unterschiedlichen Abständen und Weiten durchführen. Platzieren Sie hierfür die Sakkadentafeln auf Augenhöhe an einer Wand.

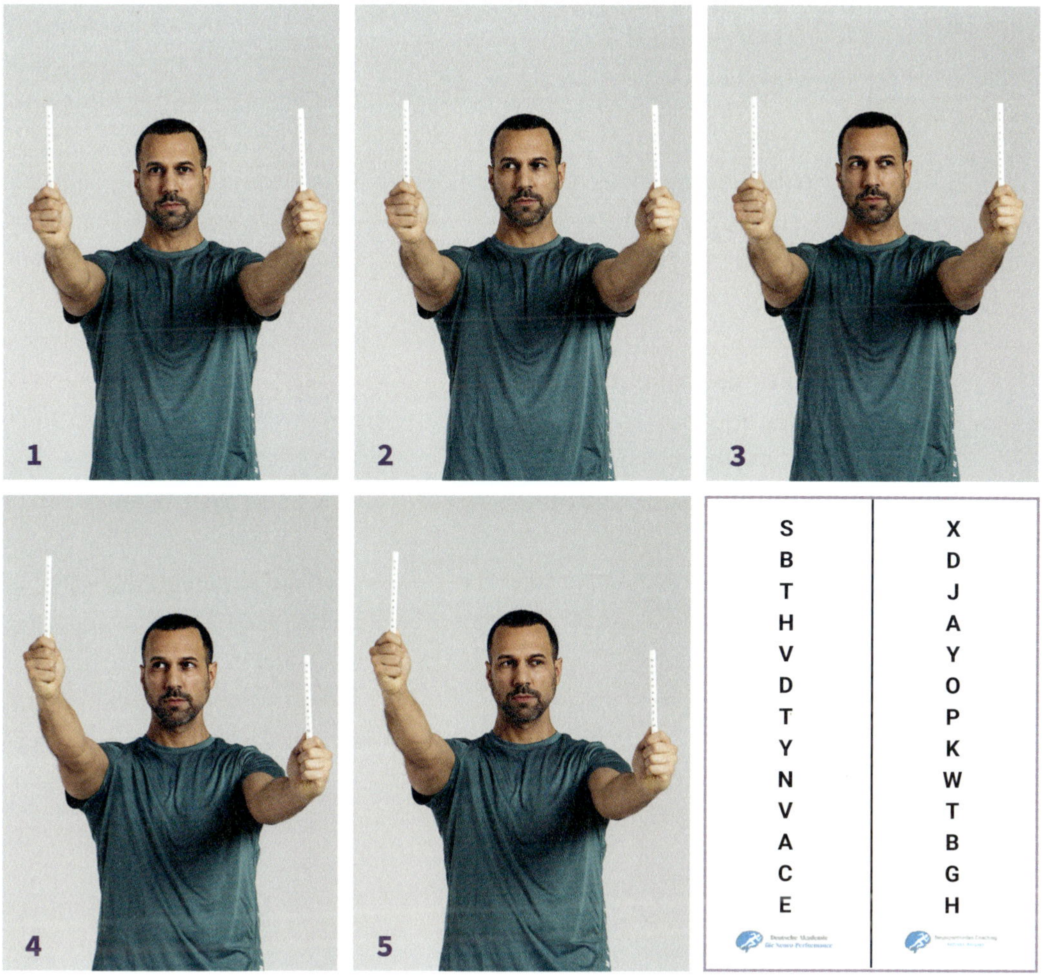

Variante: *Blicksprünge mit Stoppuhr*

Material: zwei Vision Sticks oder Sakkadentafeln

Stellen Sie sich eine Stoppuhr auf 30 bis 60 Sekunden und führen Sie in dieser Zeit so viele Blicksprünge wie möglich durch. Beginnen Sie mit 30 Sekunden und steigern Sie die Zeit, wenn Sie geübter sind.

Vertikale Augenbewegungen

Material: ein oder zwei Vision Sticks oder Sakkadentafeln

Bei chronischen Schmerzen sowie Rückenproblemen bieten sich im Speziellen vertikale Augenbewegungen an, die insbesondere das Mittelhirn aktivieren. Dieses Prinzip gilt sowohl für die Blickverfolgung als auch für die Blicksprünge.

1. Für die **Blickverfolgung** halten Sie einen Vision Stick auf Augenhöhe ungefähr eine Armlänge von Ihnen entfernt.
2. Führen Sie den Stick auf einer vertikalen Linie nach oben. Verfolgen Sie einen Buchstaben dabei mit beiden Augen.
3. Führen Sie den Stick dann nach unten und verfolgen Sie den Buchstaben ebenfalls mit beiden Augen.
4. Für die **Blicksprünge** halten Sie zwei Vision Sticks vertikal ungefähr auf Armlänge von Ihnen entfernt übereinander. Springen Sie mit beiden Augen zu einem Buchstaben auf dem oberen Stick.
5. Springen Sie anschließend mit dem Blick auf den unteren Stick. Wechseln Sie erst, wenn der Buchstabe klar und deutlich erkennbar ist.

Wiederholungen: 5–10 je Übung

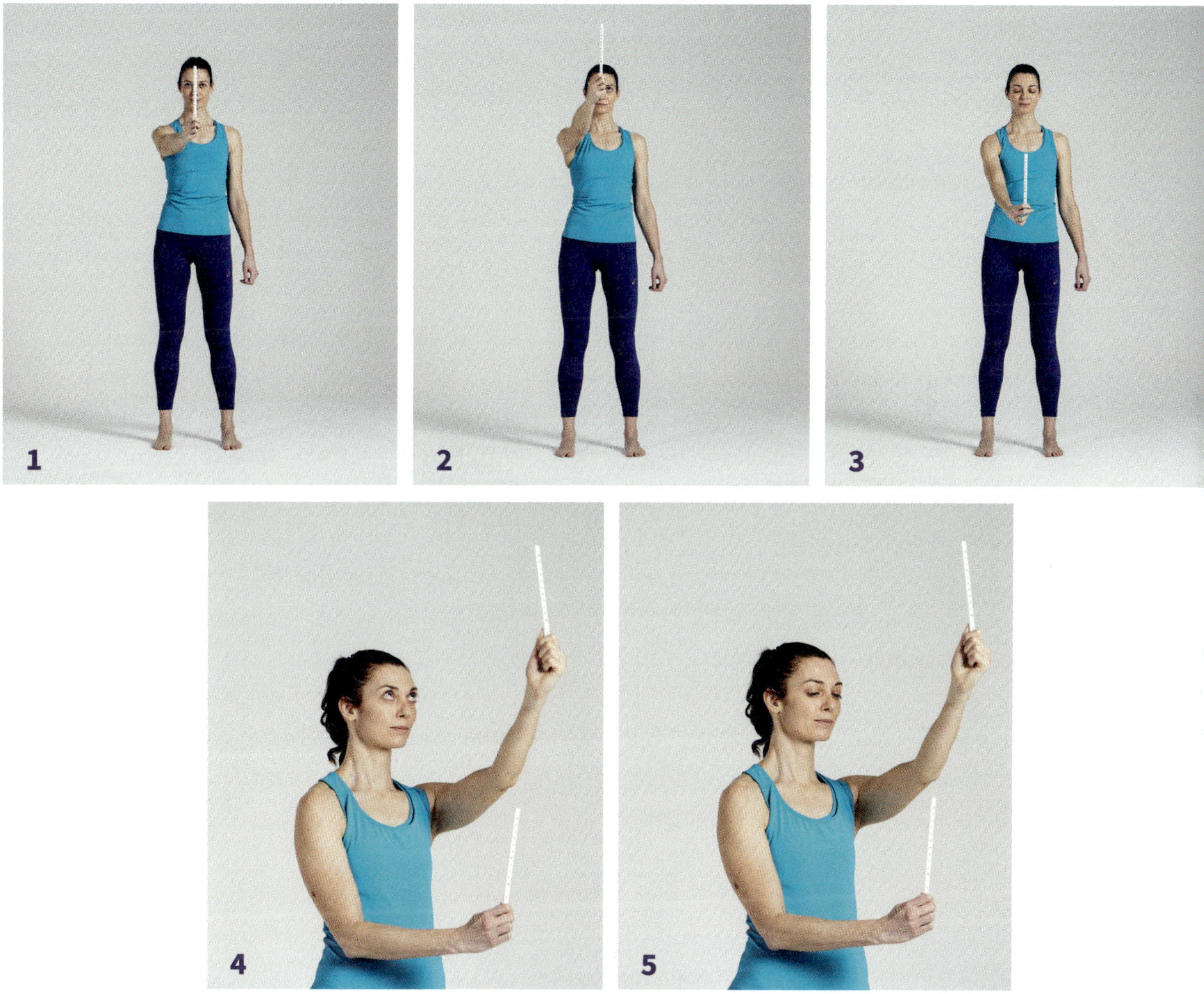
1
2
3
4
5

Nah-fern-Sprünge

Material: Nah-fern-Tafel

Die Fähigkeit Ihrer Augen, Objekte sowohl in der Nähe als auch in der Ferne scharf sehen zu können, heißt Akkommodation. Dies ist eine wichtige Fähigkeit Ihres visuellen Systems.

1. Hängen Sie die größere Trainingstafel auf Augenhöhe an die Wand auf. Entfernen Sie sich so weit von der Wand, dass Sie die Buchstaben noch scharf erkennen. Stellen Sie sich aufrecht hin und halten Sie die kleinere Tafel etwa 15 bis 20 Zentimeter vor den Augen. Auch hier sollten Sie die Buchstaben klar und deutlich erkennen.
2. Wechseln Sie nun Ihren Blick von der nahen Tafel zu der an der Wand befestigten. Der Blickwechsel erfolgt, sobald Sie den Buchstaben klar und deutlich erkennen. Gehen Sie die Buchstaben auf beiden Tafeln der Reihe nach durch.

Wiederholungen: 10–20 Wechsel zwischen beiden Tafeln

Hinweis: Qualität geht vor Quantität! Legen Sie den Fokus auf die korrekte Ausführung der Übung und das klare Erkennen der Buchstaben. Mit fortgeschrittenem Training können Sie die Geschwindigkeit erhöhen.

Tipp: Um den Reiz für das Gehirn zu erhöhen und Abwechslung in die Übung zu bringen, lesen Sie die Buchstaben laut vor. Sie können auch die Lesefolge ändern: von hinten nach vorn oder auch von oben nach unten und von unten nach oben.

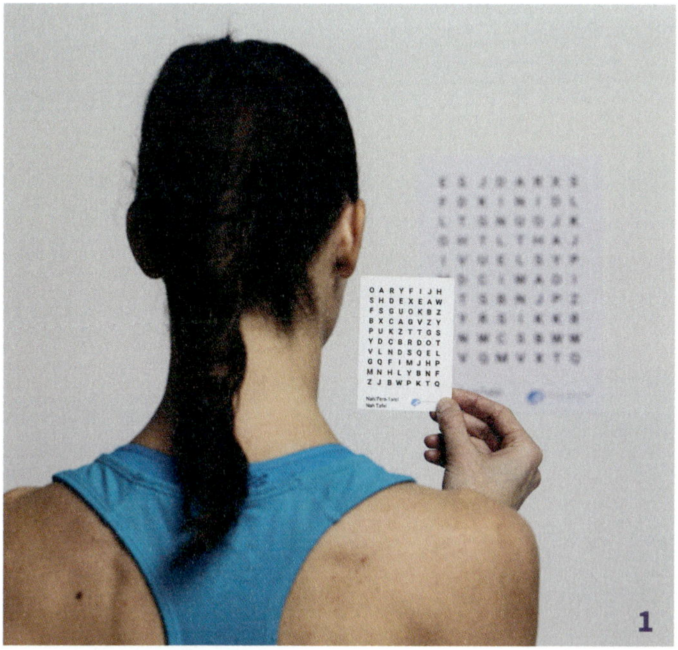
O A R Y F I J H
S H D E X E A W
F S G U O K B Z
B X C A G V Z Y
P U K Z T T G S
Y D C B R D O T
V L N D S Q E L
G Q F I M J H P
M N H L Y B N F
Z J B W P K T Q

1

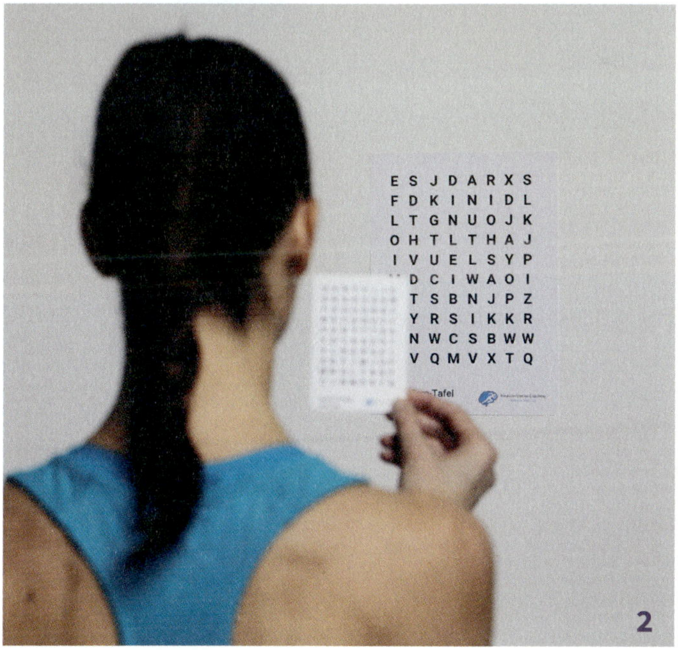
E S J D A R X S
F D K I N I D L
L T G N U O J K
O H T L T H A J
I V U E L S Y P
D C I W A O I
T S B N J P Z
Y R S I K K R
N W C S B W W
V Q M V X T Q

2

Augenliegestütz

Material: Vision Stick

Über den Augenliegestütz wird die Fähigkeit der Konvergenz (Augen zusammenführen) und Divergenz (Augen auseinanderbringen) der Augen trainiert. Dies ist zum Beispiel beim Lesen oder Verfolgen von Objekten relevant. Zusätzlich wird über die Konvergenz das Mittelhirn aktiviert, das einen großen Einfluss auf die Schmerzwahrnehmung hat.

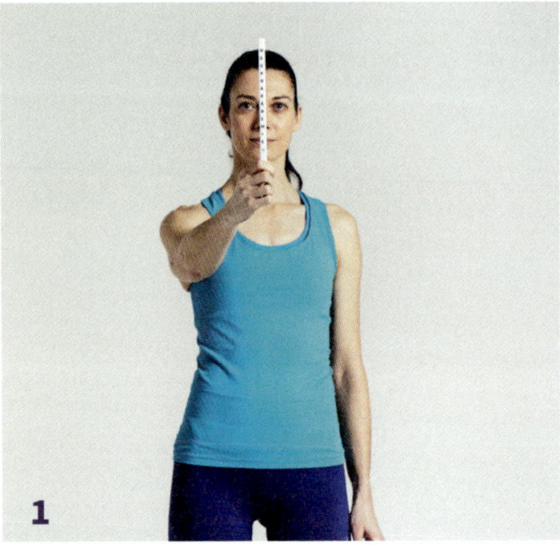

1

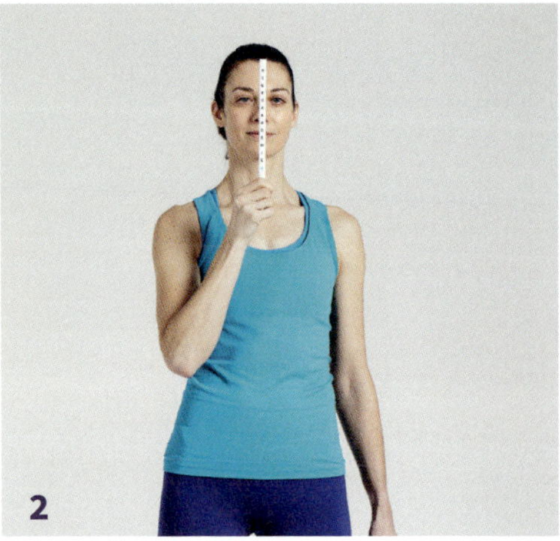

2

1. Stellen Sie sich aufrecht hin und halten Sie den Vision Stick auf Augenhöhe eine Armlänge von Ihnen entfernt. Fixieren Sie einen Buchstaben mit beiden Augen. Der Buchstabe sollte klar und deutlich erkennbar sein.
2. Bewegen Sie den Vision Stick langsam Richtung Nase und halten Sie dabei den Blick auf den Buchstaben gerichtet. Stoppen Sie die Bewegung, sobald der Buchstabe unscharf wird, und führen Sie den Stick langsam wieder in die Ausgangsposition zurück.

Wiederholungen: 3–5

Hinweis: Der Buchstabe sollte zu jeder Zeit klar erkennbar sein und sich nicht doppeln. Achten Sie darauf, den Kopf gerade zu halten und nur die Augen zu bewegen. Ein Feedback durch eine zweite Person kann hilfreich sein, die korrekte Ausführung zu überprüfen. Sie können sich dafür aber auch selbst auf Video aufnehmen.

Variante: *Augenliegestütz mit Augenklappe*

Material: Vision Stick, Augenklappe

Die Durchführung eines Augenliegestützes mit nur einem Auge kann dabei helfen, die Augen individuell zu trainieren. Das ist insbesondere dann empfehlenswert, wenn die motorischen Fähigkeiten der Augen unterschiedlich ausgeprägt sind.

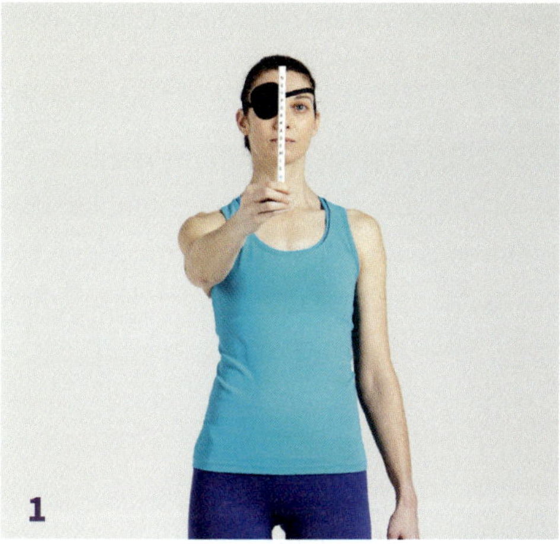

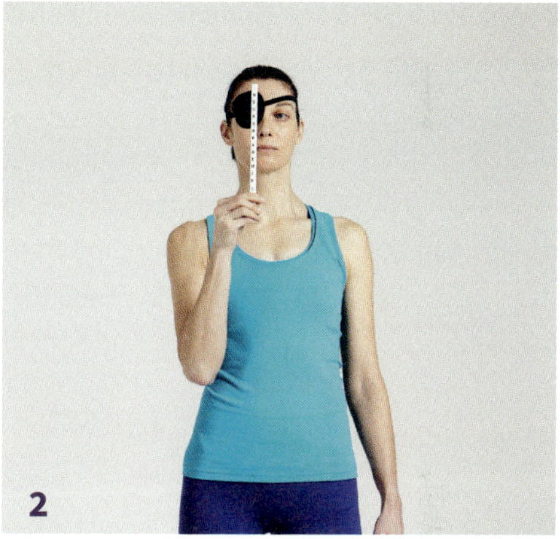

1. Führen Sie den Augenliegestütz mit nur einem Auge durch. Decken Sie ein Auge mit einer Augenklappe oder alternativ mit Ihrer Handfläche ab. Das abgedeckte Auge bleibt geöffnet.
2. Nehmen Sie den Vision Stick in eine Hand und strecken Sie den Arm lang nach vorn aus, bewegen Sie ihn dann auf Augenhöhe langsam zur Nase und wieder zurück.

Wiederholungen: 3–5 je Auge

Hinweis: Führen Sie die Übung mit dem linken und rechten Auge durch und testen Sie, welche Variante für Sie das beste Ergebnis liefert.

Periphere Wahrnehmung

Material: periphere Sehtafel

Die periphere Wahrnehmung beschreibt die Fähigkeit, die Umgebung wahrzunehmen, die außerhalb Ihres Blickfokus liegt. Wie gut Sie Objekte sehen können, die sich nicht unmittelbar in Ihrem Sichtfeld befinden, hat einen großen Stellenwert auf Vorhersagbarkeit und Sicherheit für das Gehirn. Die periphere Wahrnehmung hilft dabei, Bedrohungen aus der Umgebung frühzeitig und bewusst wahrzunehmen. Diese Übung aktiviert das Mittelhirn und hat einen großen Einfluss auf die Stabilität.

Halten Sie die periphere Sehtafel mit ausgestrecktem Arm auf Augenhöhe vor sich. Fixieren Sie mit beiden Augen den Buchstaben im Zentrum. Beginnen Sie nun, nacheinander die Buchstabenkreise von innen nach außen zu lesen, während Ihre Augen auf dem Buchstaben im Zentrum bleiben. Ihr Blick sollte dabei so entspannt wie möglich bleiben.

Wiederholungen: 2–3 Durchgänge

Hinweis: Wenn Sie feststellen, dass Sie in einem Quadranten keinerlei periphere Wahrnehmung haben, sollten Sie einen Arzt aufsuchen, um schwerwiegendere Erkrankungen ausschließen zu lassen.

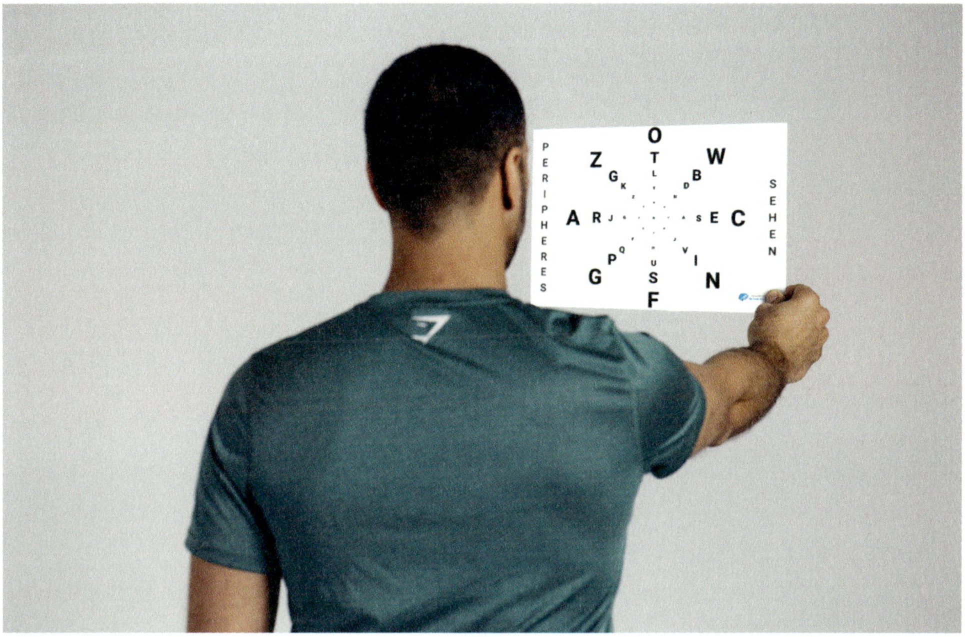

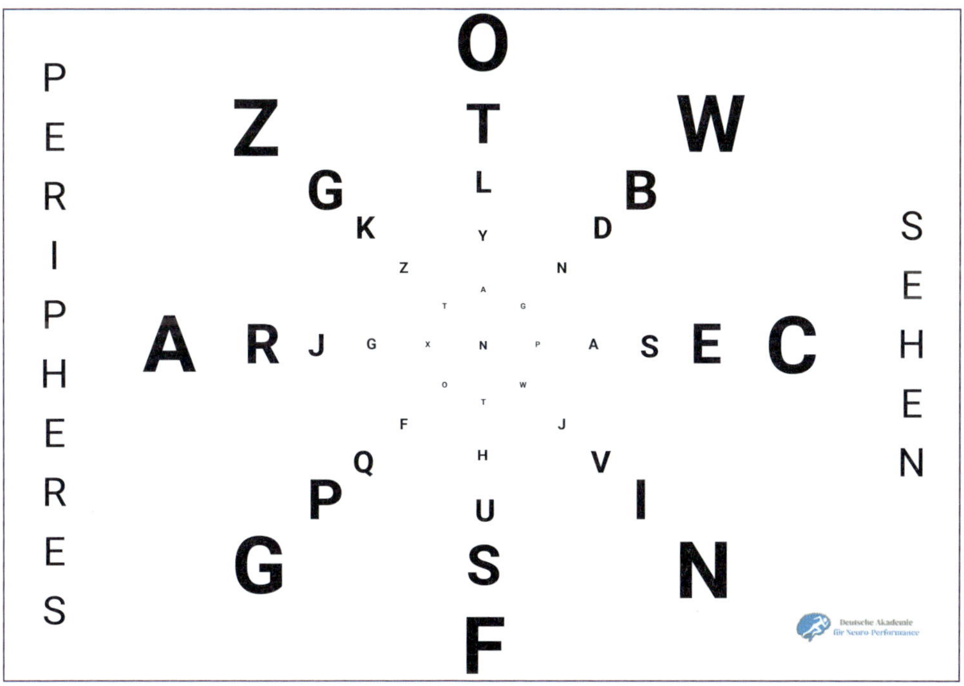
PERIPHERES
SEHEN
Deutsche Akademie für Neuro-Performance

Entspannung für die Augen

Augenübungen kosten Energie und sind anspruchsvoll. Geben Sie Ihren Augen zwischen den Übungen oder auch am Ende eine Pause mit den folgenden Entspannungsübungen. Die Übungen eignen sich auch hervorragend als kleine Pause im Alltag und insbesondere bei langer Bildschirmzeit, da hier das visuelle System besonders vielen Reizen ausgesetzt ist.

Augenmassage

1. Schließen Sie die Augen. Positionieren Sie Zeige- und Mittelfinger beider Hände unter den Augen auf der knöchernen Struktur. Erzeugen Sie mit den Fingern einen angenehmen Druck und malen Sie kleine Kreise mit den Fingern.
2. Platzieren Sie die Zeigefinger anschließend an der Augeninnenseite und üben Sie dort leichten Druck mit kleinen Kreisbewegungen aus.
3. Führen Sie die Augenmassage über Ihren Augen unterhalb der Augenbrauen aus.
4. Massieren Sie den Bereich auf der Außenseite der Augen.
5. Massieren Sie mit den Zeigefingern sanft direkt auf dem geschlossenen Auge.

Wiederholungen: 10–15 je Position

Hinweise

- Wählen Sie immer einen für Sie angenehmen Druck. Auf dem geschlossenen Auge sollte kein Druck ausgeübt werden.
- Verwenden Sie für die Kreise an Augeninnen- und -außenseite lediglich Ihre Zeigefinger. Über den Augen kann alternativ zu Zeige- und Mittelfinger auch der Daumen gewählt werden.

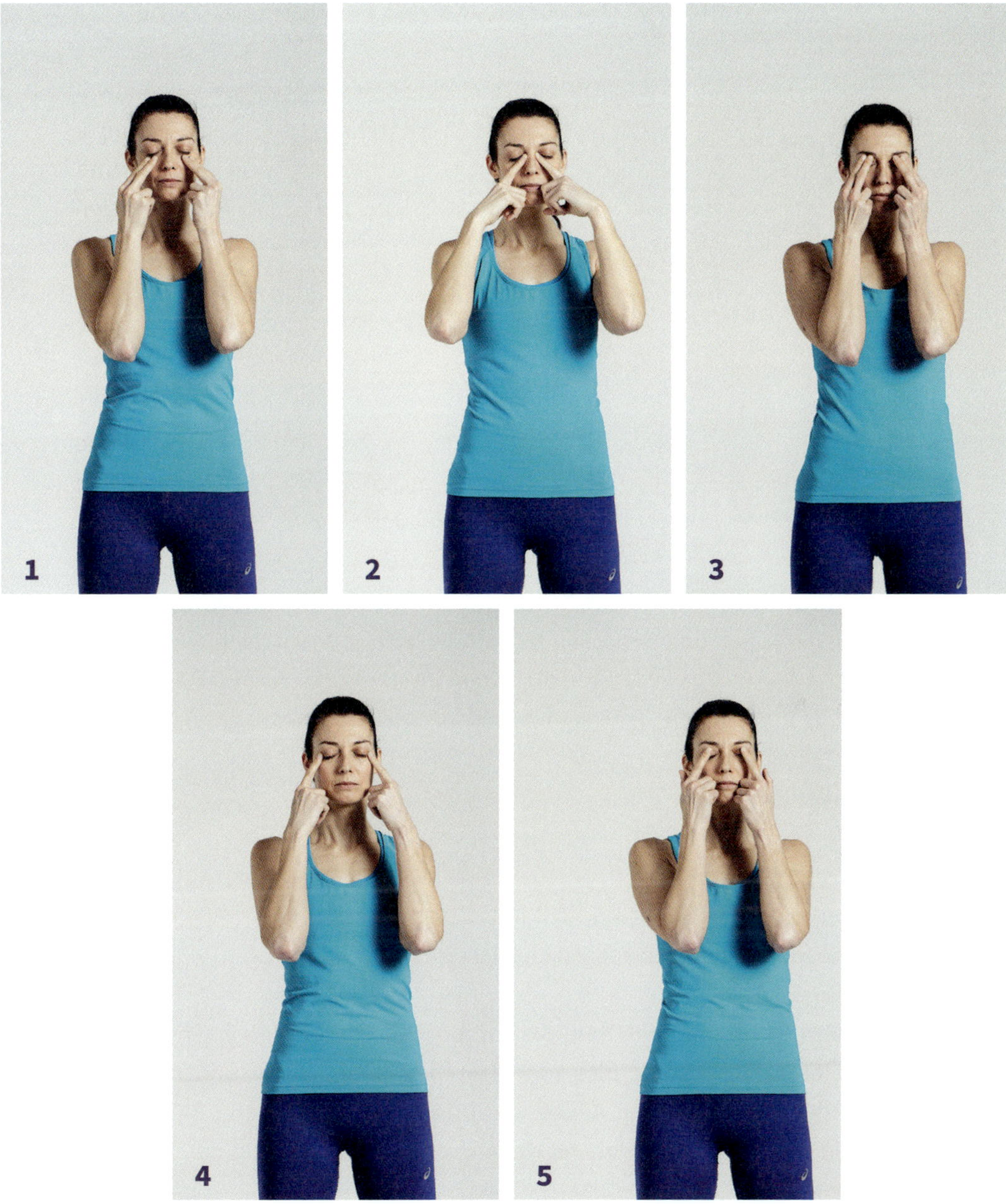
1
2
3
4
5

Augenentspannung (Palmieren)

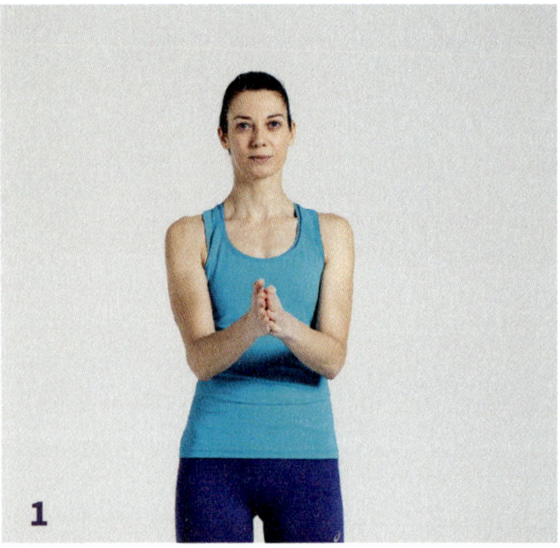
1

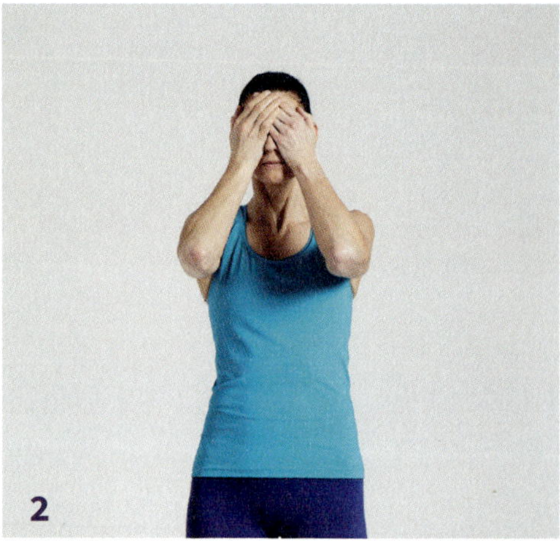
2

1. Reiben Sie beide Hände aneinander, bis sie sich leicht erwärmt haben.
2. Schließen Sie die Augen und bedecken Sie mit den Handflächen die Augen. Halten Sie die Finger dabei fest geschlossen; die Finger überkreuzen sich. Warten Sie, bis sich eine völlige Dunkelheit eingestellt hat.

Dauer: 30–90 Sekunden

Hinweise

- Die Handinnenflächen haben etwas Abstand zu den Augenlidern.
- Optional können Sie die Augen zusätzlich leicht hin und her bewegen, während sie geschlossen sind.
- Zu Beginn kann es vorkommen, dass Sie Farben, Blitze oder Sterne sehen. Diese sollten komplett verschwinden. Dies kann zwischen 30 und 90 Sekunden dauern. Nehmen Sie die Hände von den Augen und öffnen Sie sie langsam. Blinzeln Sie mehrfach und schnell. Dies befeuchtet die Augen und gibt den Pupillen Zeit, sich wieder an die Helligkeit anzupassen.

Reizüberflutung mindern mit Rasterbrille

Material: Rasterbrille/Lochbrille

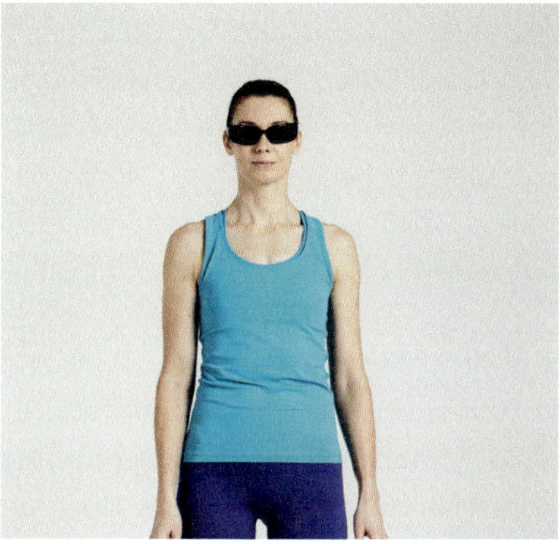

Kopfschmerzen entstehen häufig durch eine Überflutung des visuellen Systems mit Reizen. Rasterbrillen, die auch Lochbrillen genannt werden, reduzieren den Lichteinfall auf die Netzhaut und helfen dabei, visuellen Stress zu reduzieren. Um diesen Effekt zu nutzen, können Sie die Rasterbrille einfach im Alltag bis zu 10 Minuten tragen. Steigern Sie die Tragedauer langsam.

Hinweise

- Tragen Sie die Brille nicht im Straßenverkehr.
- Sollten Sie unter einer sehr starken Sehschwäche leiden, ist von der Verwendung einer Rasterbrille abzuraten.
- Sollte sich beim Tragen ein Unwohlsein einstellen, nehmen Sie die Brille bitte wieder ab.
- Es bietet sich an, die Brille insbesondere bei Bildschirmarbeit oder auch Fernsehen auszuprobieren.
- Unterschiedliche Lochformen (Kreis, Dreieck, Trapez) oder auch Lochabstände können unterschiedliche Auswirkungen haben. Hier gilt es zu testen.

Gleichgewichtsübungen

Mangelnde oder schlechte Informationen aus dem vestibulären System, dem Gleichgewichtssinn, sorgen für eine erhöhte Unsicherheit. Dies kann sich zum einen bei Bewegungen, zum anderen aber auch in Ruhe in Form von Schwindel und Übelkeit bemerkbar machen. Bei jeder Form von Bewegung sorgen die Informationen aus dem Gleichgewichtssystem für die nötige Stabilität. Das Gleichgewicht als Teil der Exterozeption haben Sie in Kapitel 2 auf Seite 55 bereits kennengelernt. Funktionelle Defizite im Gleichgewichtssystem führen immer zu Asymmetrien und Disbalancen im Körper. Dies geschieht sowohl auf motorischer als auch auf struktureller Ebene. Das Resultat zeigt sich häufig in Muskel(ver)spannungen, Haltungsproblemen und letztendlich wieder in Schmerzen, insbesondere in Nacken, Rücken, Hüfte, Knie und weiteren Bereichen.

Bevor Sie den Gleichgewichtssinn trainieren, ist es sinnvoll, dessen Aufbau und Arbeitsweise zu verstehen. Das Gleichgewichtsorgan befindet sich im Innenohr und misst Beschleunigung von Kopf und Körper. Es setzt sich aus zwei Makulaorganen und drei Bogengängen zusammen. Während die Bogengänge Dreh- und Rotationsbewegungen von Kopf und Körper messen, registrieren die beiden Makulaorgane geradlinige Beschleunigung. Der Sacculus nimmt vertikale Beschleunigung wahr, der Utriculus horizontale. Über die folgenden Übungen aktivieren Sie alle Bereiche Ihres Gleichgewichtssystems.

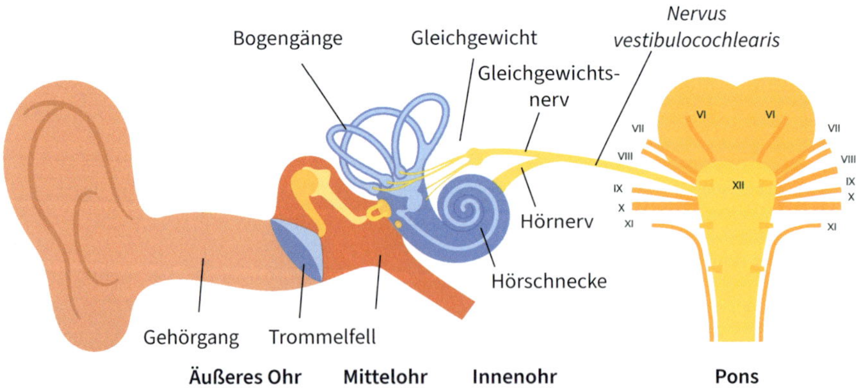

Das Gleichgewichtsorgan sitzt im Innenohr und besteht aus Bogengängen und Makulaorganen, die Beschleunigung von Kopf und Körper messen.

Gut zu wissen:

Schritt für Schritt das Gleichgewichtssystem trainieren

Das Gleichgewichtssystem ist sehr komplex und steht in Verbindung zu vielen weiteren Systemen im Körper. Daher kann das zielgerichtete Gleichgewichtstraining gerade zu Beginn schwierig erscheinen. Insbesondere die Ausführung und auch teilweise die Rückkehr zur Ausgangsposition können sich als herausfordernd darstellen. Beginnen Sie daher mit langsamen Bewegungen, um ein Gefühl für die richtige Ausführung und den richtigen Bewegungsumfang zu erlangen. Dies gilt insbesondere bei Kopfrotationsbewegungen wie vestibulookulären Reflexübungen (Seite 202). Mit zunehmender Sicherheit in der Ausführung ist es wichtig, dass Sie die Bewegungsgeschwindigkeit steigern. Hierdurch erzielen Sie eine stärkere Aktivierung des Gleichgewichtssystems. Bleiben Sie bei der Geschwindigkeit jedoch stets in einem für Sie angenehmen Tempo.

Die meisten Gleichgewichtsübungen aus diesem Buch können Sie im Liegen, Sitzen sowie Stehen durchführen. Wählen Sie zu Beginn eine für Sie angemessene und sichere Ausgangsposition. Um das Training später zu intensivieren, können Sie die Ausgangsposition schwieriger gestalten. So können Sie zum Beispiel im Sitzen beginnen, dann in eine Standposition mit großer Standfläche (breiter Fußabstand) bis hin zu einer geringeren Standfläche (enger Fußabstand oder Einbeinstand) wechseln. Dies fordert Ihr Gleichgewicht zunehmend und gestaltet das Training abwechslungsreich und progressiv.

Stuhlrotation

Material: Drehstuhl

Ziel dieser Übung ist es, dass Ihre Augen ein klares Bild behalten, während Sie sich auf einem Drehstuhl drehen.

1. Setzen Sie sich aufrecht und mit langer Wirbelsäure auf einen drehbaren Stuhl.
2. Beginnen Sie nun, sich langsam mit dem Stuhl im Uhrzeigersinn zu drehen. Schieben Sie sich dafür mit den Füßen ein Stück weiter nach rechts.
3. Wandern Sie mit den Füßen noch weiter im Kreis, bis Sie mit dem Rücken zur Ausgangsposition ausgerichtet sind.
4. Drehen Sie weiter, bis Sie wieder am Ausgangspunkt angekommen sind.

Wiederholungen: 3–5 je Seite

Hinweise

- Ob Sie die Augen während der Drehung offen oder geschlossen halten, ist Ihnen überlassen. Beide Varianten sind möglich.
- Testen Sie, welche Variante sich für Sie besser anfühlt. Führen Sie die Übung nacheinander im und gegen den Uhrzeigersinn durch.
- Im Laufe der Zeit können und sollten Sie die Geschwindigkeit der Übung erhöhen. Für mehr Drehschwung lösen Sie beide Füße vom Boden, nachdem Sie sich mit etwas Schwung vom Boden abgestoßen haben.

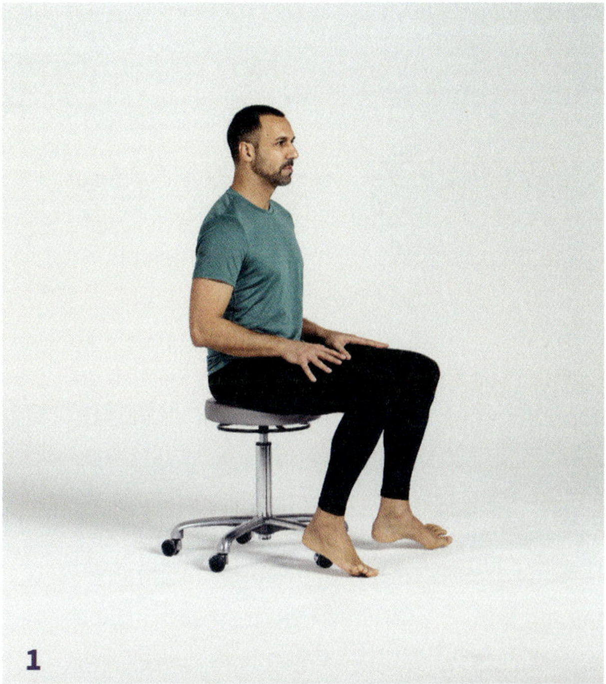

1

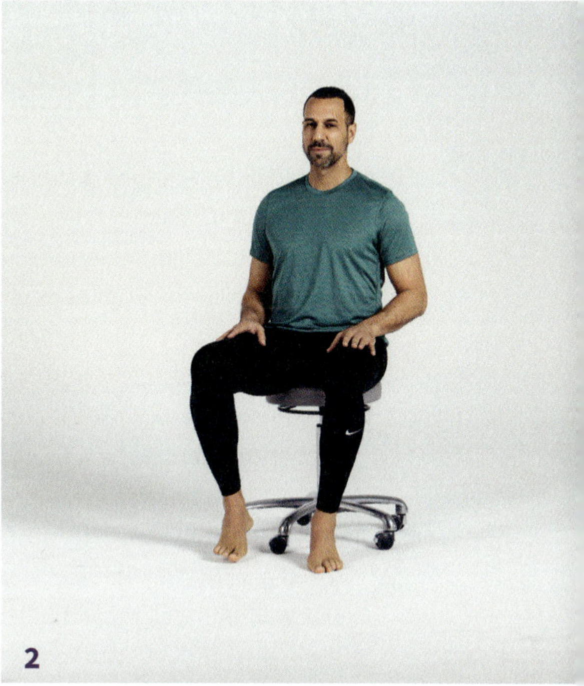

2

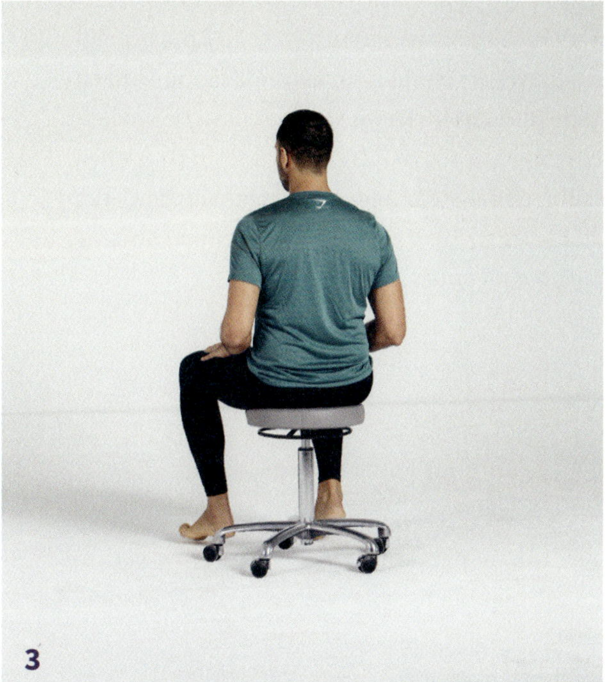

3

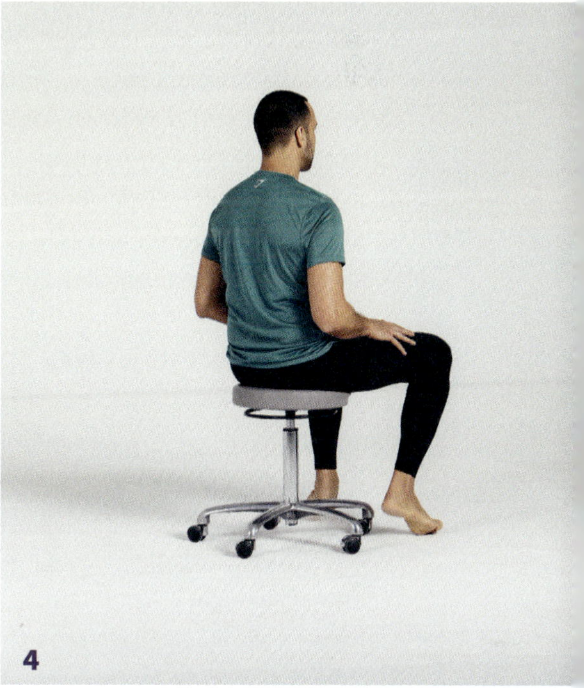

4

Kopfrotation mit Fixpunkt

Material: VOR-Chart

Die Rotation des Kopfes mit visuellem Fixpunkt trainiert den vestibulookulären Reflex, kurz VOR genannt. Diese Übung ist eine wichtige und effektive Form des Gleichgewichtstrainings. Sie verbessert die Fähigkeit, Informationen über die Augen aufzunehmen, während sich der Kopf bewegt.

1. Befestigen Sie das VOR-Chart auf Augenhöhe an einer Wand. Entfernen Sie sich so weit von der Wand, dass Sie den Buchstaben in der Mitte noch klar und deutlich erkennen können. Stellen Sie sich aufrecht mit gerader Wirbelsäule hin. Platzieren Sie die Füße hüftbreit auseinander.
2. **a+b** Beginnen Sie nun, den Kopf langsam entlang der horizontalen Linie nach rechts zu bewegen. Stellen Sie sich vor, Ihre Nasenspitze fährt die Linie entlang. Ihr Blick bleibt während der gesamten Übung auf dem Buchstaben fixiert. Der Buchstabe sollte während der gesamten Bewegung klar und deutlich erkennbar bleiben. Bewegen Sie den Kopf nun nach links.
3. **a+b** Führen Sie anschließend eine diagonale Kopfbewegung durch. Ihr Kopf bewegt sich dabei langsam nach rechts oben. Bewegen Sie den Kopf anschließend entlang einer gedachten diagonalen Linie nach links unten. Fahren Sie mit Ihrer Nasenspitze die diagonale Linie entlang.
4. **a+b** Wiederholen Sie die Kopfbewegung entlang der anderen Diagonale. Bewegen Sie den Kopf zuerst nach links oben. Bewegen Sie den Kopf anschließend entlang einer gedachten diagonalen Linie nach rechts unten.

Wiederholungen: 5–10 je Linie

Hinweise

- Gerade zu Beginn kann diese Art des Gleichgewichtstrainings ungewohnt und herausfordernd sein. Achten Sie darauf, die Kopfbewegung langsam durchzuführen und die Geschwindigkeit erst mit mehr Übung zu erhöhen. Auch der Bewegungsradius sollte nicht zu groß sein, sodass Sie den Buchstaben während der Bewegung immer mit beiden Augen sehen können.

- Sollten Sie sich bei der Übung unsicher fühlen oder sollte Ihnen gar schwindelig werden, können Sie die Übung auch im Sitzen durchführen. Dies erhöht das Sicherheitsempfinden fürs Gehirn.

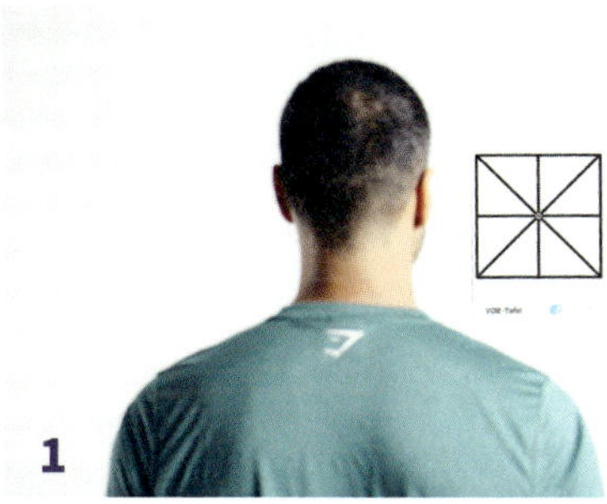

1

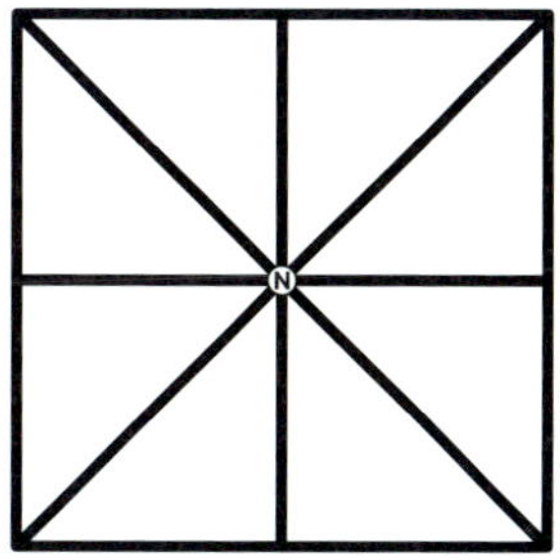

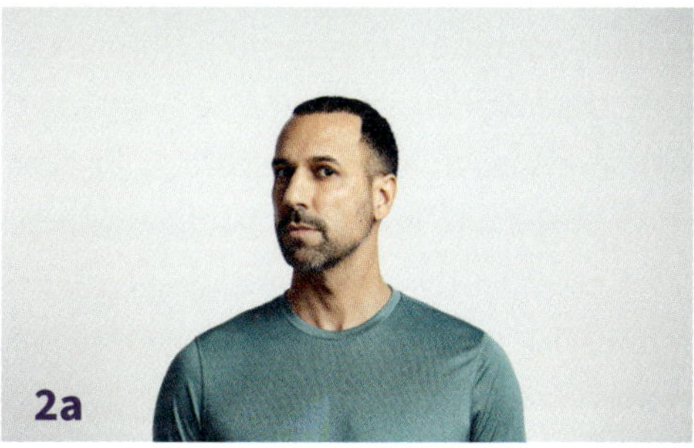

2a

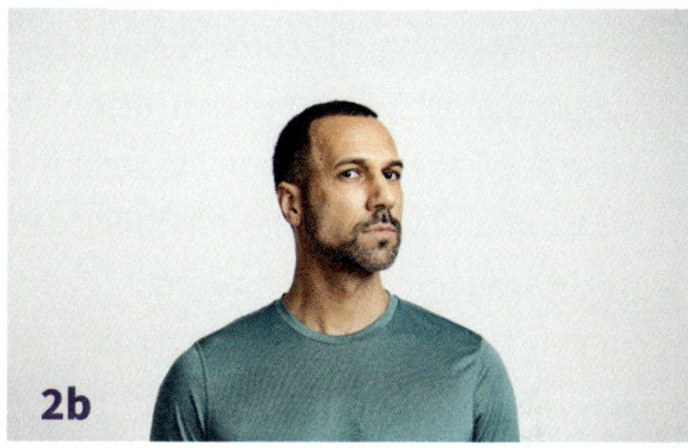

2b

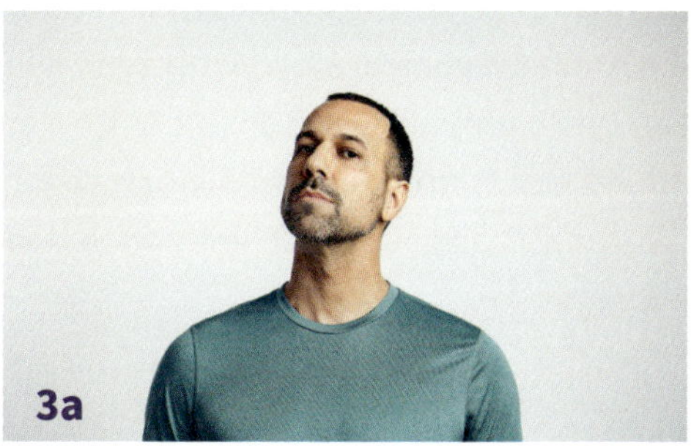

3a

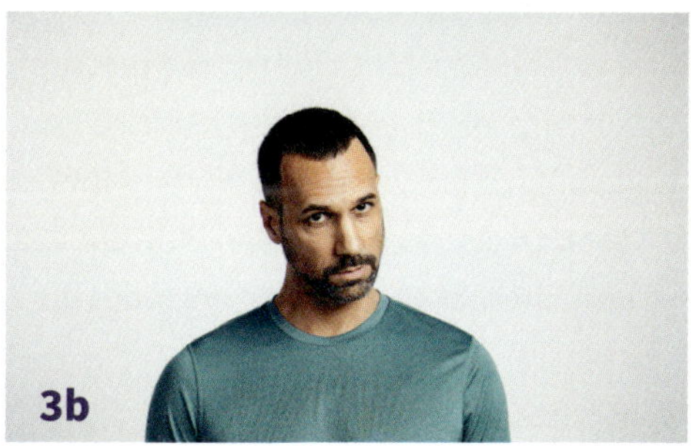

3b

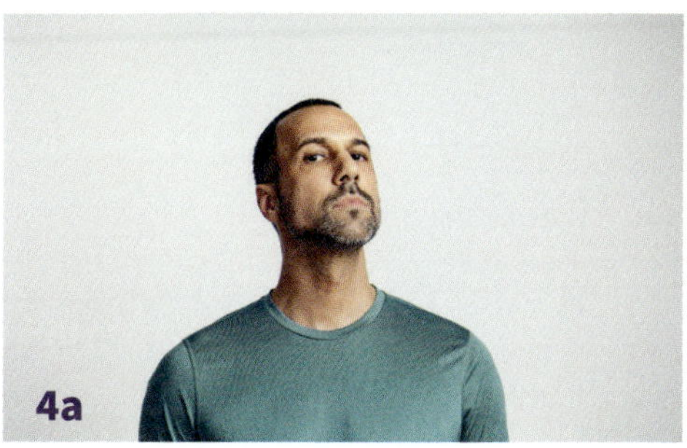

4a

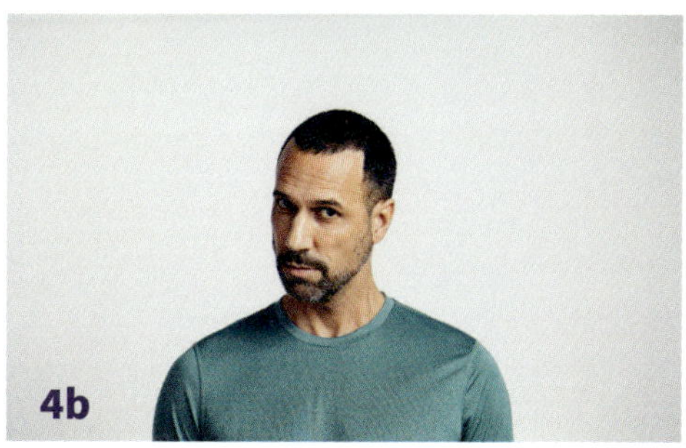

4b

Kopfrotation mit beweglichem Fixpunkt

Material: Vision Stick

Eine andere Form des Gleichgewichtstrainings stellt das VOR-Cancellation (VOR-C) dar. Hierbei geht es um eine gleichzeitige Bewegung von Augen und Kopf. Ziel der Übung ist es, mit den Augen ein klares Bild beizubehalten, während sich Kopf und Halswirbelsäule bewegen.

1. **a+b** Stellen Sie sich aufrecht mit gerader Wirbelsäule hin. Platzieren Sie die Füße hüftbreit auseinander. Nehmen Sie den Vision Stick in eine Hand und halten Sie ihn auf Augenhöhe so weit vor Ihnen, dass Sie einen Buchstaben noch klar und deutlich erkennen können. Fixieren Sie den Buchstaben während der gesamten Übung. Bewegen Sie den Kopf und den Vision Stick gleichzeitig langsam auf einer vertikalen Linie nach oben. Kommen Sie dann wieder in die Ausgangsposition zurück. Senken Sie Kopf und Vision Stick ein Stück weit nach unten und kommen Sie dann wieder in die Ausgangsposition zurück.
2. Führen Sie danach eine horizontale Kopf-und-Vision-Stick-Bewegung nach rechts aus. Der Körper bleibt dabei stabil und gerade.
3. Führen Sie nun eine horizontale Kopf-und-Vision-Stick-Bewegung nach links aus.
4. **a-d** Zum Abschluss führen Sie die Kopf- und Armbewegung in allen vier Diagonalen aus, um alle Bogengänge zu aktivieren. Start und Endpunkt ist jeweils die Mitte. Für diagonale Bewegungen nach rechts oben und rechts unten halten Sie den Vision Stick in der rechten Hand. Für die Teilbewegungen diagonal nach links oben und unten wechseln Sie entsprechend die Hand.

Wiederholungen: 5–10 je Linie

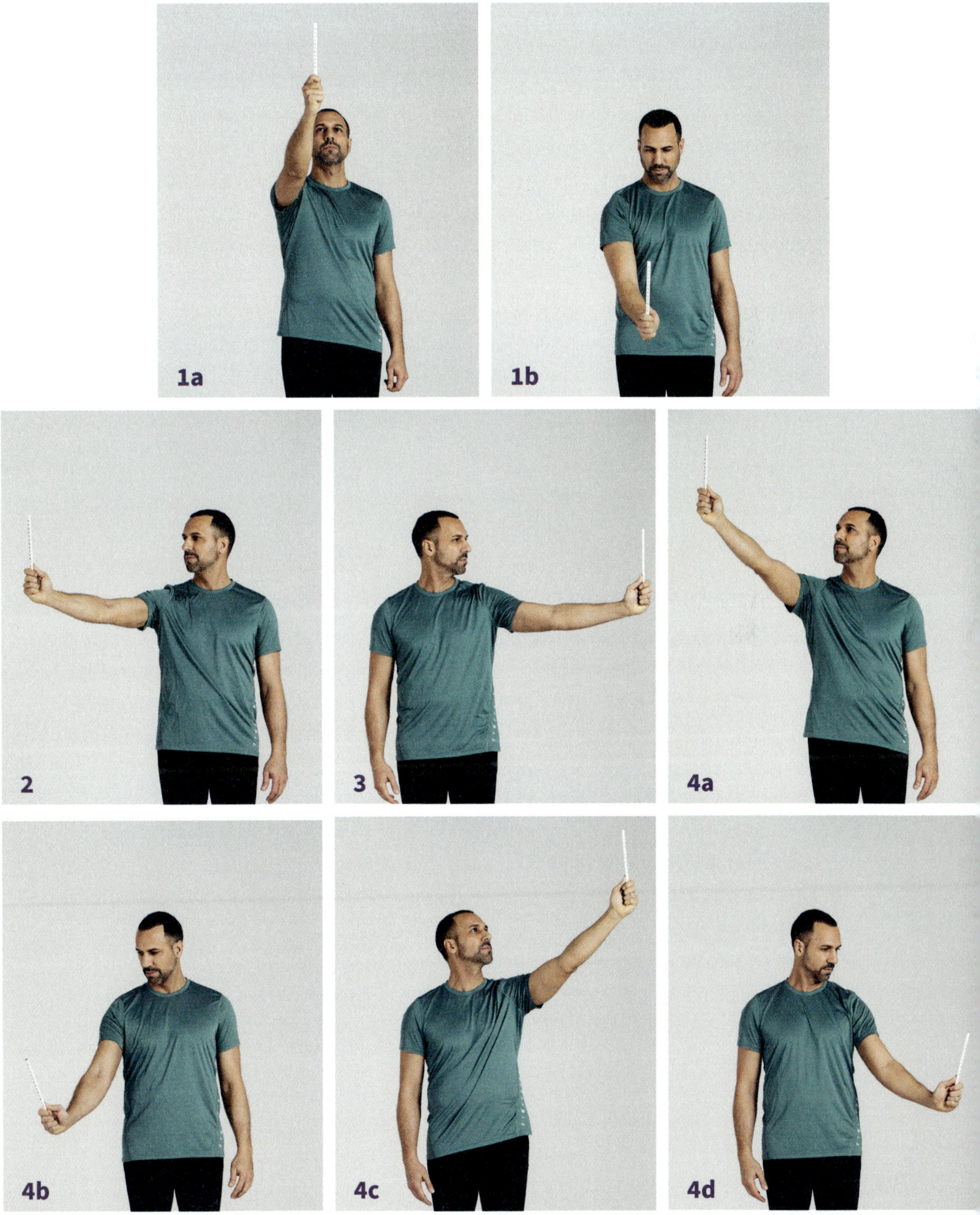
1a
1b
2
3
4a
4b
4c
4d

Hinweise

- Halten Sie die Wirbelsäule die gesamte Zeit über aufrecht.
- Ihr Blick bleibt während der gesamten Übung auf einen Buchstaben fixiert und der Buchstabe sollte während der gesamten Bewegung klar und deutlich für Sie erkennbar sein.
- Gerade zu Beginn kann diese Art des Gleichgewichtstrainings ungewohnt und herausfordernd sein. Achten Sie darauf, die Kopf- und Armbewegung langsam und gleichzeitig durchzuführen. Erhöhen Sie die Geschwindigkeit erst mit mehr Übung. Augen und Arm sollten dabei immer eine Linie bilden.
- Sollten Sie sich bei der Übung unsicher fühlen oder Ihnen gar schwindelig werden, können Sie die Übung in einem breiteren Stand oder auch im Sitzen durchführen. Dies erhöht das Sicherheitsempfinden für Ihr Gehirn.

Wippen

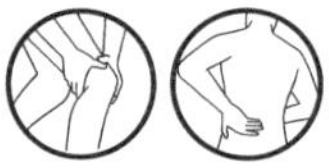

Material: VOR-Chart

Über Auf- und Abwärtsbewegungen kommt es zu einer vertikalen Beschleunigung, die insbesondere den Sacculus im Gleichgewichtssystem aktiviert. Diese Beschleunigung wird vom Gehirn wahrgenommen und es ergreift entsprechende Maßnahmen zur Gewährleistung der Sicherheit. Dies sind insbesondere Anpassungen im Nacken sowie an der Kopf- und Wirbelsäulenposition.

1. Befestigen Sie das VOR-Chart (Seite 203) auf Augenhöhe an der Wand. Entfernen Sie sich so weit vom Chart, dass Sie den Buchstaben in der Mitte noch klar und deutlich erkennen können. Stellen Sie sich aufrecht mit langer Wirbelsäule hin. Öffnen Sie die Füße hüftbreit, die Fußspitzen zeigen nach vorn. Fixieren Sie den Buchstaben mit den Augen.
2. Heben Sie die Fersen wenige Zentimeter vom Boden ab. Wippen Sie nun auf den Fußballen in kleinen Bewegungen hoch und tief. Lassen Sie den Blick auf das Chart gerichtet – der Buchstabe sollte während der Bewegung klar und deutlich erkennbar bleiben.

Dauer: 13–30 Sekunden

Hinweise

- Lassen Sie den Körper während der Übung locker und entspannt. Der Atem fließt ruhig und gleichmäßig weiter.
- Sollte der Buchstabe verschwimmen oder unscharf werden, verlangsamen Sie die Wippbewegung.
- Alternativ zu dem VOR-Chart können Sie einen Klebepunkt an der Wand fixieren oder sich ein anderes beliebiges kleines, aber gut sichtbares visuelles Ziel suchen.

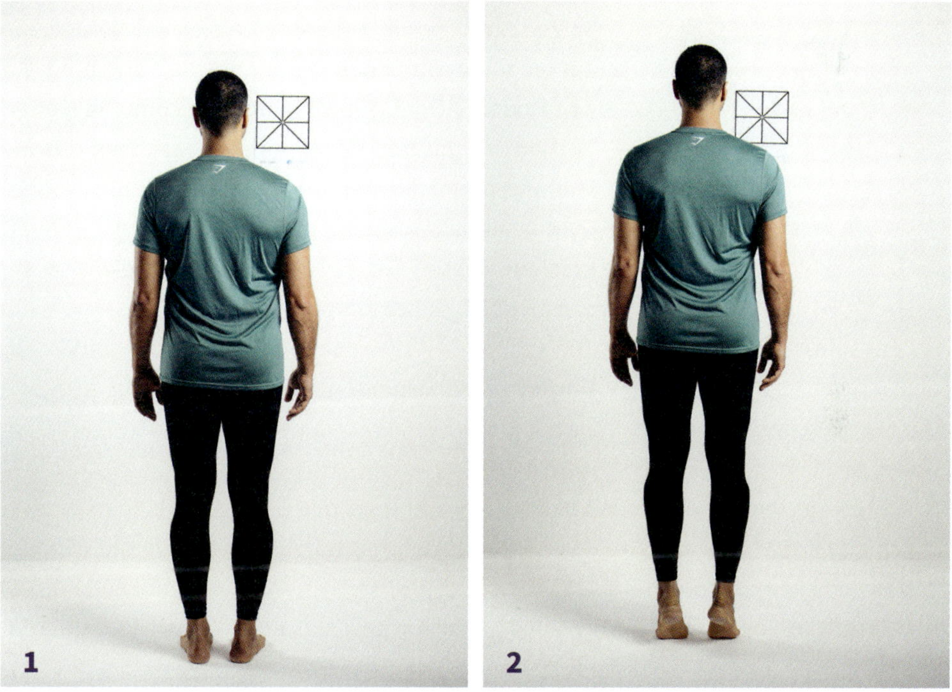

Wippen auf dem Pezziball

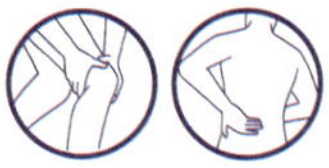

Material: Pezziball

Das Wippen auf dem Pezziball aktiviert wie auch die vorherige Übung den Sacculus. Durch die sitzende Position lastet weniger Druck auf den Gelenken. Diese Übung bietet sich daher bei starken Beschwerden in den Knien oder im Rücken an und auch, wenn starke Einschränkungen mit dem Gleichgewicht vorliegen.

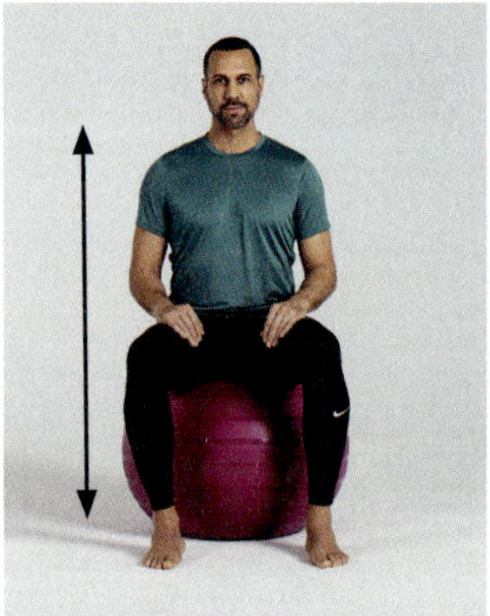

Setzen Sie sich mit langer und aufrechter Wirbelsäue auf einen Pezziball und stellen Sie die Füße breit auf den Boden. Atmen Sie ruhig und gleichmäßig weiter. Suchen Sie mit den Augen ein visuelles Ziel, das Sie klar und deutlich erkennen. Wippen Sie nun auf dem Gymnastikball locker auf und ab. Die Übung darf Spaß machen. Passen Sie die Wippgeschwindigkeit so an, dass Sie sich sicher fühlen.

Dauer: 20–60 Sekunden

Hinweise

- Achten Sie darauf, dass das visuelle Ziel während der Bewegung klar und deutlich erkennbar bleibt. Sollte das Bild unscharf werden, reduzieren Sie die Wippgeschwindigkeit entsprechend.
- Mit mehr Übung können Sie die Übung auch mit geschlossenen Augen durchführen.

Treppensteigen und Fahrstuhlfahren zur Aktivierung des Sacculus

Der Sacculus wird bei allen Auf- und Abwärtsbewegungen aktiviert, zum Beispiel beim Treppengehen. Sollte Ihnen das Treppensteigen schwerfallen und Sie daher den Fahrstuhl bevorzugen, so wird der Sacculus auch durch Fahrstuhlfahren aktiviert.

Variante: *Wippen auf dem Pezziball mit Kopfneigung*

Material: Pezziball

Über eine Seitneigung der Halswirbelsäule verändern Sie die Bedingungen und Anforderungen an Ihr Gleichgewichtssystem. Indem Sie den Kopf nach links neigen, wird der Gleichgewichtssinn der linken Körperseite vermehrt aktiviert; wenn Sie den Kopf nach rechts neigen, entsprechend der rechte.

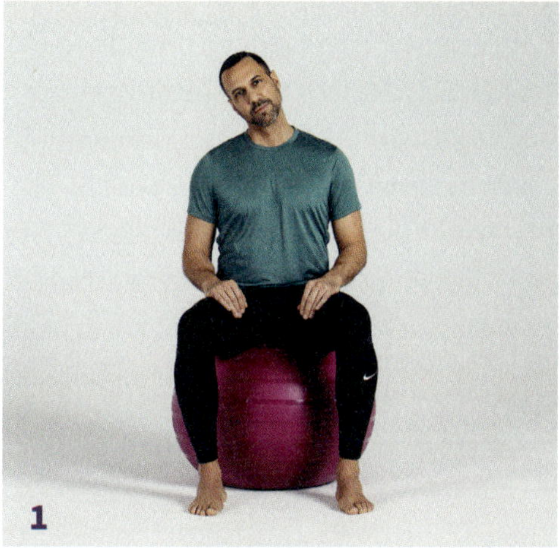

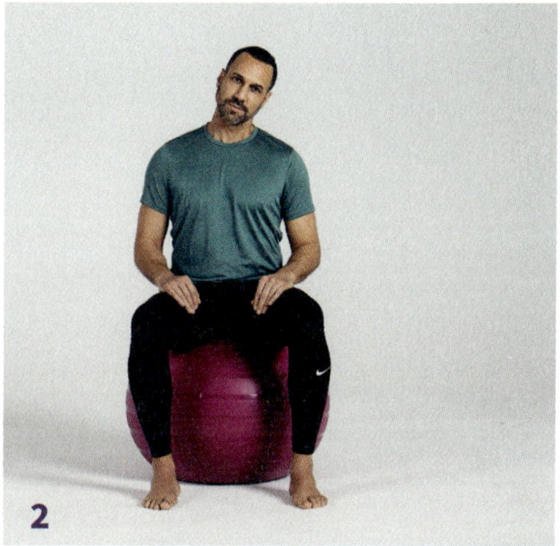

1. Setzen Sie sich mit langer und aufrechter Wirbelsäue auf einen Pezziball und platzieren Sie die Füße breit auf dem Boden. Atmen Sie ruhig und gleichmäßig weiter. Legen Sie den Kopf nach rechts und suchen Sie mit Ihren Augen ein visuelles Ziel, das Sie klar und deutlich erkennen. Beginnen Sie nun, locker auf dem Pezziball auf und ab zu wippen. Passen Sie die Wippgeschwindigkeit so an, dass Sie sich sicher fühlen.
2. Im Anschluss legen Sie den Kopf nach links, fixieren wieder das visuelle Ziel und wippen erneut.

Dauer: 20–60 Sekunden

Hinweis: Testen Sie, welche Kopfposition für Sie das beste Ergebnis liefert.

Wandliegestütz

Material: VOR-Chart

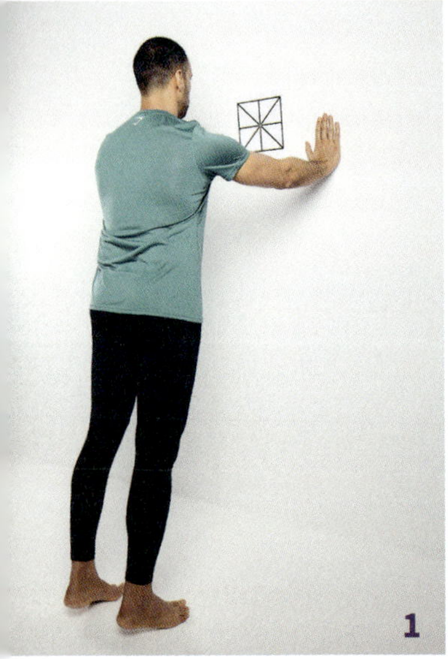

1

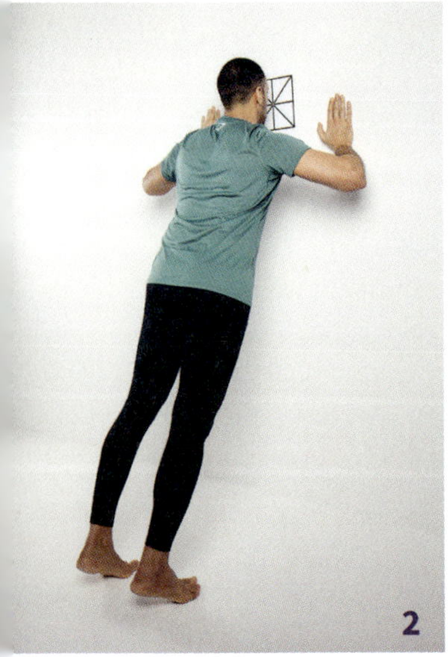

2

Ein weiteres Otolithenorgan ist der Utriculus. Dieses wird sowohl bei Vor- und Rückwärtsbewegungen aktiviert wie auch bei Seitwärtsbewegungen. Der Wandliegestütz aktiviert vornehmlich diesen Teil des Gleichgewichtssystems.

1. Bringen Sie das VOR-Chart auf Augenhöhe an der Wand an. Stellen Sie sich mit hüftbreit geöffneten Füßen und mit etwas Abstand von der Wand auf. Strecken Sie beide Arme nach vorn auf Brusthöhe aus und legen Sie die Hände schulterbreit an die Wand. Das VOR-Chart befindet sich vor Ihrem Gesicht.
2. Beginnen Sie nun, Ihre Arme zu beugen, und bringen Sie den Körper Richtung Wand. Beugen Sie die Ellenbogen nur so weit, dass Sie den Buchstaben in der Mitte des Charts noch klar und deutlich erkennen können. Drücken Sie sich wieder in die Ausgangsposition zurück, indem Sie die Arme strecken.

Wiederholungen: 5–10

Hinweis: Bei dieser Übung liegt der Fokus auf der Aktivierung des Gleichgewichts. Es handelt sich nicht um eine Kräftigungsübung. Wählen Sie daher einen Abstand zur Wand, der es Ihnen ermöglicht, leicht und mit wenig Kraftaufwand einen Liegestütz durchzuführen. Je näher Sie die Füße zur Wand platzieren, desto weniger Kraftaufwand ist nötig.

Laterale Aktivierung des Gleichgewichts

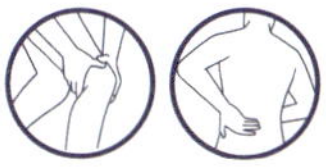

Material: VOR-Chart

1. Bringen Sie das VOR-Chart auf Augenhöhe an der Wand an und stellen Sie sich mit so viel Abstand davor auf, dass Sie den Buchstaben in der Mitte noch klar und deutlich erkennen. Nehmen Sie mit den Füßen eine leichte Grätsche ein. Halten Sie die Wirbelsäule lang und aufrecht. Die Position sollte für Sie angenehm sein. Ihre Fußspitzen zeigen dabei nach vorn. Verlagern Sie das Gewicht nun auf das rechte Bein, indem Sie das rechte Knie beugen. Der Oberkörper bleibt aufrecht. Fixieren Sie den Buchstaben mit den Augen.
2. Schieben Sie den Oberkörper nach links und verlagern Sie das Gewicht auf das linke Bein. Der Blick bleibt weiterhin auf dem visuellen Ziel. Wiederholen Sie die Rechts-links-Bewegung.

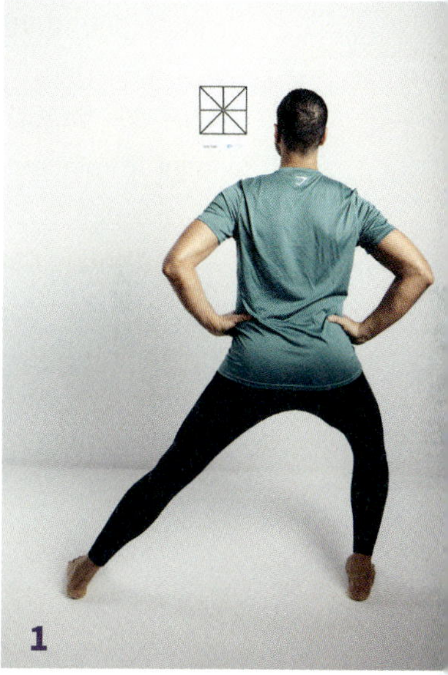

1

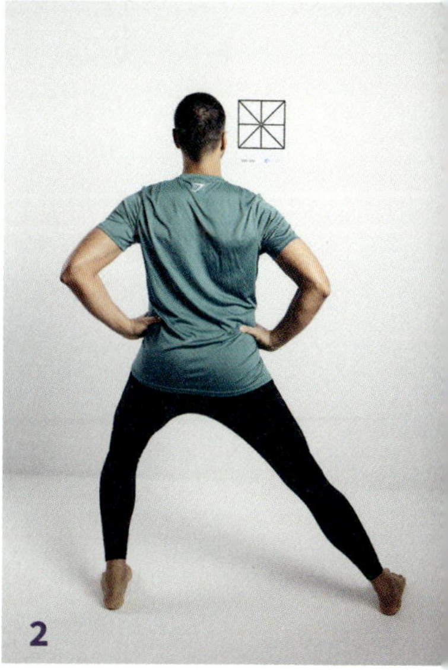

2

Wiederholungen: 5–10

Hinweis: Wenn Sie diese Übung gegen Knieschmerzen einsetzen, achten Sie darauf, sich ausschließlich im schmerzfreien Bereich zu bewegen.

Atemübungen

Die Relevanz einer physiologischen Atmung zur Energieversorgung haben Sie in Kapitel 2 auf Seite 57 bereits kennengelernt. Zusätzlich spielt die Atmung bei Schmerzen allgemein und insbesondere bei viszeralen und chronischen Schmerzen eine äußerst wichtige Rolle. Gezielte Atemübungen können die Innenwahrnehmung verbessern sowie den Vagusnerv und damit das parasympathische System aktivieren. Da Sie die Lunge immer bei sich haben und Luft allgegenwärtig ist, sind Atemübungen äußerst alltagstauglich und überall durchführbar.

Die Atmung hat ebenfalls einen großen Einfluss auf neuronale Bereiche wie zum Beispiel den Hirnstamm und somit auch auf die *Formatio reticularis*. Und wie Sie schon aus Kapitel 2 (Seite 38) wissen, ist hier ein Großteil der Schmerzwahrnehmung und -regulation beheimatet. Daher ist eine gut funktionierende Atmung auf vielen Ebenen wichtig und bildet eine große Stütze auf Ihrem Weg zu einem schmerzfreieren Leben. Grundsätzlich lassen sich die Übungen zum Atemtraining in drei Bereiche unterteilen:

- Den ersten Bereich stellt das Training zum **Atembewusstsein** oder auch zur Atemkoordination dar. Ziel ist es, die für die Atmung wichtige Muskulatur wahrzunehmen und anzusteuern.
- Im zweiten Schritt trainieren Sie Ihre **Atemmuskulatur** durch das verlängerte Ausatmen. Dieses Training wirkt sich stark parasympathisch und somit stressreduzierend aus.
- Den dritten Bereich des Atemtrainings stellt das sogenannte **Atemschwellentraining** dar – darunter fallen zum Beispiel Luftnotübungen. Hierbei erreichen Sie einen schnellen Anstieg des Kohlenstoffdioxidlevels im Körper und erhöhen die CO_2-Toleranz, was die Energieversorgung positiv beeinflusst.

Wichtige Hinweise zum Atemtraining

Damit Sie langfristig und nachhaltig von einem guten Atemtraining profitieren, gilt es, einige wichtige Aspekte im Zusammenhang mit dem Atemtraining zu berücksichtigen. Zunächst ist es wichtig, dass Sie zu jeder Zeit des Trainings Ihre Atmung bewusst wahrnehmen. Je entspannter und fokussierter Sie das Atemtraining durchführen, desto effektiver wird das Training sein. Gehen Sie vom Einfachen zum Schweren. Starten Sie mit den Übungen zum Atembewusstsein, bevor Sie sich mit dem Atemmuskulaturtraining beschäftigen, etwa mit der verlängerten Ausatmung, und widmen Sie sich zuletzt dem Atemschwellentraining.

Wenn Sie eines oder mehrere der folgenden Symptome wahrnehmen, sollten Sie das Atemtraining beenden. Diese Symptome sollten weder während noch unmittelbar nach den Atemübungen auftreten. Sollte dies dennoch vorkommen, reduzieren Sie beim nächsten Mal den Trainingsumfang oder gehen Sie gegebenenfalls einen Übungsbereich zurück. Folgende Anzeichen gilt es zu beachten:

- Brustschmerzen
- Verwirrtheit
- Schwindel
- Trockener Mund
- Benommenheit
- Muskelkrämpfe in den Händen und Füßen
- Taubheit und Kribbeln in den Armen oder um den Mund
- Herzklopfen
- Kurzatmigkeit
- Schwäche

Das Zwerchfell und seine Funktion

Der wichtigste Atemmuskel und der bei jedem Atemzug aktiv ist, ist das Zwerchfell. Bei der Einatmung füllt sich die Lunge mit Luft und der Brustkorb dehnt sich aus. Hierbei zieht sich das Zwerchfell zusammen und drückt sich nach unten Richtung Bauchraum. Bei der Ausatmung dagegen entspannt sich das Zwerchfell und bewegt sich nach oben Richtung Brustkorb zurück.

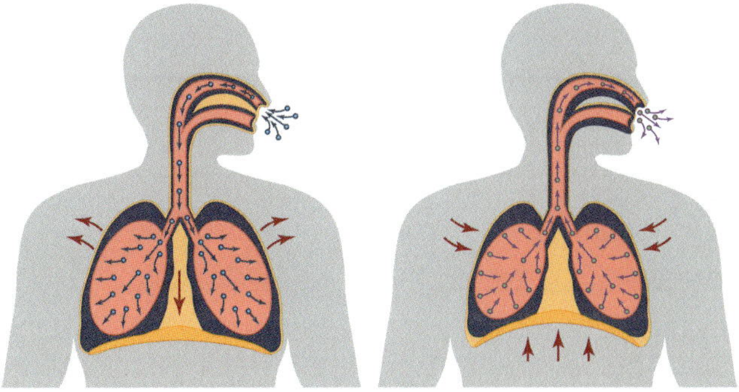

Einatmung   Ausatmung

Bei einer flachen Atmung, die vornehmlich im Brustkorb stattfindet und wie sie häufig bei Schmerzen oder Stress vorkommt, ist das Zwerchfell permanent unter Spannung und bewegt sich kaum. Dies resultiert unter anderem in einem verringerten Gasaustausch, was zu einer schlechteren Energieversorgung von Muskulatur und Gehirn führt. Um dies zu kompensieren, kommt es zu einer Überbelastung der Atemhilfsmuskulatur, unter anderem von der Brust- und Rückenmuskulatur. Diese Überbeanspruchung führt zu Spannungen und Verkrampfungen in Rücken, Schulter, Nacken und Kopf bis hin zu Schmerzen in diesen Bereichen. Eine optimale Bewegung des Zwerchfells bei jedem Atemzug wirkt sich dabei zusätzlich positiv auf die Bewegung des Magen-Darm-Trakts aus.

Bauchatmung

Eine bewusste und tief in den Bauchraum gehende Atmung mobilisiert die inneren Organe zum einen über die Mechanik der Atemhilfsmuskulatur und zum anderen durch die eingeatmete Luft. Sie können sich diese Atemübung wie eine Massage von innen vorstellen, die das Entspannungssystem anregt und Sie regenerieren lässt. Genau genommen ist die Bauchatmung eine Atembewusstseinsübung.

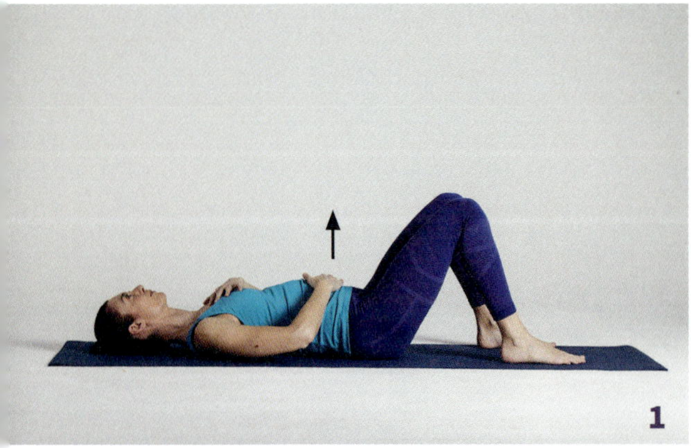

1

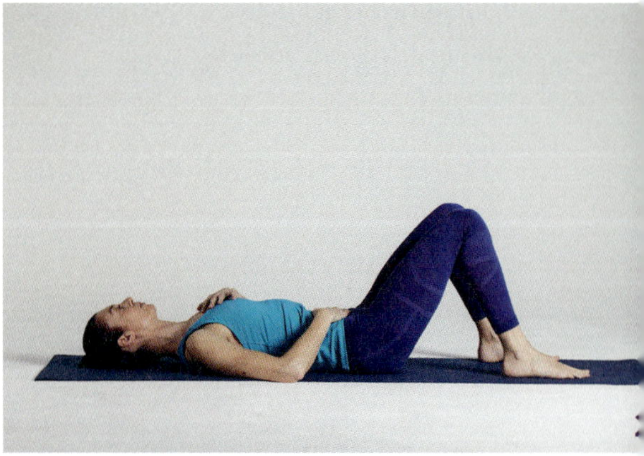

1. Legen Sie sich entspannt auf den Rücken. Alternativ können Sie die Übung auch im Sitzen durchführen. Legen Sie eine Hand auf den Brustkorb und eine Hand oberhalb des Bauchnabels auf den Bauch. Schließen Sie die Augen, wenn Sie sich dann besser auf die Atmung konzentrieren können. Atmen Sie bewusst durch die Nase in den Bauch ein. Die Bauchdecke hebt sich dabei leicht an und drückt gegen Ihre Hand. Der Brustkorb und die obere Hand bleiben ruhig und unbeweglich.
2. Während Sie durch die Nase wieder ausatmen, wird Ihre Bauchdecke wieder flach und zieht sich nach innen. Der Druck gegen die Hand lässt nach.

Wiederholungen: 5–10, mehrfach pro Tag (alternativ: 2–5 Minuten)

Hinweise

- Ziel ist es, die Bauchatmung als neues Atemmuster zu etablieren, das Sie automatisch durchführen.
- Atmen Sie während der Übung, wenn möglich, ausschließlich durch die Nase. Dies verbessert die Sauerstoffversorgung. Vermeiden Sie es, einen tiefen Atemzug zu nehmen und dabei viel Luft einzuatmen. Dies aktiviert das Stresssystem und ist kontraproduktiv. Stellen Sie sich dagegen vor, in die Tiefe zu atmen, und schieben Sie die Luft durch die Lungenflügel nach unten.
- Führen Sie die Übung sowohl bei akuten Schmerzen als auch präventiv durch, zum Beispiel morgens oder abends im Bett, um den Tag entspannt zu starten und auch zu beenden.
- Die Übung eignet sich auch hervorragend vor einer Mahlzeit. Wenige Atemzüge reichen aus, um die Verdauung positiv zu beeinflussen.

Zwerchfelldehnung

Eine effektive Atembewusstseinsübung, um die Spannung des Zwerchfells zu reduzieren und es zu dehnen, ist die folgende Dehnung. Über die Armposition über Kopf wird die Dehnung zusätzlich intensiviert.

1. Legen Sie sich auf den Rücken und winkeln Sie die Beine an. Stellen Sie die Füße hüftbreit auseinander. Kippen Sie das Becken nach vorn, sodass der untere Rücken fest auf dem Boden liegt. Versuchen Sie, diese Beckenposition während der Übung beizubehalten.
2. Führen Sie die Arme über den Kopf und legen Sie diese lang auf dem Boden ab. Atmen Sie tief durch die Nase in den Bauch ein. Die Bauchdecke hebt sich dabei zur Decke.
3. Legen Sie den Kopf leicht in den Nacken und öffnen Sie den Mund. Atmen Sie durch den Mund schnell, kontrolliert und vollständig aus. Die Arme bleiben dabei locker am Boden liegen und der untere Rücken fest auf dem Boden. Auch wenn Sie das Gefühl haben, die Luft bereits vollständig ausgeatmet zu haben, versuchen Sie, noch weiter auszuatmen, bis der natürliche Einatemreflex einsetzt. Bei korrekter Ausführung spüren Sie eine Dehnung in Rücken und Brustkorb. Wiederholen Sie die Übung mit einigen Pausen dazwischen.

Wiederholungen: 3–4

Hinweis: Der Fokus dieser Atemübung liegt auf der Ausatmung. Arme, Hals/Nacken und Gesicht bleiben bei der Übung entspannt. Ein schnelles, jedoch langes und intensives Ausatmen, wie es für die optimale Wirkung dieser Dehnung notwendig ist, bedarf einiger Übung. Ein hörbares Atemgeräusch bei der Ausatmung ist normal und sogar wünschenswert. Aber Achtung! Eine starke Dehnung des Zwerchfells kann einen Hustenreiz hervorrufen. Dies ist eine normale physiologische Reaktion und kein Grund zur Beunruhigung. Mit Gewöhnung an die Übung wird dieser nachlassen. Lassen Sie sich Zeit, sich auf diese Übung einzulassen.

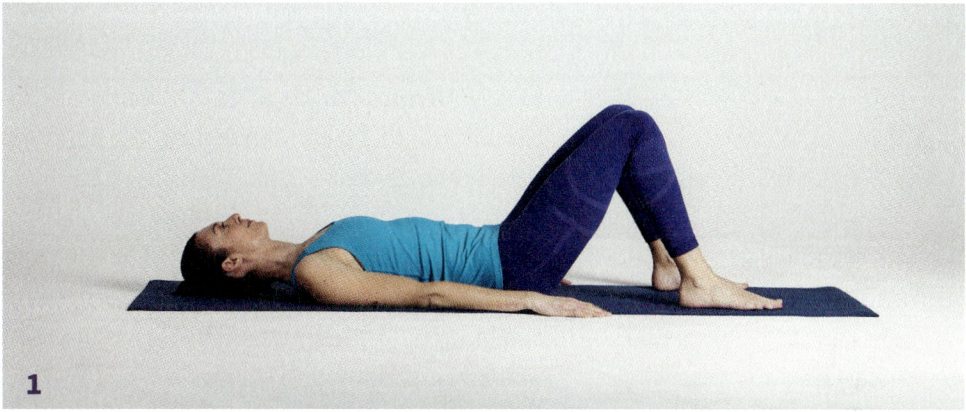

1

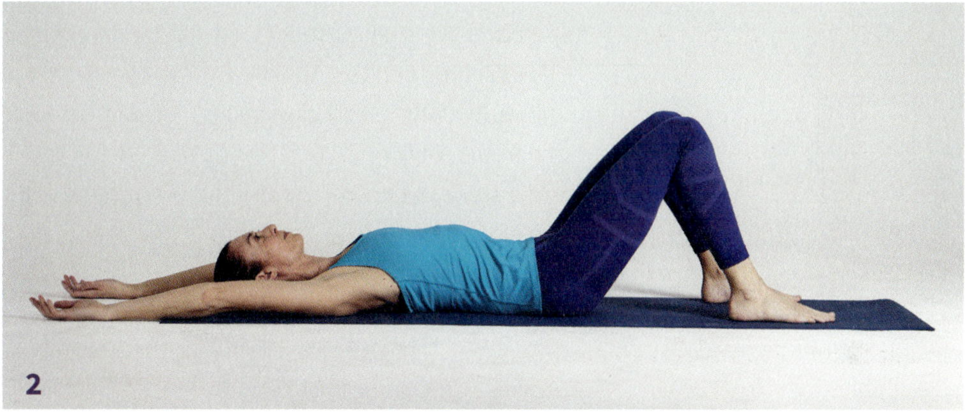

2

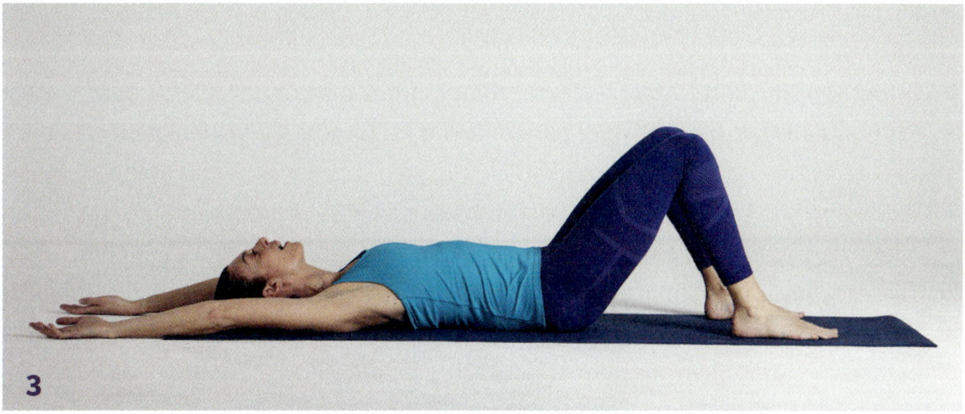

3

Verlängerte Ausatmung

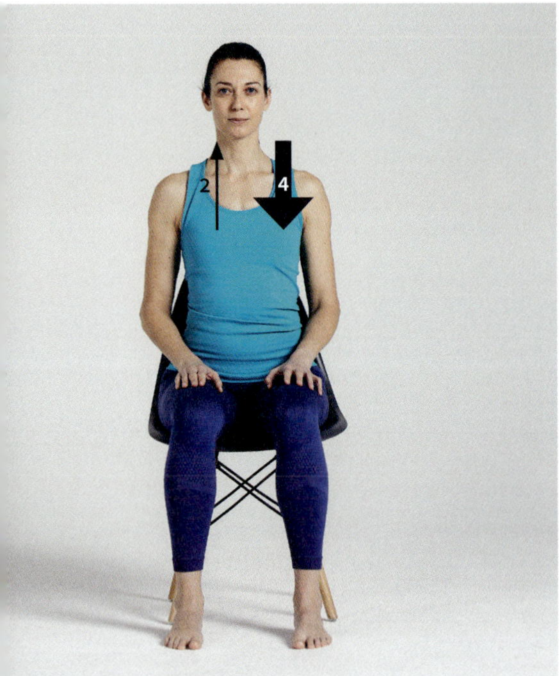

Dieses Atemmuster trainiert die Atemmuskulatur und trägt zu einer Aktivierung des parasympathischen Systems bei. Über die Ausatmung werden Neuronen des Vagusnervs, die mit dem Herzen in Verbindung stehen, aktiviert. Eine Verlangsamung des Herzschlags und sofortige Entspannung sind das Resultat dieser einfachen und überall durchführbaren Übung.

Setzen Sie sich aufrecht und mit langer Wirbelsäule hin. Lenken Sie die Aufmerksamkeit auf Ihre Atmung. Der Fokus dieser Übung liegt auf der Ausatmung. Atmen Sie für zwei Zeiten durch die Nase in den Bauch ein und im Anschluss für vier Zeiten aus.

Wiederholungen: 1–3 täglich bis zu 30 Atemzüge

Hinweise

- Eine Ausatmung über die Nase ist wünschenswert, jedoch insbesondere zu Beginn kein Muss.
- Versuchen Sie, diesen Atemrhythmus für mehrere Atemzüge beizubehalten. Starten Sie langsam und legen Sie bei aufkommender Luftnot gegebenenfalls eine Pause ein.
- Zu Beginn hat es sich bewährt, ein Verhältnis von 2 : 4 zwischen Ein- und Ausatmung zu wählen. Es ist ratsam, diese Atemkontrolltechnik zuerst in Ruhe zu üben. Später – mit etwas Übung – können Sie die Übung auch beim Gehen oder jeder anderen Tätigkeit durchführen. Als Zeiteinheit bietet sich der Sekundentakt an oder beim Gehen das Schritttempo: zwei Schritte einatmen, vier Schritte ausatmen. Integrieren Sie diese Atemübung zu verschiedenen Zeiten in Ihren Alltag. Bei viszeralen Schmerzen idealerweise kurz vor einer Mahlzeit, zum Einschlafen oder als kurze Pause für zwischendurch.

Variante: Verlängerte Ausatmung mit dem Relaxator

Material: Relaxator

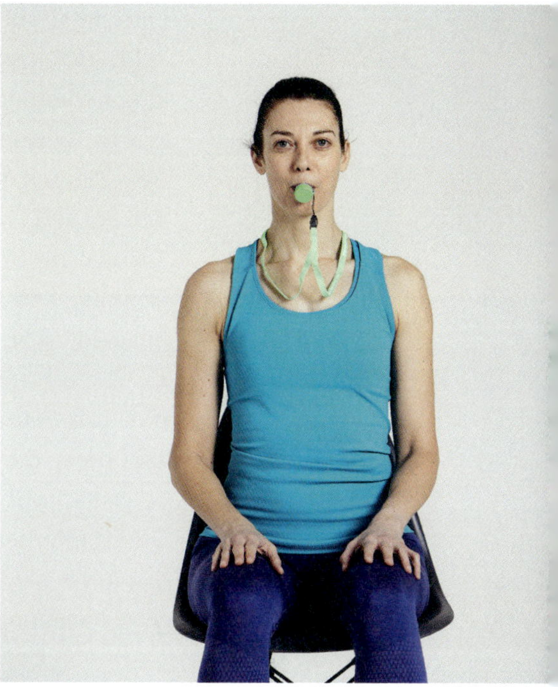

Der Relaxator ist ein kleines und handliches Trainingsgerät, das die Durchführung der verlängerten Ausatmung unterstützt. Mit diesem Atemtrainingsgerät erhöhen Sie den Luftwiderstand, gegen den Sie ausatmen. Dies intensiviert die Beanspruchung der Atemmuskulatur und verlängert automatisch die Ausatemzeit. Der Atemwiderstand lässt sich stufenlos und individuell einstellen und an Ihren Trainingszustand anpassen.

Setzen Sie sich aufrecht und mit langer Wirbelsäule hin. Lenken Sie die Aufmerksamkeit auf Ihre Atmung. Wählen Sie am Relaxator einen für Sie angenehmen Widerstand und platzieren Sie das Mundstück zwischen den Lippen. Der Fokus dieser Übung liegt auf der Ausatmung. Atmen Sie entspannt durch die Nase in den Bauch ein und im Anschluss durch den Mund über den Relaxator aus. Versuchen Sie, einen gleichmäßigen Atemrhythmus zu finden.

Hinweis: Sie können den Relaxator täglich 5 bis 20 Minuten anwenden. Beginnen Sie mit dem Training erst in Ruhe. Mit etwas Routine können Sie die Atmung über den Relaxator auch in alltägliche Aktivitäten wie bei der Hausarbeit oder beim Spazierengehen tragen.

Luftnotübung

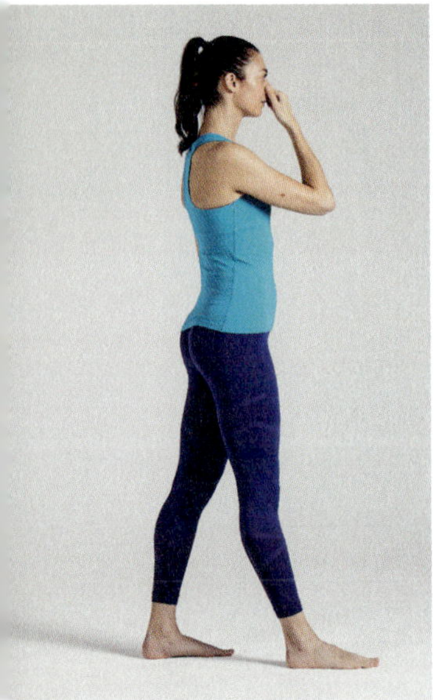

Eine einfach durchführbare Form des Atemschwellentrainings sind Luftnotübungen. Sie aktivieren alle Anteile der Inselrinde und sind eine hervorragende Atemkontrollübung, um chronische Schmerzen zu reduzieren und die körperliche Fitness zu erhöhen. Erinnern Sie sich an die Auswirkungen von Stress und Schmerzen auf den Körper? Fast immer ist auch die Atmung eingeschränkt mit der Tendenz zur Überatmung (Seite 58). Diese Übung aktiviert den präfrontalen Kortex, der häufig bei chronischen Schmerzen Dysfunktionen aufweist, und zusätzlich den Thalamus. Ziel dieser Übung ist es, den Kohlendioxidgehalt im Körper zu erhöhen und diesen nicht direkt abzuatmen, sowie Kontrolle über die Atmung zu behalten. So kalibrieren Sie die CO_2-Rezeptoren im Gehirn neu und wirken den Folgen von Überatmung entgegen. Für Luftnotübungen ist etwas Übung erforderlich und sie eignen sich eher nicht, wenn Sie gerade erst mit dem Atemtraining beginnen. Eine gute Vorübung stellt zum Beispiel die verlängerte Ausatmung auf Seite 218 dar. Das Letzte, was Sie wollen, ist, dass das Nervensystem in Panik verfällt und die Bremse zieht. Fangen Sie daher langsam an, auch wenn diese Übung etwas Überwindung kostet. Bleiben Sie dran! Es lohnt sich.

Nehmen Sie einige entspannte Atemzüge. Atmen Sie fast vollständig aus und beginnen Sie eine leichte körperliche Aktivität wie zum Beispiel Gehen. Während Sie sich bewegen, halten Sie die Luft so lange wie möglich an. Halten Sie sich bei Bedarf die Nase zu, um ein unbewusstes Einatmen zu vermeiden.

Wiederholungen: 3–5

Hinweise

- Es ist möglich, dass sich während der Übung ein leichtes Unbehagen ausbreitet, Ihre Kehle sich etwas verengt oder Sie plötzlich Wärme in sich aufsteigen spüren. Dies ist normal und kein Grund zur Beunruhigung. Wichtig ist, dass Sie zu jeder Zeit das Gefühl der Kontrolle haben. Wenn Sie einen deutlichen Impuls zum Einatmen wahrnehmen, atmen Sie ruhig ein. Hierbei geht es vor allem darum, schnell wieder Kontrolle über die eigene Atmung zu erlangen und zum gewohnten Atemrhythmus zurückzukommen. Nach spätestens drei Atemzügen sollten Ihnen wieder ruhige Atemzüge möglich sein und Sie sollten sich unterhalten können, als sei nichts gewesen.

- Führen Sie diese Atemanhaltetechnik 3- bis 5-mal hintereinander mit entspannten Pausen dazwischen durch.
- Testen Sie Ihr Ergebnis und notieren Sie sich die Anzahl der Schritte und die Zeit, die Sie die Luft angehalten haben.
- Integrieren Sie diese Übung in den Alltag. Halten Sie zum Beispiel auf dem Weg zur Toilette, zur Kaffeemaschine oder zum Auto die Luft an. Sie werden schnell Fortschritte bemerken.
- Halten Sie den Atem nur so lange an, wie es sich für Sie sicher anfühlt und Sie die Kontrolle haben. Mehr ist nicht besser und weniger ist am Anfang sogar mehr. Es hilft Ihnen nicht, bis zum maximal Möglichen die Luft anzuhalten, um danach erst einmal minutenlang nach Luft zu ringen und als Kompensation wieder zu überatmen, indem Sie sehr viel Luft einatmen. Hierdurch untergraben Sie die möglichen positiven Effekte dieser Übung.
- Ein aufkommender Schwindel oder ein Benommenheitsgefühl zeigen, dass Sie es übertrieben haben.
- Wenn Sie unter starkem Bluthochdruck, Herzrasen oder schnell ansteigendem Puls leiden, ist diese Übung nicht für Sie geeignet. Nehmen Sie als Alternative die verlängerte Ausatmung (Seite 218) und verlängern Sie die Zeit der Ausatmung.

Variante: Luftnotübung mit intensiverer Anstrengung

Statt zu gehen, können Sie auch jede andere beliebige leichte bis moderate Bewegung durchführen. Wie wäre es zum Beispiel mit einigen Kniebeugen, dem Hampelmann oder schnelles Hochziehen der Knie auf der Stelle? Alles ist möglich. Wichtig ist, je anstrengender die Bewegung für Sie konditionell ist, desto herausfordernder wird auch die Luftnotübung. Starten Sie langsam und steigern Sie sich mit der Zeit.

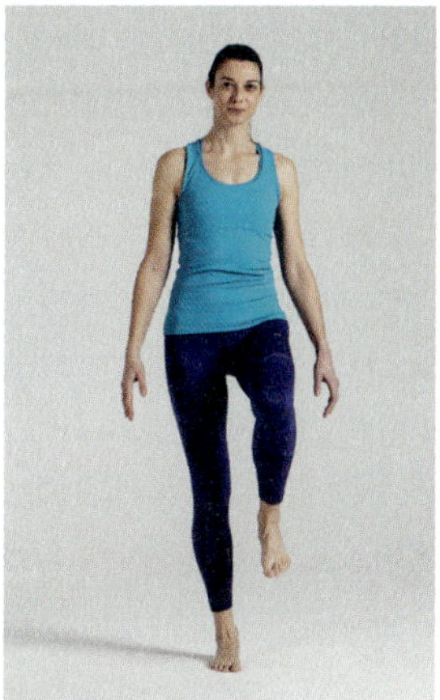

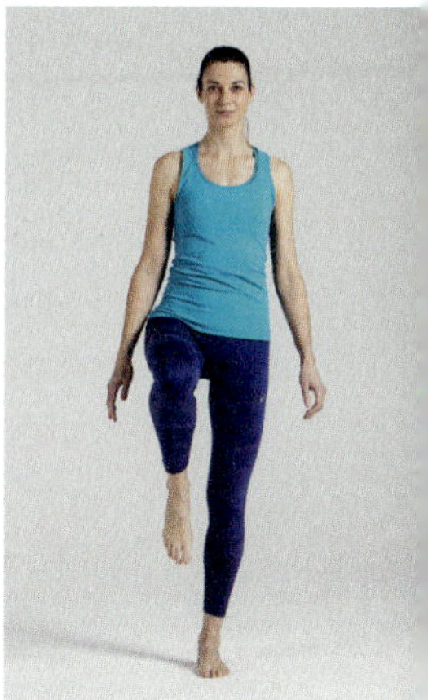

Übungen für die Innenwahrnehmung

Die nachfolgenden Übungen dienen dazu, Ihre Interozeption zu verbessern und somit Ihrem Gehirn ein genaueres Bild über alle inneren Prozesse zu ermöglichen. Die Qualität dieser aufgenommenen Informationen sowie deren Weitergabe an das Gehirn spielen eine maßgebliche Rolle für das Wohlbefinden und die Gesundheit. Das Gehirn bekommt die Information, dass alle inneren Organe ordnungsgemäß funktionieren und Sie in Sicherheit sind. Erinnern Sie sich an die wichtigste Aufgabe des Gehirns: Überleben sichern. Sicherheit hat für das Gehirn immer oberste Priorität. Die richtige Einordnung und Regulation dieser Prozesse sind wichtige Bestandteile dieses Buches und der Schmerzrehabilitation. Ein Großteil dieser Informationen läuft über den Vagusnerv (Seite 45), daher wird diesem eine besondere Bedeutung bei den Übungen zuteil.

Wie auch bei den Atemübungen zuvor kommt der bewussten Wahrnehmung während des Trainings eine besondere Bedeutung zu. Dadurch steigern Sie die Effektivität der Übung nochmals deutlich.

Zungenübungen

Die Zunge spielt bei einer Vielzahl von Tätigkeiten eine Rolle: Atmung, Nahrungsaufnahme, Sprechen, Mimik und Schlucken. Die Zunge wird von mehreren Hirnnerven innerviert. So wird zum Beispiel das hintere Drittel der Zunge vom Vagusnerv innerviert, der vordere Zungenbereich vom Trigeminusnerv. Sowohl motorische Komponenten wie bei Zungenbewegungen als auch sensorische Komponenten wie beim Gurgeln (Seite 236) bewirken eine große Aktivierung im Gehirn, insbesondere von Inselrinde, Hirnstamm und mittlerem Kleinhirn. Alle Bereiche sind an der Schmerzwahrnehmung und -einordnung beteiligt. Über das Kleinhirn hat die Zunge einen Einfluss auf die Bewegungskorrektur der Wirbelsäule und Verbindung zur Augenmuskulatur.

Zungenbewegungen aktivieren das supplementär-motorische Areal und wirken sich hierüber auch positiv auf den Beckenboden aus. Zusätzlich ist die Zunge neuronal mit verschiedenen Gesichtsmuskeln, über den Hirnstamm und die Hirnnerven mit der Kiefer- und Nackenmuskulatur sowie dem Zwerchfell (Seite 213) verbunden. Zungenübungen unterstützen auch das Gleichgewicht, welches wiederum eine wichtige Komponente für Stabilität sowie die optimale Regulierung und Steuerung innerer Prozesse ist.

Zungenübungen sind einfach und überall durchführbar und scheinen neuroplastische Veränderungen besonders schnell zu begünstigen.

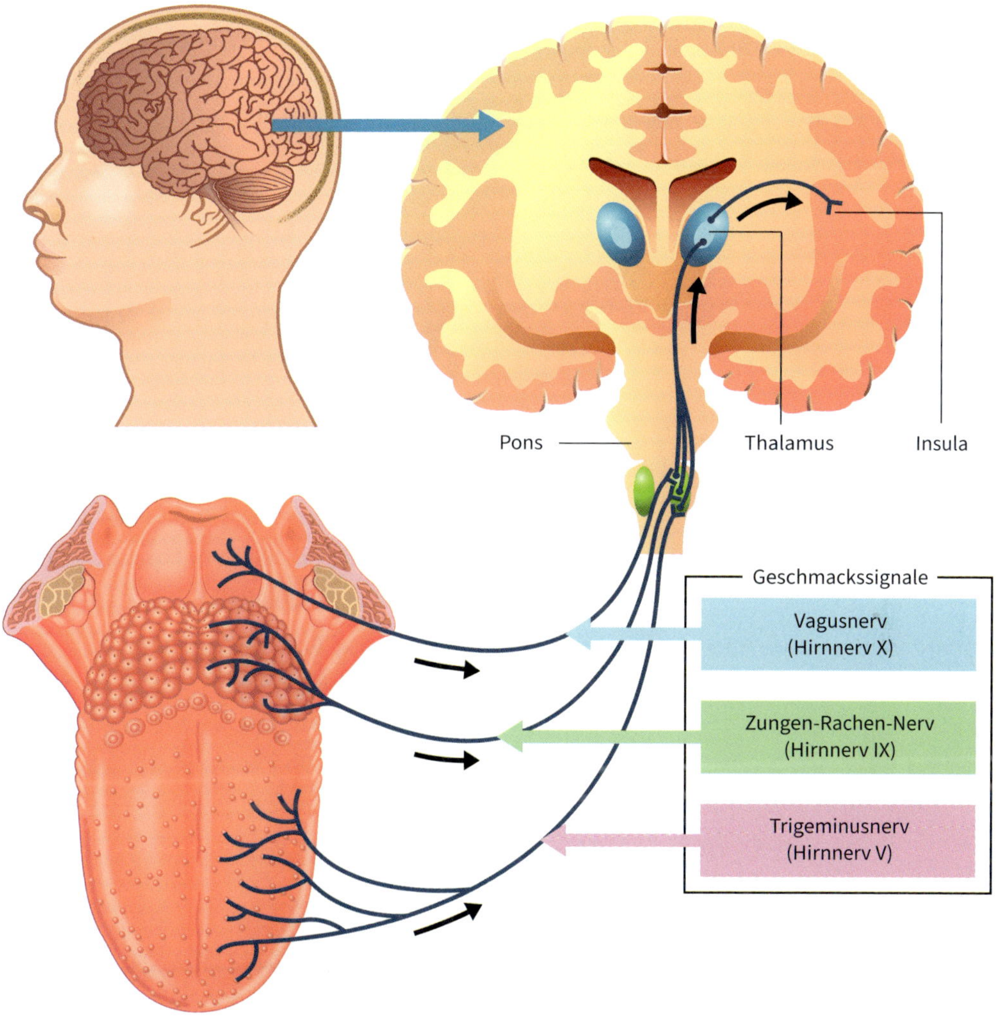

Diese Darstellung zeigt die sensorische Reizweiterleitung der Zunge sowie die Hirnnerven, die die Zunge innervieren.

Zungenruheposition – breites Grinsen

Die folgende Übung hilft Ihnen dabei, ein Gefühl für diese Position zu bekommen und die optimale Zungenruheposition einzunehmen. Die Zunge kann, wie jeder andere Muskel im Körper, trainiert werden. Was sich am Anfang vielleicht ungewohnt anfühlt, kann schnell Ihr neues »Normal« werden.

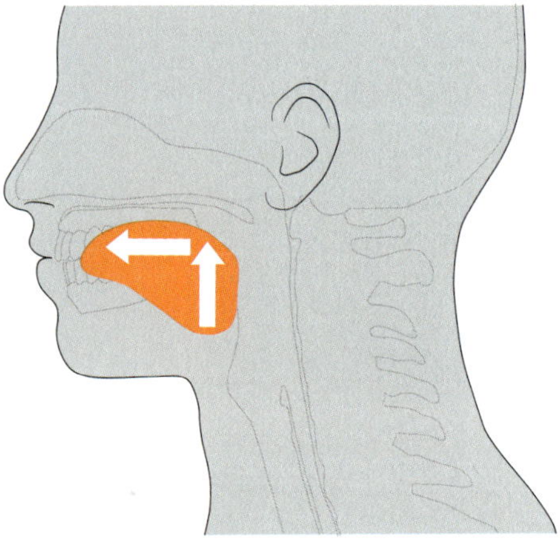

Die Position der Zunge hat einen großen Einfluss auf die Körperstabilität sowie die Kopf- und Nackenposition. In Ruhe, das heißt, wenn Sie nicht essen, trinken oder sprechen, sollte sich die Zunge in folgender Position befinden: die Zungenspitze oben am Gaumen, kurz hinter den oberen Schneidezähnen, ohne diese dabei zu berühren. Sie ist flach und entspannt. Auch die restliche Zunge liegt bis hinten oben am Gaumen an.

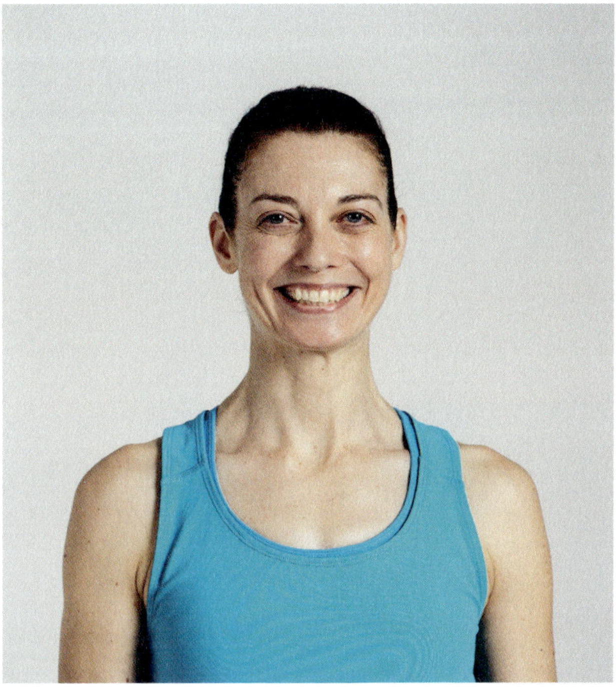

Stellen oder setzen Sie sich gerade aufgerichteter Wirbelsäule hin. Die Zähne berühren sich sanft. Beginnen Sie breit zu grinsen. Während Sie grinsen, versuchen Sie zu schlucken. Beim Schluckvorgang drückt sich die Zunge automatisch nach oben an den Gaumen und nimmt die optimale Position ein. Spüren Sie in sich hinein und legen Sie die Aufmerksamkeit auf die Zunge. Versuchen Sie, die Zungenposition für einige Sekunden nach dem Schlucken in der oberen Position zu halten.

Wiederholungen: 2–3

Hinweise

- Mit etwas Übung wird es Ihnen gelingen, die optimale Zungenruheposition auch ohne das breite Grinsen einzunehmen. Übung macht den Meister.
- Überprüfen Sie Ihre Zungenposition mehrfach am Tag und korrigieren Sie diese bei Bedarf, zum Beispiel beim Warten auf den Kaffee, an der Ampel, auf der Toilette oder abends vor dem Einschlafen, denn auch im Schlaf sollte die Zunge in dieser Position liegen.

Zungendehnung

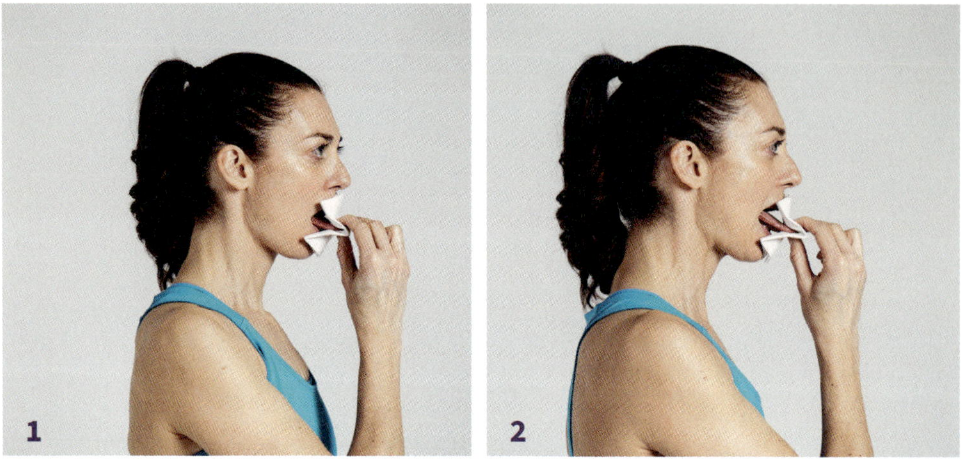

1. Stellen oder setzen Sie sich gerade mit aufrechter Wirbelsäule hin. Gesicht und Nacken sind entspannt. Nehmen Sie ein dünnes Stofftuch in die Finger, öffnen Sie den Kiefer und greifen Sie die Zunge behutsam mit dem Stofftuch.
2. Ziehen Sie die Zunge langsam und vorsichtig nach vorn, bis Sie eine leichte Dehnung spüren. Halten Sie diese Dehnposition und lösen Sie diese nach der angegebenen Dauer wieder langsam.

Dauer: 30–60 Sekunden

Hinweis: Sie können die Dehnposition der Zunge variabel gestalten. Ziehen Sie die Zunge mit dem Stofftuch zum Beispiel leicht nach oben, nach links oder nach rechts. Halten Sie Positionen, in denen Sie eine intensivere Dehnspannung fühlen, etwas länger.

Zungenkreisen

Eine einfache und wirkungsvolle Übung ist das Zungenkreisen. Sie trainiert die Zungenmuskulatur und aktiviert über die Bewegung den Vagusnerv und die Inselrinde.

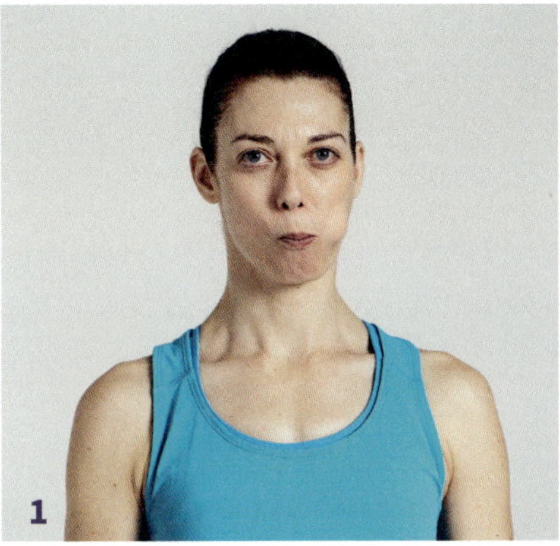

1

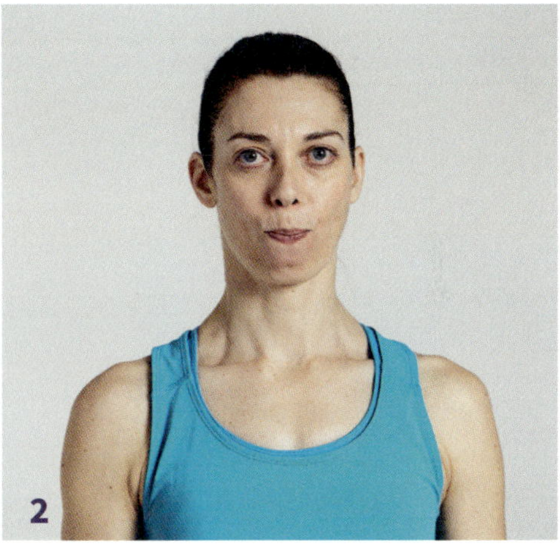

2

1. Stellen oder setzen Sie sich gerade mit aufrechter Wirbelsäule hin. Schließen Sie die Lippen, öffnen Sie den Kiefer leicht und entspannen Sie das Gesicht. Legen Sie die Zungenspitze an die oberen Schneidezähne und beginnen Sie, im Uhrzeigersinn die Innenseite der Zähne mit der Zunge entlangzufahren.
2. Führen Sie die Zunge bis zu den Backenzähnen nach hinten und wechseln Sie dort zum Unterkiefer. Fahren Sie nun die gesamte untere Zahnreihe entlang und gehen Sie hinten wieder nach oben und zurück in die Mitte zum Startpunkt.

Wiederholungen: 3–5, sowohl im als auch gegen den Uhrzeigersinn (nacheinander)

Hinweise
- Versuchen Sie, eine flüssige und große Kreisbewegung auszuführen.
- Testen Sie, welche Kreisrichtung für Sie das bessere Ergebnis liefert.
- Statt an der Zahninnenseite können Sie mit der Zungenspitze auch an der Zahnaußenseite entlangfahren. Die Lippen bleiben dabei geschlossen und der Kiefer entspannt.
- Mit etwas Übung und für mehr Abwechslung können Sie zusätzlich die Zähne zählen. Dies gestaltet die Übung kognitiv anspruchsvoller.

Zungenpendel

Eine weitere Zungenübung ist das Zungenpendel. Im Gegensatz zum Zungenkreisen erfordert diese Übung jedoch mehr Genauigkeit und Ansteuerung.

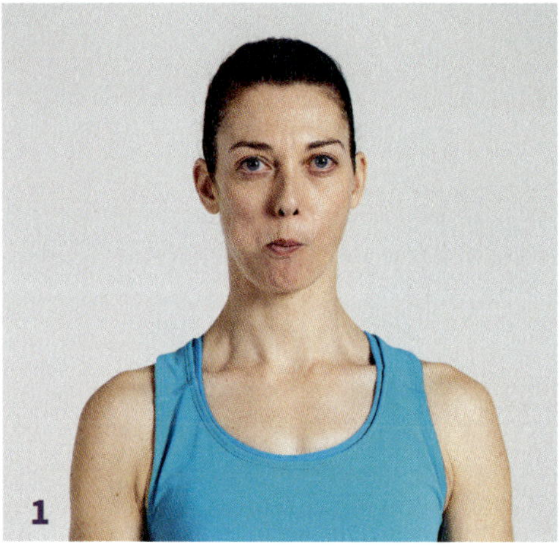

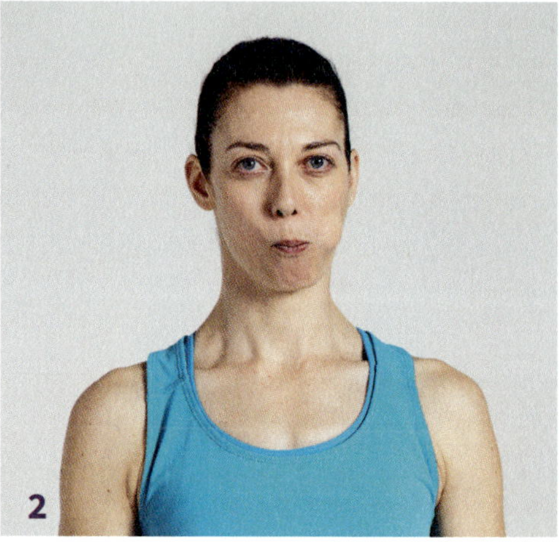

1. Stellen oder setzen Sie sich gerade mit aufrechter Wirbelsäule hin. Schließen Sie die Lippen, öffnen Sie den Kiefer leicht und entspannen Sie das Gesicht. Schieben Sie die Zunge in die rechte Wange und üben Sie leichten Druck gegen die Wangeninnenseite aus.
2. Schieben Sie von hier aus die Zunge auf einer waagrechten Linie in die linke Wange und drücken Sie dort leicht gegen die Wangeninnenseite. Wiederholen Sie die Pendelbewegung von rechts nach links.

Wiederholungen: 10–20

Hinweis: Die Zunge sollte während der Übung waagerecht und lang bleiben. Dies bedarf insbesondere am Anfang etwas Übung. Wenn Ihnen das gelingt, können Sie Geschwindigkeit und Druck in die Wange variieren und erhöhen.

Vagusnervaktivierung

Zur Wiederherstellung des Gleichgewichts im vegetativen Nervensystem spielt der Vagusnerv eine wichtige Rolle. Da er Anteile am parasympathischen Nervensystem hat, ist es möglich, durch seine Aktivierung in die Entspannung zu kommen, das Immunsystem zu stärken sowie Stress und Schmerzen zu reduzieren. Er reguliert die Tätigkeit fast aller inneren Organe und ist daher vor allem auch für eine optimal funktionierende Verdauung zuständig. Eine mangelnde Aktivierung des Vagusnervs oder eine schlechte Informationsweitergabe kann sich in folgenden Symptomen widerspiegeln: Gewichtsprobleme, Verdauungsbeschwerden, Sodbrennen, Magenschmerzen, Reizdarm, Immunschwäche und noch viele weitere mehr. Über den Verlauf des Vagusnervs im Körper bieten sich verschiedene Ansatzpunkte an, ihn zu aktivieren (Seite 45).

Übungskombinationen für eine größere Wirkung

Grundsätzlich ist es möglich und meist auch sinnvoll, mehrere Übungen für den Vagusnerv miteinander zu kombinieren, um viele Informationen an das Gehirn zu senden und die Inselrinde ausreichend zu aktivieren. Dies kann insbesondere bei chronischen Schmerzen vorteilhaft sein. Werden Sie gern kreativ!

Vagusnervstimulation über das Ohr

Material: Wattestäbchen, Büroklammer, Z-Vibe

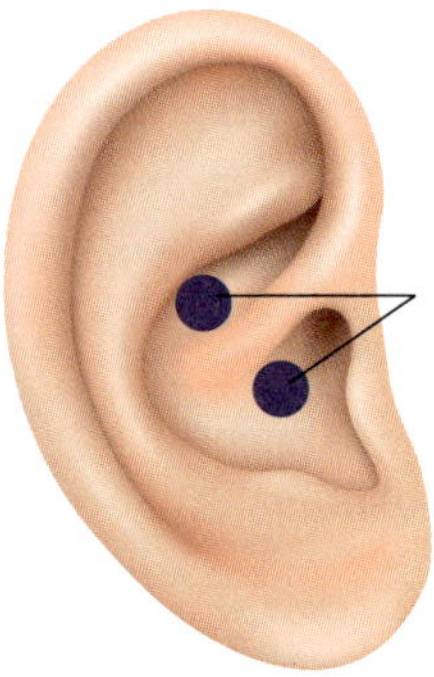

Der Vagusnerv tritt am Ohr nahe an die Körperoberfläche und kann über die dortige Haut und freie Nervenenden aktiviert werden. Diese Stimulation kann über verschiedene sensorische Punkte geschehen, die alle ein unterschiedliches Ergebnis hervorrufen können. Die Ohrstimulation kann bei akuten Kopfschmerzen oder auch zur Migräneprävention und allgemein zur Entspannung hervorragend eingesetzt werden.

a. Stellen oder setzen Sie sich aufrecht hin. Für die sensorische Stimulation über leichte Berührung verwenden Sie ein Wattestäbchen. Platzieren Sie das Wattestäbchen wie abgebildet an der Innenseite der linken Ohrmuschel und reiben Sie es dort vorsichtig hin und her. Alternativ können Sie das Wattestäbchen auch zwischen den Fingern rollen.

b. Alternativ zu einem Wattestäbchen können Sie auch eine Büroklammer verwenden. Dies ruft eine andere Stimulation hervor. Biegen Sie die Büroklammer dafür etwas auseinander und piksen Sie mit der Spitze leicht in dem gezeigten Ohrbereich. Üben Sie keinen zu starken Druck aus. Die Übung sollte für Sie angenehm sein.

c. Vibration stellt eine spezielle und häufig sehr wirksame Aktivierung dar. Ideal für vibratorische Stimulation ist ein sogenanntes Z-Vibe. Dies ist ein kleiner Stab mit weichem Aufsatz, der Vibration erzeugt. Das Z-Vibe wird mit sanftem Kontakt zur Haut an die Innenseite der Ohrmuschel gelegt. Alternativ können Sie auch den Griff einer elektrischen Zahnbürste verwenden.

Dauer: 20–30 Sekunden

Hinweise

- Während der Stimulation sollten Sie eine bequeme Haltung einnehmen und ruhig und gleichmäßig atmen. Die Aktivierung kann sowohl am linken als auch am rechten Ohr durchgeführt werden.
- Testen Sie sowohl die unterschiedlichen Tools als auch die Seiten und welche Seite für Sie das bessere Ergebnis liefert.
- Wichtig! Platzieren Sie das Tool an der Ohrmuschel, nicht im Gehörgang. Die Stimulation mit dem eigenen Finger kann aufgrund der Eigenwahrnehmung im Finger zu einer neuronalen Irritation und somit zu verfälschten Ergebnissen führen.

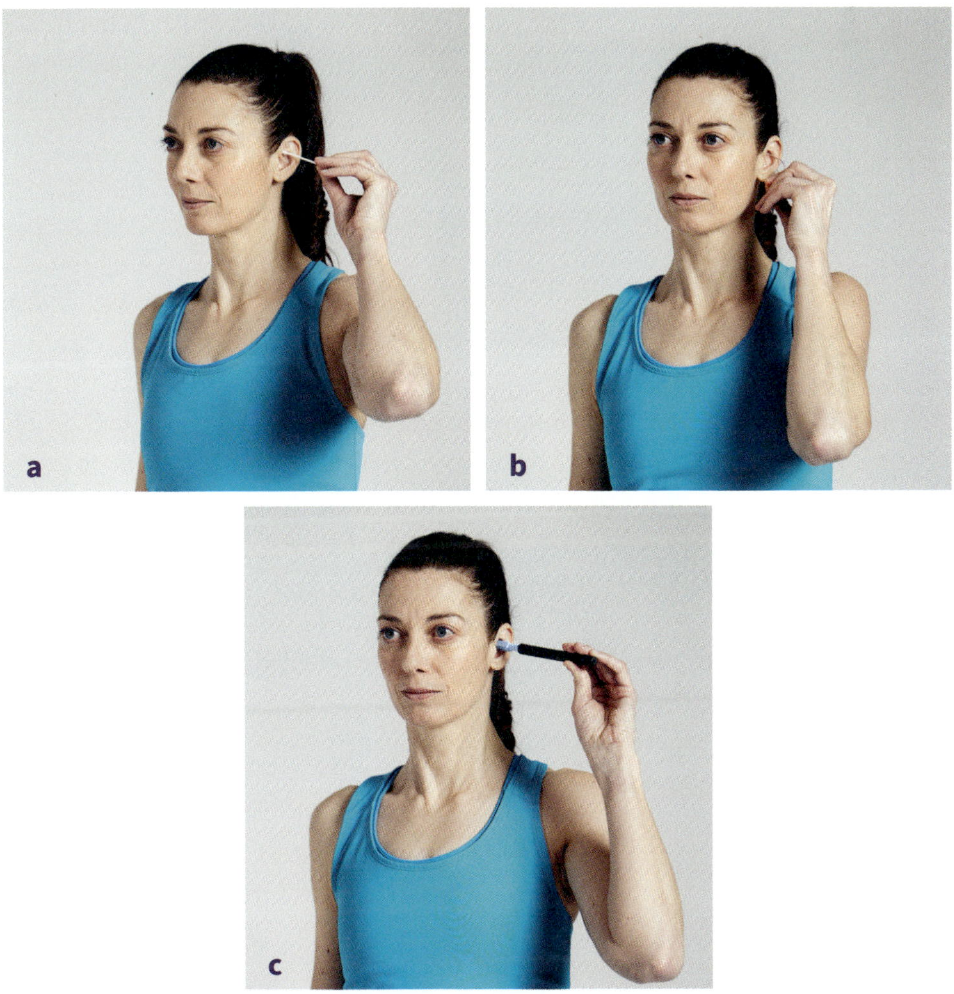

Ohren reiben

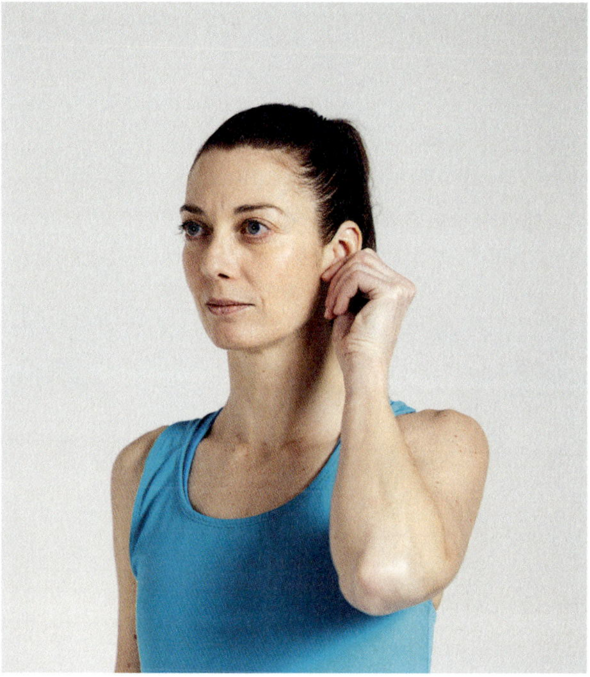

Eine einfache und schnelle Aktivierung des Vagusnervs ohne Equipment und die Sie überall durchführen können, ist das Reiben der Ohren. Legen Sie beide Hände an die Ohren und reiben Sie kräftig von oben nach unten. Atmen Sie dabei ruhig und gleichmäßig weiter. Passen Sie den Druck der Finger so an, dass sich die Ohrmassage für Sie angenehm anfühlt.

Dauer: 30–60 Sekunden oder so lange, bis sich eine leichte Wärme dort einstellt

Hinweis: Neben dem Vagusnerv wird auch der Trigeminusnerv aktiviert. Diese Übung eignet sich daher auch bei Kopfschmerzen oder Migräne.

Elektrostimulation des Vagusnervs

Ein besonderes neurologisches Therapieverfahren der Vagusnervstimulation, kurz VNS, am Ohr stellt die transkutane Elektrostimulation dar. Es gibt spezielle elektronische Geräte, die über Kopfhörer elektrische Impulse über die Ohrmuschel an den Vagusnerv abgeben. Diese Aktivierung ist vollkommen schmerzfrei und sehr alltagstauglich, da die Kopfhörer zu jeder Zeit und in Kombination mit anderen Aktivitäten wie Lesen, Fernsehen, Bildschirmarbeit oder Spazierengehen getragen werden können. Teilweise ist auch das gleichzeitige Musikhören über die Kopfhörer möglich. Aufgrund der Verbindung des Vagusnervs mit dem Herzen sollte die elektrische Stimulation ausschließlich am linken Ohr durchgeführt werden.

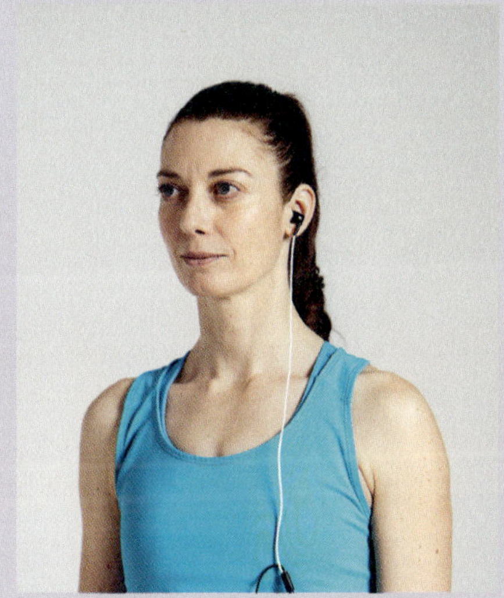

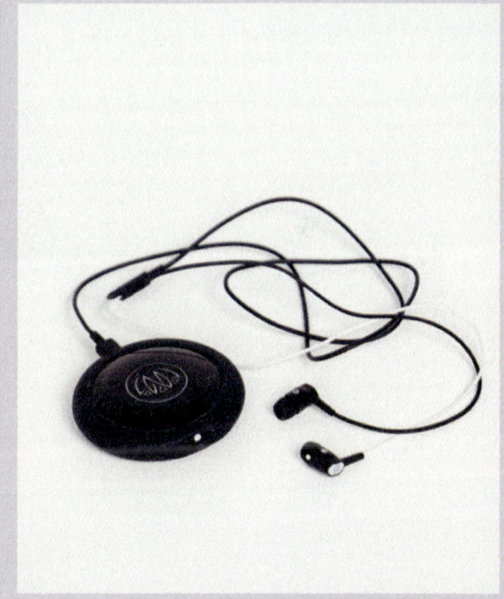

Vagusnervaktivierung über den Rachenraum

Der Vagusnerv innerviert nicht nur den hinteren Teil der Zunge, sondern auch Rachen, Kehle, Speiseröhre und Lunge. Übungen wie Summen oder Gurgeln, die im Folgenden beschrieben werden, können diesen Bereich einfach und sehr effektiv aktivieren.

Summen

Summen erzeugt eine Vibration im Rachenraum, die sowohl den Vagusnerv als auch den Trigeminusnerv aktiviert. Durch das bewusste lange Ausatmen, das automatisch mit Summen einhergeht, wird das Entspannungssystem angeregt und zusätzlich die Sauerstoffversorgung verbessert. Mehr dazu lesen Sie bei der Übung »Verlängerte Ausatmung« auf Seite 218.

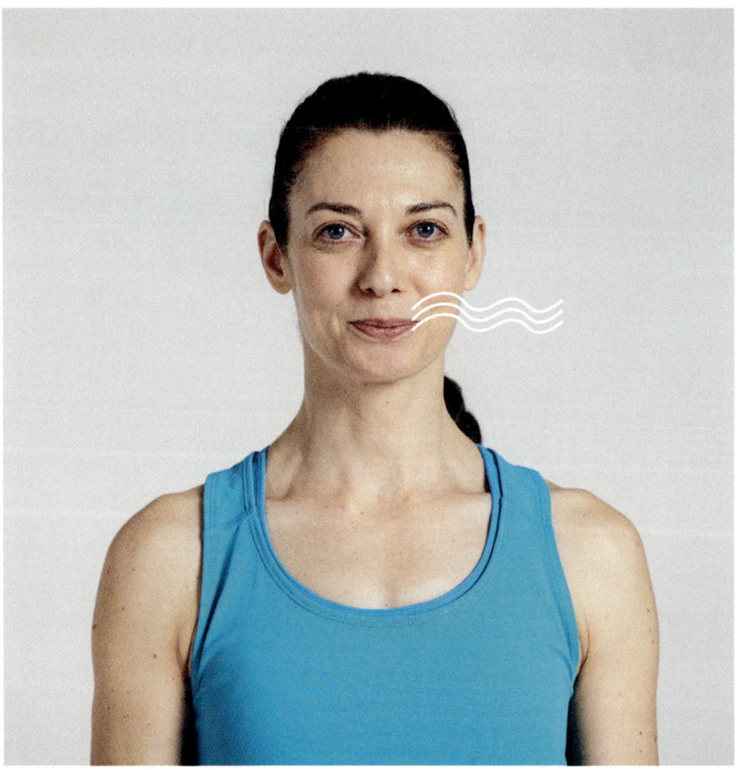

Nehmen Sie eine bequeme Position ein und legen Sie den Fokus auf die Kehle. Lassen Sie den Mund geschlossen; Lippen, Gesicht und Nackenbereich sind entspannt. Beginnen Sie nun, laut und möglichst tief zu summen. Versuchen Sie, einen gleichbleibenden Ton zu erzeugen. Fühlen Sie die Vibration, die das Summen im Hals und in der Kehle bewirkt.

Wiederholungen: 3–5 für circa 10–30 Sekunden

Hinweise

- Atmen Sie zwischen den einzelnen Durchgängen entspannt durch die Nase ein. Führen Sie die Übung mehrfach am Tag durch.
- Diese Übung ist so einfach wie effektiv und sehr alltagstauglich. Summen Sie zum Beispiel einfach die Musik mit, die Sie hören – beim Autofahren, bei der Hausarbeit oder während eines Spaziergangs. Die Veränderung der Tonlage gestaltet die Übung abwechslungsreich und macht Spaß. Zusätzlich hat Musik einen positiven Einfluss auf die Schmerzwahrnehmung und kann diese reduzieren.

Variante: *Summen mit zusätzlichem Reiz*

Um einen zusätzlichen sensorischen Reiz zu setzen, streichen Sie sich während des Summens mit Ihren Händen über den Hals. Dies stimuliert den Vagusnerv zusätzlich. Testen Sie das Ergebnis.

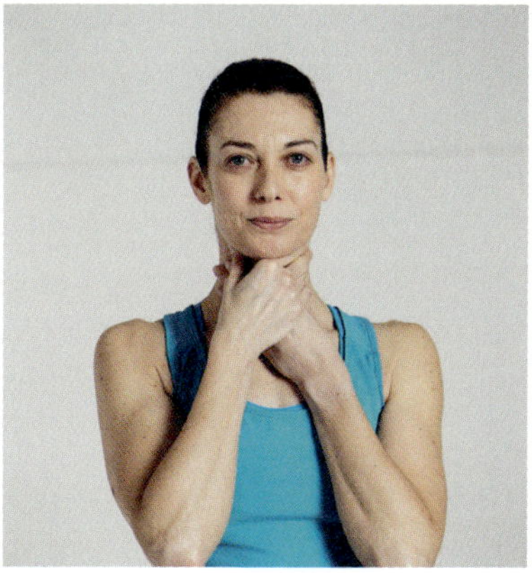

Gurgeln

Material: ein Glas stilles Wasser

Eine andere Möglichkeit, den Rachenraum zu stimulieren, stellt das Gurgeln dar. An der Durchführung der Gurgelbewegung ist der Vagusnerv selbst beteiligt. Die Wirkmechanismen sind die gleichen wie beim Summen. Durch die Bewegung kommt eine Entspannung im Zungen-, Mund- und Kieferbereich hinzu. Zusätzlich erfolgt über die Wahrnehmung der Wasserbewegung, der Temperatur und der Konsistenz eine Aktivierung der Inselrinde (Seite 33) und eine Verbesserung der Innenwahrnehmung.

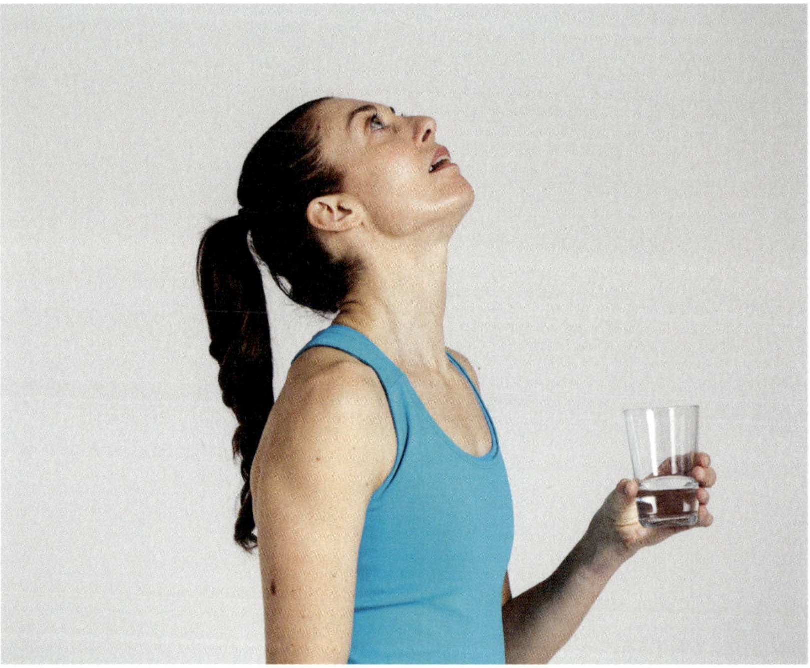

Setzen oder stellen Sie sich aufrecht hin. Nehmen Sie einen Schluck Wasser in den Mund, legen Sie den Kopf leicht nach hinten in eine für Sie angenehme Position und beginnen Sie zu gurgeln. Spüren Sie die Bewegung des Wassers in der Kehle.

Wiederholungen: 2–4 für 10–20 Sekunden oder so lange, wie es Ihnen möglich und angenehm ist

Hinweise

- Es ist vollkommen in Ordnung, wenn Sie das Wasser zwischendurch schlucken oder ausspucken müssen.
- Führen Sie die Übung mehrmals täglich durch.
- Um die Position für Kopf und Nacken so angenehm wie möglich zu machen, können Sie den Hinterkopf mit einer Hand stützen. Verwenden Sie ausschließlich stilles Wasser ohne Geschmack oder Zusätze. Anderenfalls kann dies die Ergebnisse verfälschen.
- Sie können das Wasser nach dem Gurgeln schlucken oder ausspucken.
- Die Übung eignet sich hervorragend vor oder nach dem Zähneputzen.

Die Wassertemperatur variieren für eine gesteigerte Innenwahrnehmung

Um Ihre Innenwahrnehmung noch stärker zu schulen und zu aktivieren, verwenden Sie nacheinander unterschiedliche Wassertemperaturen und spüren Sie die Temperaturen. Wie fühlt sich die Temperatur an? Fühlen Sie die unterschiedlichen Wassertemperaturen und können Sie diese richtig zuordnen? Wichtig! Verwenden Sie kein kochendes oder sehr heißes sowie eiskaltes Wasser. Kühl, Raumtemperatur und lauwarm reichen vollkommen aus. Die Wassertemperatur soll dabei in einem für Sie angenehmen Bereich liegen.

Herzschlag spüren

Eine gezielte Möglichkeit zur Schulung der interozeptiven Fähigkeit ist das Fühlen und bewusste Steuern des Herzschlags. Die Wahrnehmung des Herzschlags ist insbesondere für die Verarbeitung und Regulation von Emotionen relevant und Schmerzen haben immer etwas mit Emotionen zu tun. Der Herzschlag ist zwar ein autonomer Prozess, aber bei Bedarf sollten Sie ihn wahrnehmen und ohne körperliche Aktivität steuern können.

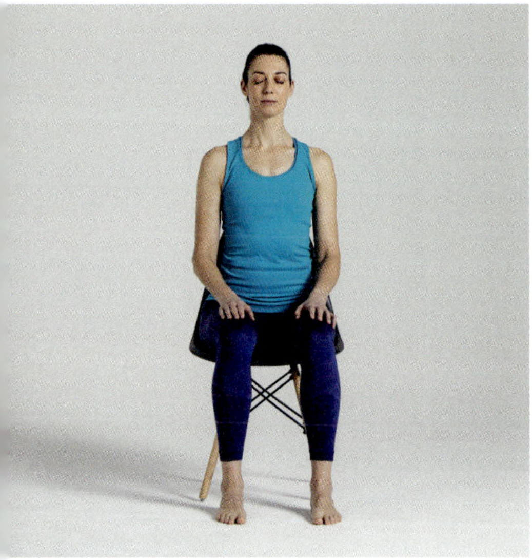

Setzen Sie sich aufrecht mit langer Wirbelsäule hin. Alternativ können Sie sich auch hinlegen. Wählen Sie eine ruhige Umgebung, um sich besser auf die Innenwahrnehmung und Ihren Herzschlag konzentrieren zu können. Zusätzlich kann es Ihnen helfen, die Augen zu schließen, um visuelle Eindrücke auszuschalten. Atmen Sie ruhig und gleichmäßig weiter und versuchen Sie, Ihren Herzschlag zu finden. Bleiben Sie dabei ruhig sitzen und lassen Sie sich Zeit. Ihre Hände bleiben in einer bequemen Position. Legen Sie keine Hand aufs Herz und versuchen Sie nicht, am Handgelenk den Puls zu erfühlen. Nehmen Sie den Herzschlag bewusst wahr und entspannen Sie sich.

Wiederholungen: 1–2 täglich für einige Minuten

Hinweis: Gerade zu Beginn kann diese Übung herausfordernd sein und erfordert Übung. Seien Sie daher nicht beunruhigt, wenn Ihnen die Übung nicht auf Anhieb gelingt. Mit der Zeit werden Sie Ihren Herzschlag immer schneller wahrnehmen.

Variante 1: Mit fortgeschrittenem Training können Sie Ihre Herzschläge pro Minute zählen und dies zum Beispiel mit einer Pulsuhr abgleichen.

Variante 2: Versuchen Sie, Ihren Herzschlag bewusst um einige Schläge zu senken oder auch anzuheben, ohne sich dabei zu bewegen. Drei bis fünf Schläge langsamer oder schneller sind eine gute Orientierung. Dies ist allein über Gedanken und Fokussierung möglich. Als Hilfestellung können Sie dazu auch Ihre Atmung nutzen. Die verlängerte Ausatmung von Seite 218 kann Ihnen dabei helfen, den Puls zu senken.

Bauchgurt tragen

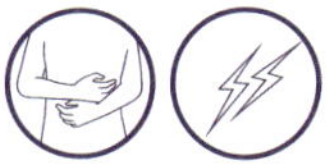

Material: Bauchgurt

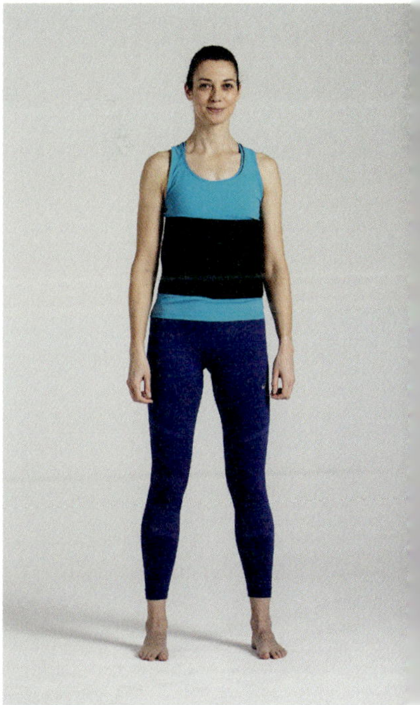

Das Tragen eines Bauchgurts stellt eine einfache und alltagstaugliche Möglichkeit dar, den Vagusnerv über verschiedene sensorische Reize im Bauchraum zu aktivieren. Zum einen erzeugt der Bauchgurt Druck auf den Bauchraum und zum anderen Wärme, die sich darunter staut. Wärme hat bei vielen Menschen eine entspannende Wirkung, insbesondere bei Verdauungsbeschwerden. Zusätzlich werden sensorische Komponenten über die Haut aktiviert und der Bauchgurt erleichtert eine bewusste Bauchatmung (Seite 214) über das direkte sensorische Feedback.

Stellen Sie sich gerade und aufrecht hin. Atmen Sie ruhig und entspannt. Legen Sie den Bauchgurt unterhalb der Brust und oberhalb des Beckens um den Bauchraum. Ziehen Sie den Gurt leicht auseinander und schließen Sie den Klettverschluss. Der Gurt sollte einen angenehmen Druck ausüben, mit dem Sie sich wohlfühlen und noch gut in den Bauch einatmen können.

Dauer: von 10 Minuten bis zu 2 Stunden pro Tag

Hinweise

- Sie können den Gurt in beide Richtungen befestigen. Testen Sie, ob eine Zugrichtung für Sie ein besseres Ergebnis liefert. Die Vorbeuge (Seite 66) eignet sich nicht als Test, da der Bauchgurt die Bewegung nach vorn einschränken kann. Wichtig ist, dass Sie sich zu jeder Zeit damit wohlfühlen.
- Der Bauchgurt ist eine ideale Form der Vagusnervaktivierung im Alltag. Sie können den Gurt bei jeglicher Aktivität und Körperposition tragen: während der Büroarbeit, bei Haushaltstätigkeiten, beim Spazierengehen oder im Liegen, wenn Sie entspannen möchten. Für sportliche oder sehr anstrengende Aktivitäten ist er hingegen nicht geeignet. Gleiches gilt für das Tragen während einer Mahlzeit oder direkt danach. Das Tragen vor einer Mahlzeit kann sich hingegen positiv auf die Verdauung auswirken.

Tipp: Sollte Ihnen Wärme guttun und sie sich für Sie gut anfühlen, können Sie unter dem Bauchgurt zusätzlich eine Wärmflasche tragen und somit die Wärmewirkung verstärken. Wichtig! Füllen Sie kein zu heißes Wasser in die Wärmflasche. Starke Hitze hat eine negative Auswirkung auf den Darm und die inneren Organe.

Riechen

Geruch ist eine wichtige sensorische Information, die im mittleren Anteil der Inselrinde verarbeitet wird. Über gezieltes Geruchstraining aktivieren Sie diesen Bereich, der für die Integration aller sensorischen Informationen verantwortlich ist und die Innenwahrnehmung verbessert. Die besondere Rolle einer gut funktionierenden Sensorik auf die Schmerzwahrnehmung haben Sie bereits in Kapitel 2 ab Seite 26 kennengelernt.

Gerüche wahrnehmen und identifizieren

Material: reine ätherische Öle

Stellen Sie sich unterschiedliche Duftfläschchen bereit. Stellen oder setzen Sie sich aufrecht hin. Öffnen Sie ein Fläschchen und verschließen Sie mit einem Finger das linke Nasenloch. Halten Sie den Duft langsam Richtung Nase. Atmen Sie dabei ruhig und gleichmäßig durch das rechte Nasenloch ein und aus und konzentrieren Sie sich auf den Geruch. Für eine bessere Konzentration schließen Sie bei Bedarf die Augen. Nehmen Sie einen Geruch wahr? Wie intensiv ist der Geruch? Welcher Geruch ist es? Halten Sie den Duft einige Sekunden an die Nase, bevor Sie das Duftfläschchen wieder wegführen. Wechseln Sie die Seite und wiederholen Sie den Vorgang mit dem linken Nasenloch. Stellen Sie sich die gleichen Fragen. Gibt es Unterschiede? Nehmen Sie den Geruch früher oder später wahr als auf der anderen Seite? Ist er intensiver oder schwächer? Können Sie den Geruch identifizieren?

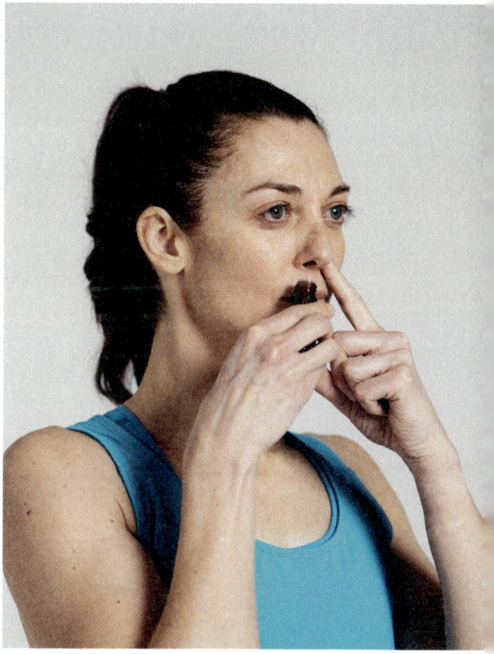

Wiederholungen: 2–4 mit unterschiedlichen Düften mehrmals am Tag, zum Beispiel vor einer Mahlzeit

Hinweise

- Wenn es Ihnen auf einer Seite Schwierigkeiten bereitet, den Duft zu riechen oder zu identifizieren, dann führen Sie das Training vermehrt auf dieser Seite durch. Ebenso wenn es einen Duft gibt, den Sie schwer oder gar nicht erkennen können.
- Die Gerüche können aus unterschiedlichen Kategorien kommen: Zitrusdüfte wie Zitrone oder Orange, Gewürzdüfte wie Zimt oder Nelke oder blumige Düfte wie Rose oder Lavendel. Wählen Sie Gerüche aus, die Sie als angenehm empfinden, gern aus verschiedenen Kategorien. Es sollte sich dabei um reine ätherische Öle handeln. Synthetische Duftstoffe oder Duftmischungen sind nicht zu empfehlen.
- Wenn Sie gerade kein ätherisches Öl zur Hand haben und dennoch mit dem Geruchstraining starten wollen, schauen Sie in Küche oder Garten nach möglichen Düften. Wie wäre es mit Kaffeepulver, Zimt aus dem Gewürzschrank oder einer Rose im Blumenbeet? Sicher werden Sie in Ihrer Umgebung fündig und können direkt loslegen.

Duftnote	Beispielaromen
blumig	Rose, Lavendel, Jasmin
minzartig	Pfefferminz, Menthol
fruchtig	Orange, Zitrone, Bergamotte
würzig	Zimt, Nelke, Kaffee, Vanille

Bildbasierte Thalamusaktivierung

Es gibt spezielle bildbasierte Apps, die für Menschen mit Schmerzen und neurologischen Erkrankungen wie Schlaganfall, Gehirnverletzungen oder Multipler Sklerose entwickelt wurden. Diese Apps bieten unterschiedlichste Übungen wie zum Beispiel Rechts-links-Zuordnungen, Memory-Spiele und vieles mehr. Meist sind die Übungen in verschiedenen Schwierigkeitsstufen und Varianten einstellbar, sodass Sie Ihre individuelle Übungs- und Rehabilitationsroutine erstellen können. Im Kontext dieses Buches und der Schmerztherapie ist vor allem die Unterscheidungsfähigkeit zwischen links und rechts hervorzuheben. Diese kann bei Schmerzpatienten eingeschränkt sein, was zu »fehlerhaften« Informationen im Gehirn und somit wieder zu einer Unsicherheit führt. Durch das Training mit der App werden in erster Linie der Thalamus (Seite 35) sowie die Inselrinde (Seite 33) aktiviert – zwei entscheidende neuronale Bereiche, wenn es um die Schmerzwahrnehmung geht.

Bei der Links-rechts-Unterscheidung werden einzelne Bilder von Körperteilen gezeigt, welche Sie entsprechend der richtigen Seite (links oder rechts) zuordnen sollen. Hierzu lassen sich unterschiedliche Schwierigkeiten und auch Darstellungsformen wählen. So können Sie das Training ganz nach Ihren Bedürfnissen und Fähigkeiten anpassen. Sie können hier auch eigene Bilder hochladen. Die App gibt es in verschiedenen Variationen jeweils für einzelne Körperbereiche, wie zum Beispiel Rücken, Knie und Schulter.

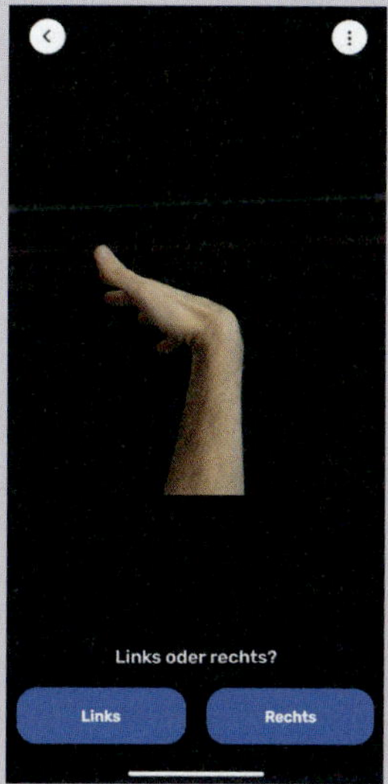

Eine sehr vielseitige App ist »Recognise«, die aktuell jedoch nur in englischer Sprache verfügbar ist. Eine deutschsprachige Alternative ist die App »Neurally«. Sie können dieses Thalamustraining mithilfe der Rechts-links-Zuordnung jedoch auch ohne App durchführen. Erstellen Sie sich dazu einen Ordner oder eine Mappe mit unterschiedlichen Bildern, beispielsweise von der rechten und linken Schulter, die Sie entsprechend zufällig ziehen und zuordnen. Nutzen Sie dann diese Darstellungen für Ihr Training.

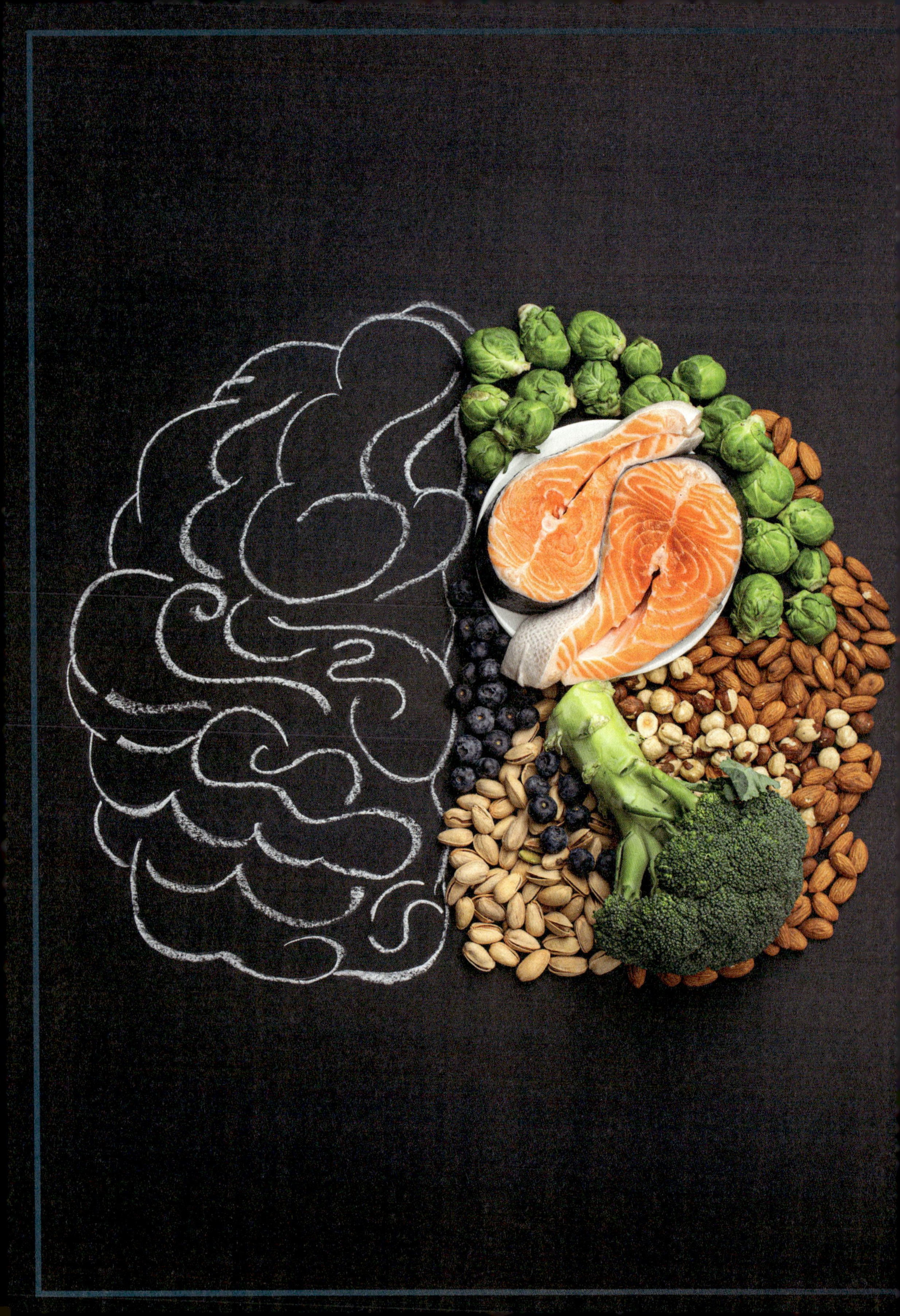

Kapitel 6

Basics für eine gesunde Ernährung

Der Einfluss von Ernährung auf Schmerzen

Ihre Ernährungsweise ist Teil Ihres Lebensstils, genauso wie Schlaf, Bewegung und vieles Weitere. Erinnern Sie sich an Kapitel 1 und daran, welche Faktoren das »Gefahrenfass« füllen? Ernährung ist einer dieser Faktoren. Wenn der Körper unzureichend mit Energie und Nährstoffen versorgt ist, mangelt es ihm an Energie und Baumaterial für etwaige Reparaturarbeiten zum Beispiel nach Verletzungen.

Die Ernährung kann sich durch verschiedene Mechanismen positiv auf das Schmerzbild auswirken. Bei Gelenkschmerzen spielen zum Beispiel häufig das Gewicht oder Entzündungsreaktionen eine Rolle. Übergewicht führt zu einem gesteigerten Druck auf Muskeln, Knochen, Gelenke und andere Gewebe. Dieser mechanische Druck kann Nozizeption (Seite 43) auslösen, die vom Gehirn als Bedrohung wahrgenommen wird. Zusätzlich begünstigt überschüssiges viszerales Fett eine Immunreaktion im Körper. Bei von Entzündungen begleiteten Schmerzbildern kann eine antientzündliche Ernährung die überschießende Immunreaktion positiv beeinflussen. Viszerale Schmerzen, die mit Blähungen, Obstipation (Verstopfung), Diarrhö oder auch unregelmäßigem Stuhlgang einhergehen, können durch eine individuell gut verträgliche Ernährung unterstützt werden.

In diesem Kapitel finden Sie neben allgemeinen Ernährungstipps für eine ausreichende Energie- und Nährstoffversorgung auch zusätzlich spezielle Ernährungsansätze bei ausgewählten Schmerzbildern.

Das Testprinzip für eine optimale Ernährung

Welche Ernährung ist die beste für mich? Diese Frage haben Sie sich vielleicht schon einmal gestellt und wird aktuell auch in der Wissenschaft diskutiert. Um es direkt vorwegzunehmen: Selbst Wissenschaftler sind sich uneinig und es gibt nicht die beste Ernährungsweise, die für jeden optimal ist. Jede Ernährungsform bringt Vor- und Nachteile mit sich und welche schlussendlich für Sie die beste ist, sollte an Ihre körperlichen Anforderungen, individuelle Verträglichkeit und Vorlieben angepasst sein. Häufig werden Ernährungsentscheidungen eher aus ethischer Sicht oder basierend auf einer bestimmten Philosophie anstatt auf der Grundlage von individuellen Tests getroffen. Dies ist ähnlich wie bei vielen Trainings- und Therapieansätzen. Dabei kann klar festgehalten werden, dass pauschale Empfehlungen in keinem Fall möglich sind.

In Kapitel 3 haben Sie bereits das Testprinzip für die neurozentrierten Übungen kennengelernt. Ein ähnliches Prinzip möchten wir Ihnen auch für die Auswahl Ihrer Ernährungsweise ans Herz legen. Während unser Nervensystem auf eine Übung binnen Sekunden reagiert, ist die Evaluierung von Lebensmitteln etwas komplexer. Dies liegt zum einen darin begründet, dass wir häufig zusammengesetzte Lebensmittel oder ganze Mahlzeiten konsumieren, und zum anderen darin, dass Reaktionen darauf häufig erst zeitverzögert auftreten. Das Testprinzip nimmt daher ein wenig Zeit in Anspruch und ist als längerfristiges Projekt zu sehen, ermöglicht es uns aber, individuelle Reaktionsmuster aufzudecken.

Subjektive Einschätzung

Für die Evaluierung der eigenen Ernährung ist das Führen eines Ernährungsprotokolls obligatorisch. Dies kann gegebenenfalls über mehrere Wochen sinnvoll sein. Nur so können Sie persönliche Muster erkennen und diese Ihren Symptomen zuordnen. Im Protokoll notieren Sie sich alles, was Sie im Laufe des Tages zu sich nehmen. Dazu zählen neben Nahrungsmitteln auch Getränke. Je detaillierter Sie sich Notizen machen, desto wertvoller sind Ihre Daten. Ein genaues Abwiegen einzelner Lebensmittel oder Mahlzeiten ist möglich, jedoch nicht zwangsläufig erforderlich, da dies häufig einen erheblichen Mehraufwand darstellt. Als zeitsparende Methode hat sich auch das Fotografieren der Mahlzeiten bewährt. Entscheiden Sie selbst, was für Sie praktikabel und einfach umsetzbar ist. Um nun eine Einschätzung zu treffen, welchen Einfluss Ihre Ernährung auf Sie hat, bieten sich folgende Leitfragen an. Im Anschluss ist ein beispielhaftes Ernährungsprotokoll angegeben:

1. Wie satt bin ich?
2. Wie ist meine Stimmung?
3. Wie ist mein Energielevel?
4. Wie ist mein Schmerzlevel?

Wichtig ist eine einheitliche Vorgehensweise. Stellen Sie sich die Fragen daher immer zur gleichen Zeit nach einer Mahlzeit, zum Beispiel nach einer Stunde. Für die Beantwortung der Fragen hat sich eine Skalierung von 1 bis 3 bewährt. Dies bedeutet beispielhaft für das Sättigungsempfinden: 3 = satt, 2 = neutral, 1 = hungrig.

Das primäre Ziel der Nahrungsaufnahme ist die Energieversorgung, das physiologische Stillen des Hungers. Einfach ausgedrückt: Essen soll satt machen und Energie geben. Wie wichtig eine adäquate Energieversorgung für das Gehirn ist, wissen Sie bereits. Eine nicht sättigende Mahlzeit oder ein Leistungstief nach dem Essen sind stets suboptimal, ebenso wie ein Stimmungstief oder Abgeschlagenheit. Im Fall von viszeralen Schmerzen kann noch die Fragestellung des Schmerzlevels ergänzend beantwortet werden. Bei anderen Schmerzbildern ist diese Frage jedoch eher von untergeordneter Relevanz. Hier sind Ernährungsinterventionen eher langfristig mit dem Symptomtagebuch (Seite 74) zu korrelieren. Eine Voraussetzung für die erfolgreiche Anwendung dieser subjektiven Bewertung ist allerdings eine korrekte Interozeption (Seite 50). Nur bei einer adäquaten Innenwahrnehmung stellt das subjektive Gefühl ein valides Assessment dar. Übungen zur Verbesserung der Innenwahrnehmung finden Sie ab Seite 222.

Die Ernährungsevaluierung hilft Ihnen dabei, Ihre persönliche Ernährungsform zu finden, die die individuelle Gesundheit fördert. Allgemeingültige Ernährungsregeln gemäß dem Prinzip »eine für alle« sind nicht zielführend. Bitte behalten Sie dies auch für die nachfolgenden Empfehlungen im Hinterkopf und handeln Sie nicht zu dogmatisch. Wichtiger ist ein bewusstes und abwechslungsreiches Essverhalten, das bei Bedarf mit sinnvollen Nahrungsergänzungsmitteln unterstützt werden kann.

Schritt für Schritt die Ernährung evaluieren

Die vorgestellte Herangehensweise ist sehr ausführlich, nimmt Zeit in Anspruch und ist mit einem gewissen Aufwand verbunden. Schließlich essen Sie wahrscheinlich mehrmals pro Tag. Es ist absolut möglich, lediglich einzelne Mahlzeiten zu evaluieren, zum Beispiel nur das Frühstück. Auch das liefert Ihnen Ergebnisse. Sie müssen also nicht sofort jede Mahlzeit oder alle Lebensmittel auf einmal testen. Lassen Sie sich Zeit, denn eines ist besonders wichtig: Die Ernährungsbeobachtung soll Ihnen helfen, Ihren Körper zu verstehen, und nicht zusätzlich Stress auslösen. Starten Sie daher, wie es Ihnen möglich ist.

Datum: ____________	Lebensmittel (Was? Wie viel?)	Getränke (Was? Wie viel?)	Subjektive Einschätzung nach einer Stunde (Skala von 1-3)
Frühstück Uhrzeit:			Sättigung: Stimmung: Energielevel: Schmerzlevel:
Snack Uhrzeit:			Sättigung: Stimmung: Energielevel: Schmerzlevel:
Mittagessen Uhrzeit:			Sättigung: Stimmung: Energielevel: Schmerzlevel:
Snack Uhrzeit:			Sättigung: Stimmung: Energielevel: Schmerzlevel:
Abendessen Uhrzeit:			Sättigung: Stimmung: Energielevel: Schmerzlevel:

Eine gesunde Basis

Die Grundbausteine zur Energiegewinnung sind die sogenannten Makronährstoffe. Dies sind Proteine (Seite 255), Kohlenhydrate und Fett, wobei Kohlenhydrate und Fett am wichtigsten für die Deckung des Energiebedarfs sind. Alle drei Makronährstoffe haben ihre eigenen Funktionen im Körper und sind wichtig. Proteine und Fett sind essenziell für den Körper und spielen eine wichtige Rolle für das Nervensystem. Kohlenhydrate sind eine schnelle Energiequelle und der Bedarf hängt von Ihrer körperlichen Aktivität ab. Die Art und Menge der Kohlenhydrate ist dabei so zu wählen, dass ein stabiler Blutzucker gewährleistet ist (Seite 269). Die optimale Verteilung hängt jedoch von vielen Faktoren ab und kann im Speiseplan sehr unterschiedlich ausfallen. Kategorisch Makronährstoffe wie Fett oder Kohlenhydrate zu meiden, wie es bei einigen Ernährungsformen der Fall ist, ist selten zielführend. Insbesondere langfristig kann eine eingeschränkte Lebensmittelauswahl zu Mangelerscheinungen führen und einen funktionsfähigen Stoffwechsel beeinträchtigen. Vielmehr sollte Ihr Ziel sein, metabolisch flexibel zu sein. Metabolische Flexibilität ist die Fähigkeit, verschiedene Energiesubstrate zu nutzen und schnell zwischen ihnen wechseln zu können.

Der hohe Nutzen von Magnesium

Magnesium ist wichtig für die Energiebereitstellung und an über 300 Stoffwechselreaktionen beteiligt. Auch für das Gehirn spielt Magnesium eine wichtige Rolle und kann akut sowie präventiv bei Kopfschmerzen eingesetzt werden sowie generell bei chronischen Schmerzen, Depression und Obstipation (Verstopfung). Magnesium hat eine krampflösende und entspannende Wirkung, die auch für besseren Schlaf sorgt. Magnesiumreiche Lebensmittel sind Hanfsamen, Weizenkleie, Kürbiskerne, Kakaopulver, Leinsamen, Sesam, Chiasamen und Paranüsse.

Oft macht eine zusätzliche Ergänzung von Magnesium Sinn. Gute Magnesiumformen sind Magnesium(bis)glycinat, -orothat, -threonat oder -citrat mit einer Dosierung zwischen 300 und 800 Milligramm täglich. Verteilen Sie die Dosis über den Tag und steigern Sie sie langsam, da Magnesium bei übermäßiger Einnahme abführend wirken kann, was bei Obstipation jedoch erwünscht sein kann.

Natürlich spielt nicht nur die Verteilung der Makronährstoffe eine Rolle, sondern auch grundsätzlich die Energiebilanz. Nehmen Sie mehr Kalorien auf, als Sie verbrauchen, so wird Ihr Gewicht langfristig steigen. Nehmen Sie dagegen weniger Kalorien auf, führt dies zu einer Gewichtsabnahme. Sowohl Über- als auch Untergewicht können ein Stressor für das Nervensystem darstellen und sich negativ auf die Gesundheit auswirken. In Deutschland sind über 50 Prozent der Erwachsenen von Übergewicht betroffen. Hierbei spielt nicht nur das Körpergewicht eine Rolle, sondern auch die Fettverteilung. Wo befinden sich die Kilos an Ihrem Körper? Viszerales Fett, welches sich im Bauchraum befindet, wirkt sich besonders negativ auf den Stoffwechsel aus und produziert zusätzlich Entzündungsstoffe, die das Immunsystem triggern. In der folgenden Abbildung finden Sie entsprechende Maße für einen wünschenswerten Bauchumfang.

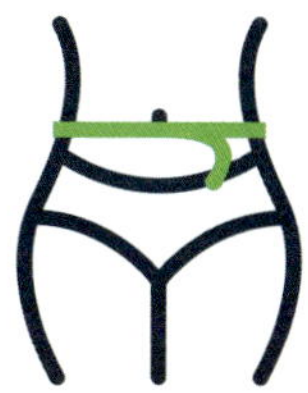

Frauen
Grün: < 80 cm
Gelb: 80–88 cm
Rot: > 88 cm

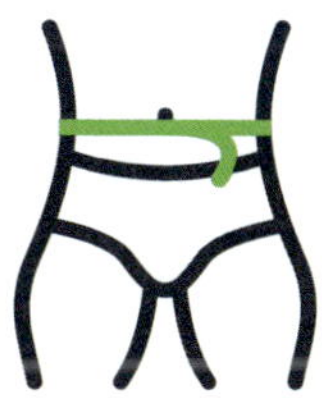

Männer
Grün: < 94 cm
Gelb: 94–102 cm
Rot: > 102 cm

Ein zu großer Bauchumfang ist ein Hinweis auf zu viel viszerales Fett. Viszerales Fett kann Entzündungen im Körper begünstigen und das Risiko für verschiedene Erkrankungen erhöhen.

Ihr Körper benötigt aber nicht nur Energie und Nährstoffe, sondern auch Flüssigkeit. Dies gilt ebenso für das Gehirn. Bereits ein geringer Flüssigkeitsmangel beeinträchtigt das Denkvermögen. Wie viel Flüssigkeit Sie zu sich nehmen sollten, hängt von Körpergewicht und Aktivitätslevel ab. Ein guter Anhaltspunkt sind 30 Milliliter pro Kilogramm Körpergewicht. Bei 80 Kilogramm sind dies etwa 2,4 Liter pro Tag. Zusätzliche Verluste durch Schweiß dürfen darüber hinaus aufgefüllt werden. Eine Flüssigkeitsaufnahme von zusätzlich 1,5 Liter kann Menschen mit Kopfschmerzen oder Migräne helfen.

Qualität vor Quantität

Von den Übungen kennen Sie bereits, dass eine qualitativ hochwertige Ausführung wichtiger ist als die Anzahl an Wiederholungen. Ähnlich verhält es sich mit Lebensmitteln: Auch die Qualität der Nahrung hat einen maßgeblichen Einfluss auf das Wohlbefinden und die Nährstoffversorgung. Unmengen eines bestimmten Lebensmittels oder auch Nahrungsergänzungsmittel (auch wenn es noch so positive Auswirkungen haben soll) zu sich zu nehmen, ist dagegen nie zielführend. Vielleicht kennen Sie den Spruch »Die Dosis macht das Gift«. Dies gilt ausnahmslos für alle Stoffe. Im Folgenden finden Sie einige Tipps für Ihre Lebensmittelauswahl.

- **Monolebensmittel:** Sie bestehen lediglich aus einer Zutat, zum Beispiel Fleisch, frisches Obst und Gemüse, Haferflocken, Milch und viele mehr. Sie erkennen diese Lebensmittel daran, dass sie keine Zutatenliste führen. Häufig handelt es sich bei diesen Lebensmitteln auch um unverarbeitete oder minimal verarbeitete Lebensmittel.
- Im Gegensatz dazu gibt es die **verarbeiteten Lebensmittel**, bei denen Sie eine Zutatenliste auf der Verpackung finden. Hochverarbeitete Lebensmittel wie Fertiggerichte, Wurstwaren, Backwaren und Ähnliches haben häufig eine lange Zutatenliste, unerwünschte Begleitstoffe, eine hohe Energiedichte bei geringer Nährstoffdichte und eine Reihe an Zusatzstoffen, die die Gesundheit negativ beeinflussen können. Sie fördern Entzündungen im Körper, beeinträchtigen den Stoffwechsel und verändern das Darmmikrobiom. Beschränken Sie den Konsum dieser Produkte auf ein Minimum und wählen Sie so häufig wie möglich unverarbeitete, frische und natürliche Lebensmittel. Je kürzer die Zutatenliste ist, desto besser.
- **Herkunft:** Erdbeeren und Spargel im Winter? Das muss nicht sein! Bevorzugen Sie regionale und saisonale Produkte. Durch die kurzen Transportwege werden die Lebensmittel reif geerntet. Dies geht mit einem höheren Nährstoffgehalt einher und schont zudem die Umwelt.
- **Art des Anbaus:** Biologisch produzierte Lebensmittel haben im Gegensatz zu konventionellen Produkten strengere Anforderungen an den Einsatz von Pflanzenschutzmitteln und die Tierhaltung. Pflanzenschutzmittel sind potenziell schädlich für die Gesundheit und können das Nervensystem negativ beeinflussen. Sie sollten daher so weit wie möglich reduziert werden, was bei Bioprodukten der Fall ist. Tierische Biolebensmittel haben aufgrund der artgerechten Haltung und Fütterung häufig eine bessere Fettsäurenzusammensetzung und zum Beispiel einen höheren

Gehalt an Omega-3-Fettsäuren (Seite 258). Zudem ist der Einsatz an Antibiotika reduziert. Greifen Sie daher insbesondere bei Obst, Gemüse und tierischen Lebensmitteln sowie Lebensmitteln, die Sie regelmäßig konsumieren, auf Bioprodukte zurück. Es sei jedoch erwähnt, dass Bioprodukte nicht per se gesund sind, nur weil sie ein Biosiegel tragen. Werfen Sie einen Blick auf die Zutatenliste. Auch hier sollten Sie kurze Zutatenlisten bevorzugen.

Essen Sie bunt

Essensentscheidungen werden häufig aus Gewohnheit getroffen und wir neigen dazu, immer das Gleiche zu kaufen. Beobachten Sie sich einmal bei Ihrem nächsten Einkauf. Je nachdem, welche Lebensmittel Sie auswählen, kann dies zulasten der Nährstoffversorgung gehen. Über die Vorteile von Monolebensmittel haben wir bereits gesprochen, wobei insbesondere Obst und Gemüse hervorzuheben sind, die eine ganze Reihe an positiven Eigenschaften für Ihre Gesundheit mitbringen.

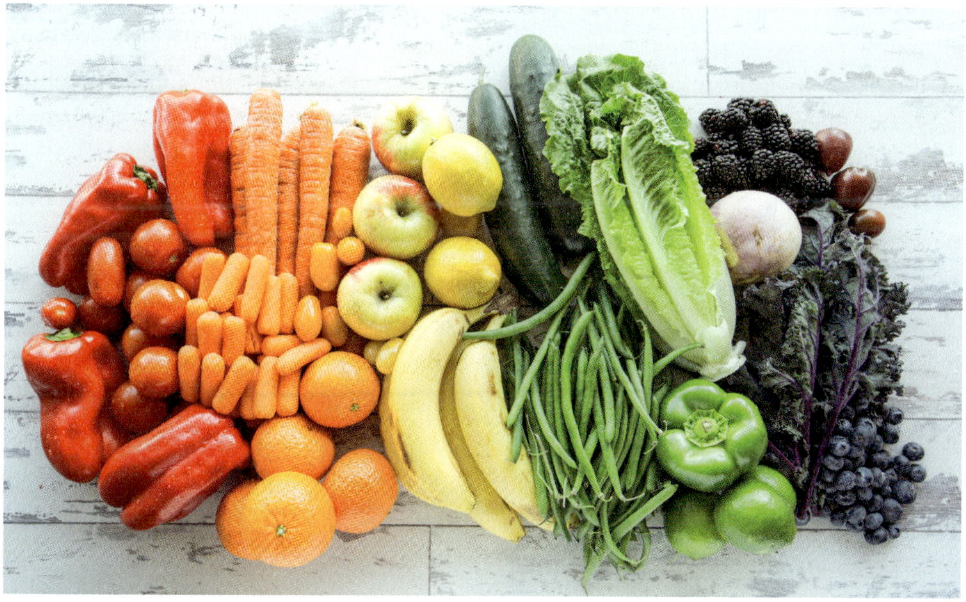

Bunte Lebensmittel liefern eine Vielfalt an Nährstoffen, das heißt, je farbenfroher die Zusammenstellung ist, desto gesünder ernähren Sie sich.

Die folgenden Eigenschaften von Obst und Gemüse sind einfach unschlagbar und vereinen alles, was dem Körper guttut und für die Gesundheit förderlich ist:

- Hohe Nährstoffdichte (Vitamine und Mineralstoffe)
- Niedrige Energiedichte (wenige Kalorien)
- Hoher Wassergehalt
- Sekundäre Pflanzenstoffe/Antioxidantien
- Hoher Ballaststoffgehalt

Obst und Gemüse sollten daher ein fester Bestandteil jeder Mahlzeit sein. Pro Tag dürfen es mindestens fünf Portionen Obst und Gemüse sein (drei oder mehr Portionen Gemüse, bis zu zwei Portionen Obst). Eine Portion entspricht in etwa einer Handvoll. Obst und Gemüse sind aufgrund ihrer vielfältigen Inhaltsstoffe, wie etwa den sekundären Pflanzenstoffen, herrlich bunt. Für eine bestmögliche Versorgung wählen Sie daher Vertreter aus den verschiedenen Farbkategorien aus und »essen Sie den Regenbogen«.

Dieses Prinzip der Abwechslung lässt sich auch auf andere Lebensmittelgruppen übertragen. Wichtig hierbei ist, dass kein Lebensmittel per se schlecht ist. Es kommt immer auf die verzehrte Menge sowie die Häufigkeit an, mit der Sie einzelne Lebensmittel konsumieren. Um Ihren Speiseplan abwechslungsreich zu gestalten, bietet es sich an, für jedes Lebensmittel mindestens zwei bis drei Alternativen zu haben und dazwischen immer wieder zu wechseln. Hier einige Beispiele, um Ihnen das Prinzip zu verdeutlichen:

- **Fleisch:** Rindfleisch, Hähnchen, Lamm, Pute
- **Flocken:** Haferflocken, Gerstenflocken, Hirseflocken, Flockenmischungen
- **Joghurt:** Kokosjoghurt, Sojajoghurt, Erbsenjoghurt, Joghurt aus Milch

Abwechslung ist der Schlüssel zu einer vielfältigen Nährstoffversorgung, die für Ihre Gesundheit essenziell ist. Das folgende Tellermodell kann Ihnen bei der praktischen Umsetzung der besprochenen Basics helfen und Ihnen als Orientierung dienen. Hierbei liegt der Fokus auf einer pflanzenbetonten und ballaststoffreichen Ernährung, die mit ausreichend und hochwertigem Eiweiß ergänzt wird.

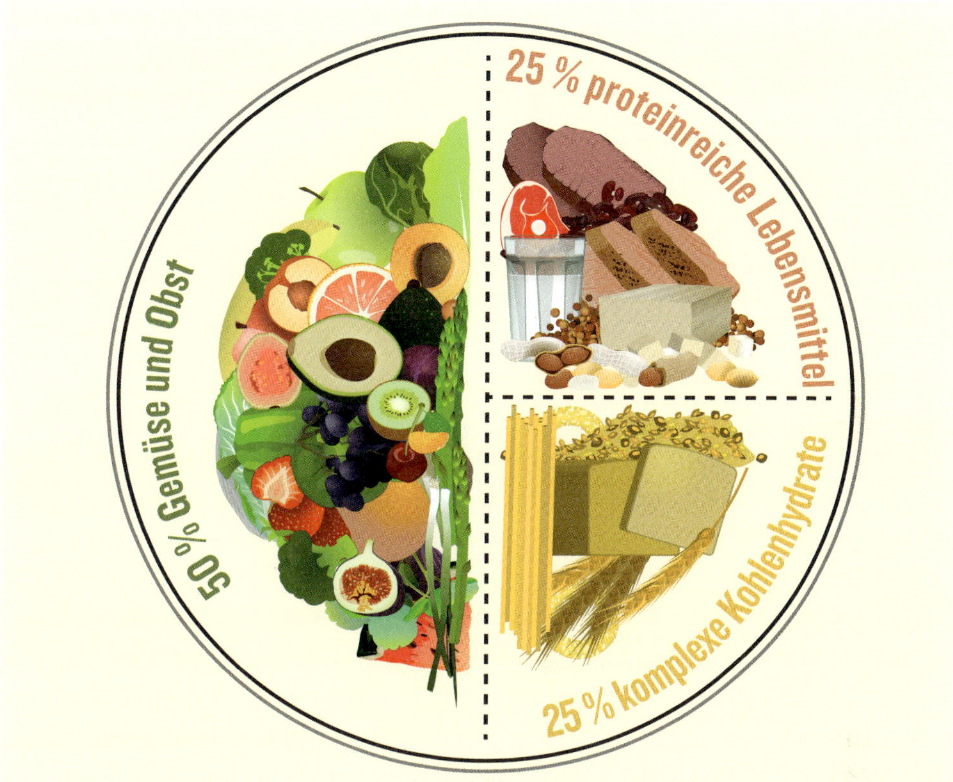

Das Tellermodell zeigt die ideale Zusammensetzung einer Mahlzeit. Diese besteht aus 25 Prozent eiweißreichen Lebensmitteln, 25 Prozent komplexen Kohlenhydraten und 50 Prozent pflanzlichen Lebensmitteln (Gemüse, Salat, Obst).

Eiweiß ist nicht verhandelbar

Proteine sind ein essenzieller Makronährstoff und bestehen aus kleinen Einzelbausteinen, den Aminosäuren. Es gibt viele verschiedene Aminosäuren, von denen nur 20 für die Proteinherstellung im Körper relevant sind. Diese proteinogenen Aminosäuren werden zum einen für die Bildung von Körpergewebe (Muskeln, Gefäße, Kollagen) benötigt und sind zum anderen für fast alle Stoffwechselvorgänge im Körper von zentraler Bedeutung. Als Ausgangsstoffe für Neurotransmitter kommt ihnen auch eine zentrale Bedeutung für ein funktionsfähiges Nervensystem zu. Proteine haben vielfältige Aufgaben:

- Sie bilden Zellstrukturen für den Bewegungsapparat (Muskeln, Kollagenfasern für das Knochengerüst).
- Sie fungieren als Biokatalysatoren (Enzyme) im Stoffwechsel und helfen dabei, Nahrung aufzuspalten und in Energie umzuwandeln.
- Sie sichern die Informationsübertragung als Hormone und Rezeptoren im Körper.
- Sie sorgen für den Transport von Sauerstoff im Körper (Hämoglobin).
- Sie sind unabdingbar für den Aufbau und die Reparatur von Gewebe.
- Sie sind wichtig für ein funktionsfähiges Immunsystem.
- Sie sind der Baustoff für Neurotransmitter (Botenstoffe im Gehirn).

Bei den Aminosäuren gibt es unentbehrliche Aminosäuren, die der Körper nicht selbst herstellen kann und die dementsprechend mit der Nahrung zugeführt werden müssen. Je höher der Gehalt an essenziellen Aminosäuren in einem Protein, desto höher ist die Qualität dieses Proteins.

Eiweiß ist sowohl in pflanzlichen als auch tierischen Lebensmitteln enthalten. Die Zusammensetzung tierischen Proteins ist dabei dem menschlichen Protein ähnlicher und weist daher eine höhere Proteinqualität auf. Pflanzliche Proteinquellen haben in

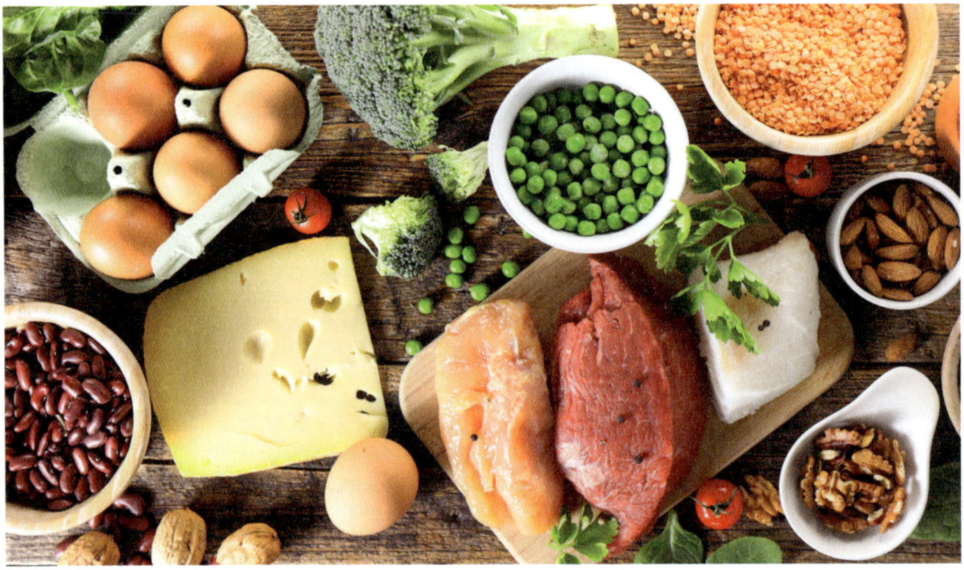

Es gibt verschiedene Lebensmittel sowohl tierischen als auch pflanzlichen Ursprungs, die reich an Proteinen sind.

der Regel eine niedrigere Proteinqualität. Um sich bestmöglich mit Eiweiß zu versorgen, ist die Kombination von tierischen und pflanzlichen Proteinquellen optimal. Hier einige wichtige proteinreiche Lebensmittel aus beiden Kategorien.

Tierische Proteinquellen	Pflanzliche Proteinquellen
Fleisch	Hülsenfrüchte (Bohnen, Erbsen, Linsen)
Fisch	Soja und dessen Produkte, Tempeh, Tofu
Milch und Milchprodukte (insbesondere Käse und Quark)	Nüsse und Samen
Eier	Quinoa, Amaranth, Hafer, Teff, Wildreis

Der Proteinbedarf wird auf das Körpergewicht bezogen angegeben. Gemäß der Deutschen Gesellschaft für Ernährung (DGE) liegt der tägliche Bedarf bei 0,8 Gramm pro Kilogramm Körpergewicht. Dabei ist zu berücksichtigen, dass der Proteinbedarf bei schweren Erkrankungen oder auch Senioren erhöht ist. Um optimal mit Eiweiß versorgt zu sein, sollte die Aufnahme für gesunde Menschen um die 1,2 bis 1,5 Gramm pro Kilogramm betragen. Dies bedeutet: Eine 80 Kilogramm schwere Person sollte täglich circa 96 bis 120 Gramm Eiweiß zu sich nehmen. Im Übermaß verzehrt, kann Eiweiß jedoch wiederum zu Magen-Darm-Beschwerden führen, insbesondere bei hohen Mengen in einer Mahlzeit, und den Stoffwechsel belasten. Auch hier gilt die Regel: Viel hilft nicht zwangsläufig viel. Nehmen Sie bei Bedarf die Hilfe einer professionellen Ernährungsberatung in Anspruch.

Um Ihren Eiweißbedarf nun adäquat zu decken, können Sie folgende einfache Regel beachten: Integrieren Sie in jede Mahlzeit eine Proteinquelle und gestalten Sie die Auswahl abwechslungsreich, optimalerweise mit einer Kombination aus tierischen und pflanzlichen Lebensmitteln.

Gut zu wissen:

Positiv gestimmt und gut schlafen dank Tryptophan

Tryptophan ist eine essenzielle Aminosäure mit wichtigen Funktionen. Es ist die Vorstufe des Neurotransmitters Serotonin, das an der Regulation von Stimmung und Appetit beteiligt ist. Depressive Verstimmungen, Antriebslosigkeit, Angstzustände und innere Unruhe können in Zusammenhang mit einem niedrigen Serotoninspiegel stehen. Zusätzlich ist es auch die Vorstufe des Schlafhormons Melatonin, das den Schlafrhythmus reguliert und zusätzlich einen positiven Einfluss auf das Schmerzempfinden haben kann. Hierbei ist zu erwähnen, dass ein qualitativ hochwertiger Schlaf allgemein essenziell für unser Gehirn ist und Schlafstörungen die Schmerzwahrnehmung negativ beeinflussen. Tryptophan ist sowohl in tierischen als auch in pflanzlichen Lebensmitteln enthalten, zum Beispiel in Emmentaler, Kalbsfilet, Hühnerbrust, Ei, Sojabohnen, Cashewkernen, Sonnenblumenkernen, Haferflocken und Walnüssen. Tryptophan ist bei Bedarf auch als Nahrungsergänzungsmittel erhältlich. Die Dosis kann über den Tag verteilt oder bei Schlafstörungen abends vor dem Schlafengehen zwischen 1 und 4 Gramm betragen. Die Einnahme sollte nicht mit eiweißreichen Mahlzeiten kombiniert werden, da Tryptophan mit anderen Aminosäuren an der Blut-Hirn-Schranke konkurriert.

Entzündungsmodulation mit Omega-3- und Omega-6-Fettsäuren

Die Trockenmasse des Gehirns besteht zum größten Teil aus Fetten. Diese sind lebensnotwendig und Bestandteil der Zellmembranen im Körper. Die Fettzusammensetzung der Nahrung hat damit einen maßgeblichen Einfluss auf die Zusammensetzung der Zellmembranen. Wenn es um das Gehirn und um entzündliche Prozesse im Körper geht, dann kommt den essenziellen Omega-3-Fettsäuren eine besondere Bedeutung zu. Der Körper kann sie nicht selbst herstellen und ist über die Nahrung darauf angewiesen.

Unser Speiseplan hat sich in den letzten Jahrhunderten grundlegend geändert, was zu einer Verschiebung der Fettsäurenzusammensetzung im Körper führt. Durch den oft hohen Fleischkonsum aus konventioneller Haltung, einen geringen Fischverzehr sowie hochgradig verarbeitete Lebensmittel kommt es zu einem Ungleichgewicht zwischen den langkettigen und mehrfach ungesättigten Omega-3- und Omega-6-Fettsäuren. Insbesondere die Versorgung mit den maritimen Omega-3-Fettsäuren Eicosapentaensäure (EPA) und Docosahexaensäure (DHA) ist aufgrund der westlichen Ernährungsweise häufig unzureichend. Obwohl beide Gruppen sich chemisch sehr ähneln, ist die Wirkung der einzelnen Fettsäuren gegensätzlich. Während Omega-3-Fettsäuren eher entzündungshemmende Eigenschaften besitzen, begünstigen Omega-6-Fettsäuren die Entstehung von Entzündungen, da beide Gruppen im Körper um das gleiche Enzymsystem konkurrieren.

Vorkommen von Omega-3-Fettsäuren	
Alpha-Linolensäure (ALA)	Pflanzliche Quellen: Walnüsse, Leinsamen, Chiasamen, Hanfsamen, Avocado sowie daraus hergestellte Öle
Docosahexaensäure (DHA) und Eicosapentaensäure (EPA)	Maritime Quellen: Fetter Seefisch wie Lachs, Makrele, Hering, Sardellen, Thunfisch, Forelle, Aal, Algen
Vorkommen von Omega-6-Fettsäuren	
Linolsäure	Pflanzliche Quellen: pflanzliche Öle aus Distel, Sonnenblume, Mais oder Soja
Arachidonsäure	Tierische Quellen (insbesondere aus konventioneller Haltung): Fleisch und Wurstwaren, Schmalz, Butter, Ei

Die Omega-3-Fettsäure Alpha-Linolensäure (ALA) kommt ausschließlich in Pflanzen vor. Die beiden essenziellen Fettsäuren EPA und DHA befinden sich ausschließlich in maritimen Lebensmitteln und vorrangig in fettem Seefisch. Auch Algen enthalten EPA und DHA, worüber letztendlich Fische ihren Gehalt aufbauen. ALA kann vom Körper in EPA und DHA umgewandelt werden, wobei dieser Umwandlungsprozess äußerst ineffizient ist. Pflanzliche Omega-3-Quellen sind ungeeignet, um sich ausreichend mit Omega-3 zu versorgen. Die in Studien ermittelten vielfältigen positiven Wirkungen der Omega-3-Fettsäuren auf das Nervensystem und auf Entzündungen entstehen vornehmlich durch EPA und DHA. Diese über die Nahrung oder Supplementierung aufgenommenen Omega-3-Fettsäuren werden in den Zellmembranen eingelagert und sind Ausgangsstoff für bestimmte Eicosanoide, die Entzündungsprozesse unterdrücken. Sie unterstützen das Immunsystem und können bei entzündungsbedingten Krankheiten wie Rheuma, Morbus Crohn, Asthma, Colitis ulcerosa und Reizdarm helfen. Hier ist vor allem EPA hervorzuheben mit folgender Eselsbrücke: **E** wie **E**PA wie **E**ntzündung lindert diese.

Im Gehirn spielt primär DHA eine Rolle, die positive Wirkungen auf Gehirnentwicklung, Intelligenz, Feinmotorik, aber auch bei der Prävention und Behandlung von neurodegenerativen Erkrankungen wie Alzheimer und Demenz, Schlaganfall oder Depression hat. Auch hier die Eselsbrücke: **D** wie **D**HA wie **D**enken unterstützt dieses. Omega-3-Fettsäuren haben darüber hinaus noch weitere Vorteile:

- Sie sorgen für eine optimale Membranfunktion der Nervenzellen und unterstützen die Integrität der Blut-Hirn-Schranke.
- Sie sorgen für einen verbesserten Nährstofftransport durch Zellwände und erhöhen die metabolische Flexibilität, unter anderem bessert sich die Insulinsensitivität.
- Sie dämpfen Stresssysteme und modulieren das vegetative Nervensystem.
- Sie wirken positiv auf die Sehkraft.
- Sie unterstützen das Herz-Kreislauf-System: Sie stabilisieren den Herzrhythmus und verbessern die Fließeigenschaften des Blutes.

Nun sind Omega-6-Fettsäuren nicht per se schlecht, denn alle Fettsäuren haben im Körper unterschiedliche Funktionen. Es kommt vielmehr auf das Verhältnis von Omega-3- zu Omega-6-Fettsäuren an. In der durchschnittlichen Bevölkerung beträgt das Verhältnis circa 15 : 1 (Ω6 : Ω3). Das bedeutet, dass wir 15-mal mehr Omega-6-Fettsäuren zu uns nehmen als Omega-3-Fettsäuren. Gesundheitlich vorteilhaft ist ein Verhältnis von unter 5 : 1 mit dem Zielwert 2 : 1.

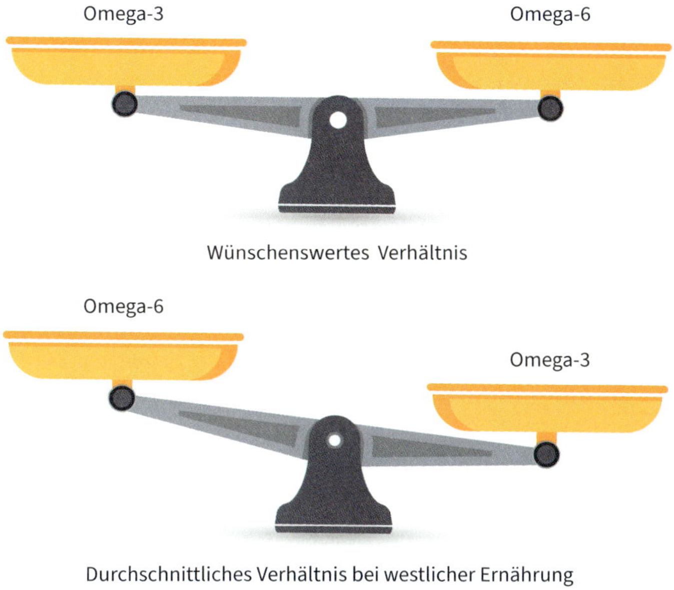

Eine typisch westliche Ernährung beinhaltet ein unausgeglichenes Verhältnis mit zu viel Omega-6 und zu wenig Omega-3. Wünschenswert ist ein in etwa ausgeglichenes Verhältnis.

Die empfohlene Zufuhr von Omega-3-Fettsäuren variiert stark – je nach Quelle zwischen 1 und 3 Gramm pro Tag. Dies kann theoretisch durch zwei Portionen (circa 100 Gramm) fetten Seefisch pro Woche und ALA-haltige Lebensmittel gedeckt werden. Es gilt allerdings zu beachten, dass Seefischsorten wie zum Beispiel Thunfisch mittlerweile eine hohe bis sehr hohe Schwermetallbelastung aufweisen und der Verzehr daher nur sehr eingeschränkt empfohlen werden kann.

Unabhängig davon sollten maritime Lebensmittel und auch pflanzliche Omega-3-Quellen regelmäßig in den Speiseplan integriert werden. Ist dies nicht möglich, kann die Einnahme eines hochwertigen Omega-3-Präparats in Erwägung gezogen werden, um sich mit diesen essenziellen Fettsäuren gut zu versorgen und von ihren positiven Wirkungen zu profitieren. Omega-3-Supplemente gibt es als Öl oder Kapseln aus unterschiedlichen Quellen wie Alge, Fisch und Krill. Algenöl enthält etwas mehr DHA und Fischöl mehr EPA. Präventiv und unter Berücksichtigung des individuellen Speiseplans kann eine Supplementierung von 1 bis 2 Gramm Omega-3-Fettsäuren pro Tag sinnvoll sein, um ein ausgeglichenes Verhältnis der Omega-3- und Omega-6-Fettsäuren zu erreichen. Eine Aufnahme von über 5 Gramm Omega-3-Fettsäuren pro Tag sollte wiederum nicht überschritten werden, denn eine Überdosierung kann zu erhöhter Blutungsneigung und Magen-Darm-Beschwerden führen.

Wie viel Omega-3-Fettsäuren letztendlich tatsächlich vom Körper aufgenommen werden, ist immer individuell und hängt unter anderem von der Funktionsfähigkeit der Verdauung ab. Es empfiehlt sich daher eine regelmäßige Messung des Omega-3-Index. Der Omega-3-Index sollte bei mindestens 8 Prozent liegen, wobei 10 bis 12 Prozent optimal sind.

Gut zu wissen:
Die richtige Lagerung Omega-3-haltiger Produkte

Omega-3-Fettsäuren sind aufgrund ihrer chemischen Struktur sehr empfindlich gegenüber Licht, Sauerstoff und Hitze – sie sind »die kleinen Diven« unter den Fettsäuren. Achten Sie daher beim Kauf von Omega-3-Produkten auf eine sehr gute (Apotheken-)Qualität. Nach Anbruch sollte das Öl gut verschlossen im Kühlschrank gelagert werden. Omega-3-Öl darf nicht erhitzt werden, da Hitze die Fettsäuren zerstört. Dies gilt auch für Omega-3-reiche Öle wie Leinöl oder Hanföl. Für eine optimale Wirkung ist die Einnahme zu oder nach einer fettreichen Mahlzeit empfehlenswert.

Starke Knochen und ein gesundes Immunsystem dank Vitamin D

Vitamin D ist ein fettlösliches Vitamin mit hormonähnlichen Wirkungen im Körper. Es ist auch als »Sonnenhormon« bekannt, da es hauptsächlich in der Haut unter Einwirkung von Sonnenlicht synthetisiert wird. Vitamin D hat als Gen- und Hormonregulator vielfältige Funktionen und Aufgaben im Körper.

Ein ausreichender Vitamin-D-Spiegel ist nicht nur für gesunde und starke Knochen und Gelenke, sondern auch für ein gesundes Immunsystem relevant. Vitamin D wirkt immunmodulierend und hat eine entzündungshemmende Wirkung im Körper. Zusätzlich ist es wichtig für die Funktion von Muskeln und Nerven, hat positive Auswirkungen auf die psychische Gesundheit und ist an der Regulation des Blutzuckerstoffwechsels beteiligt. Eine interessante Tatsache ist, dass Vitamin D auch eine Rolle bei der Schmerzlinderung spielen kann, zum Beispiel bei Fibromyalgie, Rheuma und Knochenschmerzen, aber auch bei chronischen Schmerzen. Insbesondere werden unzureichende Vitamin-D-Spiegel mit verstärkten Schmerzen in Verbindung gebracht und eine ausreichende Versorgung kann daher zur Schmerzminderung beitragen. Zusätzlich besteht mit zunehmendem Alter ein Zusammenhang zwischen Vitamin-D-Mangel und eingeschränkter Mobilität, Stürzen und Frakturen. Ein guter Vitamin-D-Serumspiegel beträgt in der Regel 40 bis 70 Nanogramm pro Milliliter (ng/ml) oder 100 bis 175 Nanomol pro Liter (nmol/l).

Eine ausreichende Versorgung allein durch die Ernährung ist in der Regel nicht möglich, da die Konzentration von Vitamin D in Lebensmitteln, abgesehen von wenigen Ausnahmen, sehr gering ist.

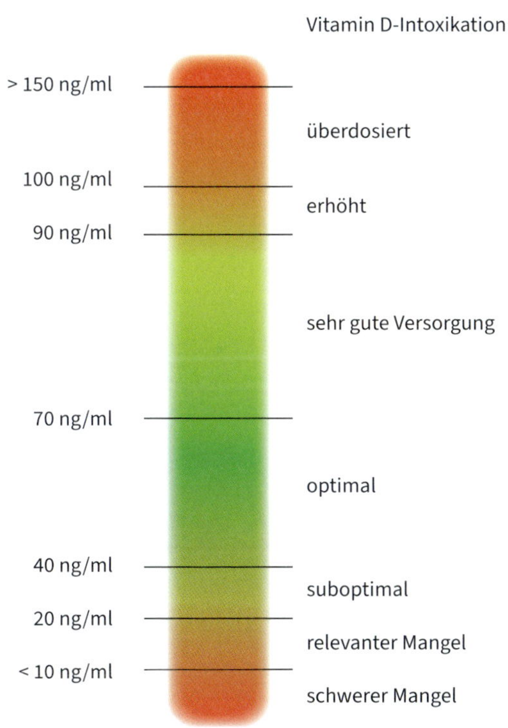

Die Grafik zeigt unterschiedliche Vitamin-D-Werte sowie deren Bewertung für die Versorgung.

Vitamin-D-Gehalt pro 100 g		
Lebensmittel	**µg***	**IE***
Lebertran	170–3800	6800–152 000
Matjeshering	27	1080
Lachs	16	640
Avocado	3,4	137
Hühnerei	2,9	116

** IE = Internationale Einheit; 1 µg entspricht 40 IE*

In Deutschland ist vor allem während der Wintermonate oder, abhängig von Beruf und Zeit im Freien, gegebenenfalls auch darüber hinaus eine Supplementierung von Vitamin D empfehlenswert, um einen optimalen Spiegel aufrechtzuerhalten. Diese sollte an das Körpergewicht und den individuellen Serumspiegel angepasst sein. Auch hier gilt: Messen statt raten, da durch eine Ergänzung theoretisch eine Überversorgung möglich ist. Aufgrund der fettlöslichen Eigenschaften sollte Vitamin D immer zusammen mit einer fettreichen Mahlzeit eingenommen werden und eine tägliche Supplementierung ist zu bevorzugen. Im Internet gibt es hilfreiche Vitamin-D-Rechner, mit denen Sie Ihre tägliche Aufnahmemenge berechnen können. Abschließend sei noch erwähnt, dass die optimale Wirkung von Vitamin D auch von einer ausreichenden Versorgung mit den Co-Faktoren Vitamin K, Vitamin A und Magnesium (Seite 250) abhängt.

Gut zu wissen:

Tägliche Sonnenexposition für die Vitamin-D-Synthese

Die Bildung von Vitamin D über die Haut erfolgt in Deutschland hauptsächlich in den Sommermonaten von April bis Oktober, insbesondere um die Mittagszeit. Kleidung oder die Verwendung von Sonnenschutzmitteln schränken

die körpereigene Vitamin-D-Synthese ein. Bewegung im Freien von einigen Minuten täglich mit wenig abgedeckter Haut und kurzfristig auch ohne Lichtschutzfaktor trägt daher, neben vielerlei weiteren Vorteilen wie Licht und frische Luft zu einer adäquaten Vitamin-D-Versorgung bei. Eine Überdosierung durch Sonnenlichtexposition ist dabei nicht möglich.

Die Gelenkgesundheit von innen unterstützen

Neben Bewegung und sportlicher Betätigung können Sie Ihre Gelenkgesundheit auf vielfältige Weise von innen unterstützen. Einige wichtige Punkte wie Normalgewicht, proteinreiche Ernährung sowie eine ausreichende Versorgung mit Omega-3-Fettsäuren bei gleichzeitiger Reduktion von Omega-6-Fettsäuren und die Relevanz einer guten Vitamin-D-Versorgung haben Sie bereits kennengelernt. Bei von Entzündungen betroffenen Gelenken ist zusätzlich eine antioxidantienreiche Ernährung und gegebenenfalls eine ergänzende Supplementierung mit Antioxidantien empfehlenswert, wie zum Beispiel Vitamin C, Vitamin E, Selen und Lycopin. Indem Sie den bereits angesprochenen »Regenbogen essen« und auf einen angemessen hohen Gemüse- und Obstkonsum achten, versorgen Sie sich bereits sehr gut mit Antioxidantien. Antioxidantien wie Vitamin C und Lycopin haben zusätzlich einen positiven Einfluss auf die Kollagenproduktion (Seite 268). Im Speziellen finden sich die angesprochenen Antioxidantien in folgenden Lebensmitteln:

- **Vitamin C:** dunkles grünes Gemüse wie Spinat, Grünkohl und Brokkoli sowie Zitrusfrüchte wie Orangen, Zitronen und Grapefruits, Paprika, Schwarze Johannisbeeren, Petersilie
- **Lycopin:** rötliche Pflanzen wie Tomaten, rote Paprika, Karotten, Wassermelonen, rosa Grapefruit, Himbeeren, Erdbeeren, Rote Johannisbeeren
- **Selen:** Paranüsse, Weizenkleie, Pilze, Sojabohnen, Kokosnuss, Cashewkerne
- **Vitamin E:** Weizenkeimöl, Rapsöl, Erdnüsse, Haselnüsse, Mandelkerne, Sonnenblumenkerne, dunkelgrünes Gemüse

Schmerz- und entzündungslindernde Kraft aus der Kurkumaknolle

Das Polyphenol Curcumin ist die bioaktive Substanz aus der Kurkumaknolle mit antioxidativen und antientzündlichen Eigenschaften. Es besitzt eine intensive gelbe Farbe und ist unter anderem Bestandteil von Currymischungen. Curcumin kommt als Ergänzung sowohl bei Gelenkschmerzen als auch bei chronischen Schmerzen und Depressionen zum Einsatz. Die Bioverfügbarkeit von Curcumin allein ist sehr gering, weshalb eine Kombination mit Schwarzem-Pfeffer-Extrakt oder in liposomaler Form zu bevorzugen ist.

Die richtigen Baustoffe für starke Gelenke

Wie Sie nun wissen, gehört eine ausreichende Eiweißversorgung zu einer gesunden Basis. In Bezug auf die Gelenkgesundheit spielt es zusätzlich eine zentrale Rolle. Auf der einen Seite wird Eiweiß für den Muskelaufbau und -erhalt benötigt, denn eine starke Muskulatur sorgt dafür, dass die Gelenke stabilisiert werden. Auf der anderen Seite werden spezielle Aminosäuren benötigt, um Knorpelgewebe und Kollagen aufzubauen. Hierzu werden vor allem die essenziellen Aminosäuren Methionin und Lysin sowie die nicht essenziellen Aminosäuren Cystein und Prolin benötigt, die eine wichtige Rolle beim Gelenkstoffwechsel spielen.

- **Lysin** fördert die Neubildung von Muskelgewebe, gewährleistet die Festigkeit und Stabilität von Kollagen und ist am Knochenaufbau sowie an der Wundheilung beteiligt. Zu den lysinreichen Lebensmitteln zählen Rind, Fisch, Huhn, Sojabohnen, Weizenkeime, Linsen, Käse und Erdnüsse.
- **Prolin** ist ein wichtiger Bestandteil von Knorpel und Kollagen, hilft bei der Regeneration von Gewebe und unterstützt den Gelenkaufbau. Prolin ist nicht essenziell, wobei die Fähigkeit zur eigenständigen Prolinproduktion mit zunehmendem Alter abnimmt. Gute Prolinlieferanten sind Huhn und Pute.
- Zusätzlich sind die sehr schwefelhaltigen Aminosäuren **Methionin** und **Cystein** wichtig für den Aufbau von Gelenkknorpel und dessen Elastizität. Sie regen die

Knorpelzellen zur Produktion von Knorpelgewebe an. Methionin ist in Paranüssen, Lachs, Sesam, Rind, Huhn, grünem Gemüse wie Brokkoli, Spinat oder Rosenkohl zu finden. Cysteinreiche Lebensmittel sind Soja, Sonnenblumenkerne, Ei, Schwein, Huhn und Lachs.

Knorpel und Kollagen bestehen zu einem großen Teil aus schwefelhaltigen Verbindungen. Schwefelverbindungen sind wichtig für die Kollagensynthese und können sich positiv auf die Wundheilung auswirken. Ist Schwefel nicht in ausreichender Menge vorhanden, erschwert dies – vor allem bei bereits vorliegenden Erkrankungen – die Regeneration des Gewebes. Neben diesen beiden Aminosäuren befindet sich Schwefel zum Beispiel in Knoblauch, Zwiebeln, Bärlauch, Kohl und Erdnüssen.

Mögliche Nahrungsergänzung mit Methylsulfonylmethan, Chondroitin und Glucosamin

Zum Aufbau von Kollagen im Knorpel beitragen und zusätzlich schmerzlindernd wirken kann **Methylsulfonylmethan**, kurz MSM, eine Schwefelverbindung mit entzündungshemmenden und abschwellenden Eigenschaften. MSM ist als Nahrungsergänzungsmittel erhältlich. Zur Unterstützung der Schwefelversorgung kann MSM mit einer Dosierung von 1 bis 3 Gramm pro Tag eingesetzt werden.

Die Substanzen **Chondroitin** und **Glucosamin** werden häufig bei Gelenkbeschwerden als Nahrungsergänzungsmittel genannt und können die Regeneration von Knorpel und die Schmierung der Gelenke unterstützen. Glucosamin steckt in Meerestieren wie Muscheln, Krabbeln, Garnelen oder Hummer. Chondroitin ist vorwiegend in Rind- und Schweinefleisch sowie in Meerestieren zu finden. Die Studienlage zu den positiven Wirkungen ist eher dürftig. Dennoch gibt es Hinweise auf die positiven Auswirkungen einer dosisabhängigen Ergänzung beider Substanzen. Vor allem eine Kombination mit jeweils bis zu 1000 Milligramm Chondroitin und Glucosaminsulfat scheint sinnvoll zu sein, die über den Tag verteilt jeweils zur Mahlzeit eingenommen werden sollte.

Abschließend seien noch kurz die beiden Spurenelemente **Kupfer** und **Mangan** erwähnt. Kupfer ist an der Verflechtung von Kollagen und Elastin beteiligt und damit für Struktur und Elastizität von Knochen, Bändern, Knorpel, Bindegewebe und Blutgefäßen wichtig. Kupfer befindet sich in Innereien wie Leber, Schalentieren, Nüssen, Kakao, Kaffee, Tee und Hülsenfrüchten. Mangan wird im Körper für den Aufbau von Knochen, Knorpelgewebe und Bindegewebe benötigt und findet sich vor allem in folgenden pflanzlichen Lebensmitteln: Weizenkeime, Haferflocken, Hirse, Reis, Hülsenfrüchte, Leinsamen, Nüsse, grünes Blattgemüse, dunkle Beeren.

Kollagen für die Gelenkgesundheit

Kollagen ist ein wichtiges Strukturprotein, das im Bindegewebe vorkommt und am Aufbau von Knochen, Knorpel, Sehnen, Faszien, Blutgefäßen und inneren Organen beteiligt ist. Kollagen kann direkt über Lebensmittel wie Knochenbrühen, bindegewebsreiches Fleisch/Haut, Austern, Eigelb, Gelatine und gelatinehaltige Lebensmittel aufgenommen werden. Es ist auch als Nahrungsergänzungsmittel erhältlich. Zusätzlich gibt es Substanzen, die dazu beitragen können, die Produktion von Kollagen im Körper zu unterstützen. Hierzu zählen fettreiche Fischarten, die Omega-3-Fettsäuren enthalten, Geflügel wie Hühnchen und Pute, die Prolin enthalten, schwefelhaltige Lebensmittel, Vitamin C und Antioxidantien. All diese Stoffe haben Sie bereits kennengelernt.

Die Kollagenproduktion im Körper hängt von verschiedenen Faktoren ab und die Aufnahme von kollagenfördernden Lebensmitteln allein reicht möglicherweise nicht aus, um den Kollagengehalt im Körper signifikant zu erhöhen. Bei Gelenkbeschwerden besteht häufig ein erhöhter Bedarf für Reparaturprozesse und es ist unerlässlich, dem Körper diese aufbauenden Substanzen in ausreichender Menge zur Verfügung zu stellen. Eine insgesamt abwechslungsreiche und nährstoffreiche Ernährung ist daher entscheidend für die Gesundheit von Knochen, Gelenken und Bindegewebe.

Kopfschmerzen und Migräne – das Gehirn in der Energiekrise

Die Auslöser von Kopfschmerzen und Migräne können vielfältig sein und sind, wie so häufig, sehr individuell. Neben dem Finden von individuellen Triggern kommt der kontinuierlichen Energieversorgung bei diesem Schmerzbild eine große Bedeutung zu. Sie

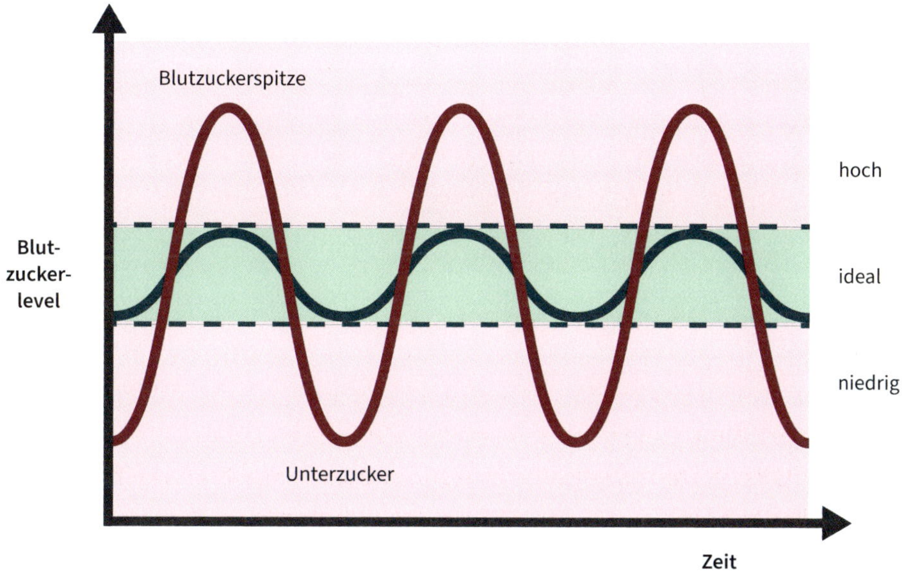

Die grüne Blutzuckerkurve ist gegenüber der violetten zu bevorzugen, da eine konstante Energieversorgung mit wenig Schwankungen wünschenswert ist.

erinnern sich daran, dass Ihr Gehirn auf Glukose angewiesen ist (Seite 59). Unterzucker oder auch starke Blutzuckerschwankungen können ein Auslöser für Kopfschmerzen und Migräne sein. Es ist daher wichtig, dass Sie regelmäßige Mahlzeiten zu sich nehmen und den Blutzuckerspiegel konstant halten. Dies gilt insbesondere auch, wenn Sie die Übungen in diesem Buch durchführen. Was für Sie ein gutes Blutzuckerlevel ist, bei dem Sie sich energetisch und gut fühlen, ist dabei individuell. Die Reaktionen auf Lebensmittel können sich dabei deutlich von Mensch zu Mensch unterscheiden. Ein anzustrebender Nüchternblutzucker liegt zwischen 80 und 90 Milligramm pro Deziliter (mg/dl). Nach einer Mahlzeit sollte Ihre Blutzuckerkurve langsam ansteigen und auch langsam wieder fallen. Wünschenswert sind Werte zwischen 100 und 140 mg/dl. Dies bedeutet im Umkehrschluss aber nicht, je niedriger, desto besser. Allgemein gilt: Je konstanter der Blutzucker, desto besser für Sie.

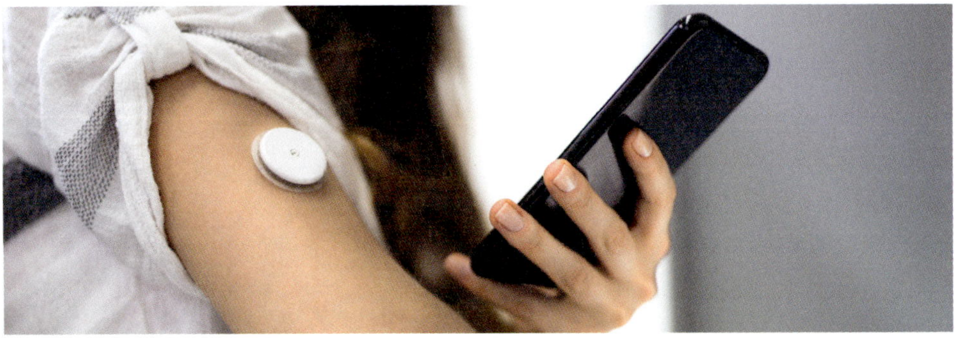

Langzeitblutzuckermessgeräte stellen eine praktische Möglichkeit dar, den Blutzucker zu bestimmen.

Mit der Blutzuckerüberwachung individuelle Reaktionsmuster erkennen

Blutzuckerentgleisungen bleiben meist eine sehr lange Zeit unbemerkt. Es gilt: messen, statt raten. Die Blutzuckermessung ist eine hervorragende Möglichkeit der individuellen Ernährungsevaluierung. Ein grundlegendes Ziel dieses Tests ist es, Lebensmittel oder Mahlzeiten zu identifizieren, die bei Ihnen eine Blutzuckerachterbahn auslösen oder eine Blutzuckerstabilisierung bewirken. Blutzuckermessgeräte sind freiverkäuflich erhältlich und können Ihnen eine gute Orientierung geben, wie Ihr Stoffwechsel auf Mahlzeiten reagiert. Eine umfassende und sehr einfache Blutzuckerüberwachung bieten Langzeitblutzuckermessgeräte, die bis zu 14 Tage rund um die Uhr Daten sammeln. Diese ermöglichen Ihnen, individuelle Muster hervorragend zu erkennen und Ihren Blutzucker mit Ihren Symptomen zu korrelieren. Es sei noch angemerkt, dass die individuelle Glukosereaktion immer vor dem Hintergrund der jeweiligen Gesamtsituation bewertet werden muss, da es noch weitere Einflussfaktoren außer Nahrung gibt, wie Schlaf und Stress.

Ein konstanter Blutzucker kann sich nicht nur positiv auf Ihr Schmerzbild auswirken, sondern hat noch eine Vielzahl an weiteren Vorteilen: weniger Heißhunger, guter Schlaf, Hormonregulation, konstantes Energielevel und bessere Konzentration sowie geistige und vaskuläre Gesundheit. Folgende Tipps können Ihnen dabei helfen, den Blutzucker stabil zu halten:

- **Mahlzeitenzusammensetzung:** Integrieren Sie Ballaststoffe, Proteine und Fett in jede Mahlzeit. Diese Komponenten können Ihren Blutzuckeranstieg minimieren. Das Tellermodell auf Seite 255 hilft Ihnen bei der Umsetzung. Indem Sie erst die Gemüseportion verzehren, gefolgt von der Eiweißkomponente und zuletzt erst die Kohlenhydrate, können Sie einen zusätzlichen positiven Einfluss auf Ihren Blutzuckerspiegel generieren.
- **Mahlzeitentiming:** Mahlzeiten auszulassen, kann den Blutzucker durcheinanderbringen und eine kontinuierliche Energieversorgung beeinträchtigen. Fällt die Folgemahlzeit zusätzlich danach noch größer aus, kommt es zu einem größeren Anstieg, denn der Blutzuckerspiegel steigt mit der verzehrten Menge.
- **Zucker:** Einfache Zucker wie in Süßigkeiten oder Softdrinks führen zu einem steilen und starken Blutzuckerspiegel. Bevorzugen Sie komplexe Kohlenhydrate wie (abgekühlte) Kartoffeln, Quinoa, Hülsenfrüchte oder stärkehaltiges Gemüse. Zusätzlich gibt es spezielle Zuckerarten, die sich nur wenig auf den Blutzucker auswirken, dem Gehirn aber als wunderbare Energiequelle dienen. Hierzu zählen Galaktose, Isomaltulose, Ribose, Tagatose.
- **Bewegung:** Bewegung verbraucht Energie und fördert die Glukoseaufnahme in die Zellen. Schon leichte Aktivitäten wie ein Spaziergang, Hausarbeit oder auch einige Übungen aus diesem Buch vor oder nach einer Mahlzeit helfen dabei, Ihren Blutzucker konstant zu halten.

Individuelle Trigger finden

Es gibt einige Lebensmittel, die bei vielen Menschen Kopfschmerzen auslösen können. Hierzu zählen Alkohol, Lebensmittel mit biogenen Aminen wie Rotwein, Käse, Avocado, Schokolade, aber auch der Geschmacksverstärker Mononatriumglutamat und Süßstoffe. Führen Sie ein Schmerztagebuch (Seite 73) sowie ein Ernährungstagebuch, die sie miteinander abgleichen, um Ihre individuellen Auslöser zu ermitteln. Dies ist hilfreicher und zielführender, als Lebensmittel kategorisch zu meiden.

Koffeinhaltige Getränke wie Kaffee, Cola, Energydrinks, schwarzer Tee und Ähnliches sind ein zweischneidiges Schwert. Koffein wirkt direkt auf das zentrale Nervensystem. Zum einen kann dies einen lindernden Einfluss auf beginnende Schmerzen haben, zum anderen kann Koffein aber auch Kopfschmerzen unterhalten und ein Koffeinentzug zu Kopfschmerzen führen. Setzen Sie daher Koffein lieber gezielt und sporadisch ein und vermeiden Sie Dauerkonsum. Starke Schwankungen im Konsum (nach oben und unten) können dabei auch ein Schmerzauslöser sein. Koffein sollten Sie daher langsam reduzieren und unbedingt ausprobieren, wie sich das auf Ihren Körper auswirkt.

Viszerale Schmerzen mit einer darmfreundlichen Ernährung lindern

Der Darm spielt eine zentrale Rolle, wenn es um das Immunsystem, den Stoffwechsel, die Nährstoffaufnahme, die Stimmung und chronische Erkrankungen geht. Meist arbeitet die Verdauung im Stillen. Wenn sie sich doch einmal bemerkbar macht, ist das meist mit unschönen Symptomen wie Völlegefühl, Blähungen, Aufstoßen, Sodbrennen, Verdauungsunregelmäßigkeiten oder auch unspezifischen Schmerzen verbunden. Schmerzauslöser können eine zu hohe Nahrungsmenge sein, Schwierigkeiten beim Weitertransport oder die Entstehung von Darmgasen. Dass die Verdauung und Verdauungsbeschwerden jedoch von weit mehr beeinflusst werden als von den Essgewohnheiten, wissen Sie bereits. Nichtsdestotrotz gibt es einige Grundpfeiler einer darmfreundlichen Ernährung.

- **Ausreichend kauen:** Durch gründliches und langsames Kauen wird die Nahrung zerkleinert und durch Enzyme im Mund bereits vorverdaut. Dies erleichtert dem Darm die Arbeit. Außerdem aktiviert Kauen auch den Vagusnerv.
- **Mahlzeitenstruktur:** Essen Sie regelmäßig, aber achten Sie auch auf ausreichend Essenspausen. Gezielte Pausen geben dem Magen-Darm-Trakt eine Erholungszeit und können Entzündungen reduzieren. Wie viele Mahlzeiten für Sie optimal sind, ist individuell. Vielleicht sind es nur zwei, vielleicht sind es aber auch fünf. Nutzen Sie das Testprinzip ab Seite 246.
- **Fokus:** Konzentrieren Sie sich auf das Essen und essen Sie mit allen Sinnen. Den Einfluss von Geruch auf das Nervensystem haben wir bereits besprochen. Vermeiden Sie Ablenkung, denn diese führt häufig zu einer höheren Nahrungsaufnahme als notwendig und zu schnellerem Essen.

Futter für die Darmbakterien

Ballaststoffe kommen ausschließlich in pflanzlichen Lebensmitteln vor und sind Nahrungsfasern, die von körpereigenen Enzymen nicht abgebaut werden können. Sie gelangen daher unverdaut in den Dickdarm. Ein erhöhter Verzehr von pflanzlichen Lebensmitteln kann dabei die Vielfalt der Darmbakterien fördern. Ballaststoffe spielen eine wichtige Rolle für die Darmgesundheit und wirken verdauungsregulierend bei Beschwerden wie Obstipation und Diarrhö. Der Richtwert für die tägliche Ballaststoffzufuhr liegt bei mindestens 30 Gramm pro Tag, wobei es zwei unterschiedliche Arten von Ballaststoffen mit unterschiedlichen Wirkungen gibt.

- **Lösliche Ballaststoffe**, die in Kartoffeln, Leinsamen, Nüssen, Bohnen, Obst und Gemüse vorkommen, stellen eine Nahrungsquelle für günstige im Darm befindliche Mikroorganismen dar. Sie werden auch als Präbiotika bezeichnet. Diese Ballaststoffe bilden eine gelartige Substanz und können die Verdauung anregen. Zusätzlich können sie sich positiv auf den Blutzucker auswirken.
- **Unlösliche Ballaststoffe** werden nicht durch die Darmbakterien abgebaut. Sie helfen dabei, die Darmpassage zu beschleunigen, den Stuhl zu lockern und gesundheitsschädliche Stoffe aus dem Körper zu entfernen. Unlösliche Ballaststoffe befinden sich in Kleien, Vollkornprodukten, Chicorée, Artischocken, Pilzen, Hülsenfrüchten, Flohsamen(-schalen), Äpfeln, Zitrusfrüchten und grünen Bananen.

Aufgrund des hohen Quellvermögens von Ballaststoffen ist eine ausreichende Flüssigkeitszufuhr unabdingbar. Trinken Sie daher zu ballaststoffreichen Mahlzeiten viel Wasser. Indem Sie zu jeder Mahlzeit pflanzliche Nahrungsmittel in Ihren Speiseplan einbauen, erhöhen Sie automatisch die Ballaststoffzufuhr. Ein beispielhafter Tagesplan, mit dem Sie 30 Gramm Ballaststoffe zu sich nehmen, sieht folgendermaßen aus:

- **Frühstück:** 40 g Haferflocken (4 g) + 100 g Heidelbeeren (5 g)
- **Mittagessen:** 75 g gekochter brauner Reis (3 g) + 150 g Brokkoli (5 g)
- **Abendessen:** 1 Scheibe Vollkornbrot mit Avocado und Tomaten (8 g)
- **Snack:** 1 Apfel mit Schale (4 g) + 25 g Walnüsse (1,5 g)

Für manche Menschen können Ballaststoffe auch zu Blähungen, Verstopfung und Völlegefühl führen. Um dies zu vermeiden, können Ihnen folgende Tipps helfen:

- Erhöhen Sie die Ballaststoffzufuhr langsam und schrittweise.
- Integrieren Sie lösliche und unlösliche Ballaststoffe.
- Nehmen Sie ausreichend Flüssigkeit zu sich.
- Verteilen Sie die Ballaststoffzufuhr gleichmäßig über den Tag.
- Bearbeiten Sie Samen, Kerne, Nüsse mit verschiedenen Methoden wie Einweichen, Schroten, Mahlen, Keimen.
- Nutzen Sie verdauungsfördernde Gewürze und Kräuter wie Bohnenkraut, Kümmel, Lorbeer und so weiter.
- Bei Problemen mit rohem Obst und Gemüse nutzen Sie Verarbeitungsschritte wie Raspeln, Dünsten, Pürieren und Ähnliches.
- Kauen Sie ausgiebig und essen Sie langsam.

Kombinieren Sie die verschiedenen Tipps und testen Sie einzelne Lebensmittel auf ihre individuelle Verträglichkeit. Sollte es Ihnen schwerfallen, ausreichend Ballaststoffe über Lebensmittel aufzunehmen, können spezielle Ballaststoffpulver hilfreich sein, die sich unter Speisen mischen lassen oder in Wasser aufgelöst werden können.

Was ist resistente Stärke?

Resistente Stärke entsteht zum Beispiel beim Abkühlen von kohlenhydratreichen Lebensmitteln wie Kartoffeln, Reis, Nudeln und Hülsenfrüchten. Kochen Sie diese wie gewohnt, lassen Sie sie abkühlen und lagern Sie sie für 24 Stunden im Kühlschrank. Dieser Prozess verändert die Kohlenhydratstruktur und lässt resistente Stärke entstehen. Die Lebensmittel können kalt verzehrt oder auch wieder erhitzt werden. Resistente Stärke zählt zu den unverdaulichen Ballaststoffen und dient als Futter für nützliche Darmbakterien. Zusätzlich trägt die Aufnahme zur Verbesserung des Immunsystems bei, reguliert die Verdauung, stärkt die Darmbarriere und wirkt entzündlichen Vorgängen im Darm entgegen. Als unverdaulicher Ballaststoff steht sie dem Körper nicht als Energiequelle zur Verfügung. Daher reduziert sich nebenbei noch der Kaloriengehalt dieser Lebensmittel.

Neben den Präbiotika gibt es auch sogenannte probiotische Lebensmittel oder Probiotika. Probiotische Lebensmittel enthalten lebende Mikroorganismen, die sich im Darm ansiedeln können und dort die Vielfalt der Darmbakterien bereichern. Sie unterstützen den Darm dabei, gesund zu bleiben. Zu den probiotischen Lebensmitteln zählen fermentierte Lebensmittel wie Joghurt, Kefir, frisches Sauerkraut, eingelegtes Gemüse, naturtrüber Apfelessig, Kombucha und Sauerteigbrot. Integrieren Sie wenn möglich täglich mindestens eine Portion probiotischer Lebensmittel. Mittlerweile gibt es auch eine Vielzahl von Probiotika-Supplementen auf dem Markt. Diese enthalten einzelne Bakterienstämme oder verschiedene Kombinationen. Die Zusammensetzung Ihres Darmmikrobioms ist jedoch so individuell wie Ihr Fingerabdruck. Eine Ergänzung einzelner Bakterienstämme sollte daher nur im Einzelfall bei entsprechender Indikation vorgenommen werden. Gerade bei einer gestörten Darmbarriere können solche Produkte ansonsten mehr Schaden als Nutzen anrichten.

Die Darmbarriere stärken

Der Darm hat zwei Aufgaben: zum einen, erwünschte Nährstoffe aufzunehmen, zum anderen aber auch, das Eindringen von unerwünschten Fremdstoffen und Pathogenen in den Körper zu verhindern. Hierfür ist eine intakte Darmbarriere unerlässlich.

Zur Darmbarriere zählen die Darmmikrobiota, Epithelzellen, die nach außen eine dicke Schleimschicht tragen, und Immunzellen am Inneren der Darmwand. Sogenannte Tight Junctions sind Schleusen im Darm, die entscheidend für die Dichtigkeit der Darmbarriere sind. Sie verhindern den unkontrollierten Substanzübertritt aus dem Darm und können sich bei Bedarf selektiv öffnen.

Für eine intakte Darmbarriere sind ausreichend Baustoffe notwendig. Stoffe wie **Glutamin** oder **Molkenprotein** wirken sich positiv auf die intestinale Permeabilität (Durchlässigkeit) aus. Zusätzlich kann auch Zink bei Reizdarm und anderen Darmbeschwerden einen positiven Einfluss haben. Curcumin (Seite 266) erhöht die Bildung von Tight-Junction-Proteinen, reduziert entzündliche Prozesse und wirkt antimikrobiell.

Quercetin zum Beispiel aus Zwiebeln, Äpfeln und grünem Tee hat ähnliche Eigenschaften. Auch hier spielen wieder Omega-3-Fettsäuren (Seite 258) eine wichtige Rolle, indem sie die bakterielle Vielfalt im Darm fördern und Entzündungen reduzieren. Abschließend sei noch erwähnt, dass es auch Faktoren gibt, die die Darmbarriere negativ beeinflussen können, wie Stress oder Medikamente.

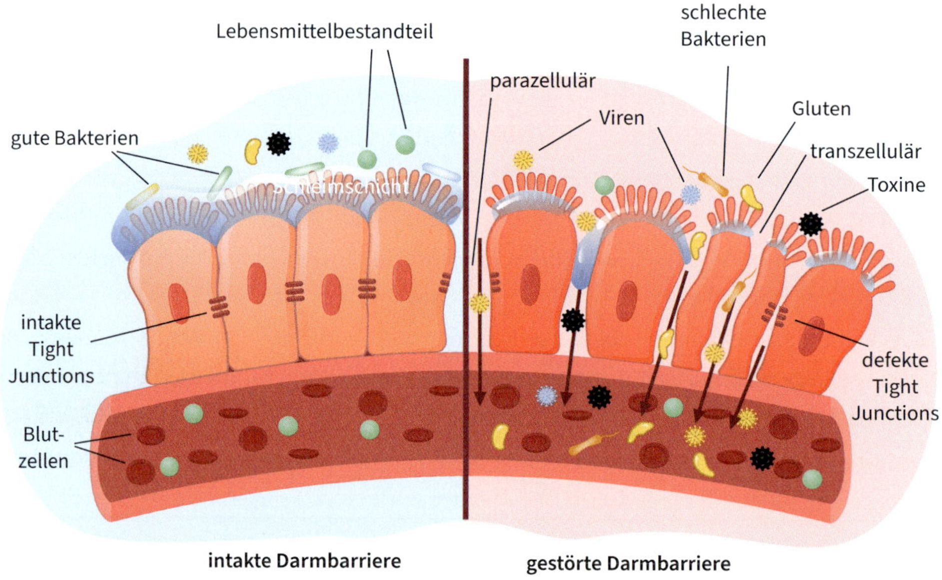

Die Darmbarriere setzt sich aus unterschiedlichen Schichten zusammen. Eine intakte Darmbarriere (links) ist für eine gute Verdauung und optimale Nährstoffaufnahme essenziell.

Lebensmittelunverträglichkeiten

Die Aufnahme von Stoffen wie Laktose, Fruktose oder Gluten kann zu Verdauungsbeschwerden und Schmerzen führen und Unverträglichkeiten scheinen sich immer mehr zu verbreiten. Lebensmittelgruppen ohne eindeutige Diagnose auszuschließen, ist dabei zumindest auf lange Sicht problematisch und kann zu Nährstoffmängeln führen.

Auch bei der Verdauung gilt das Prinzip »Use it or lose it«. Enzyme zu produzieren wie zum Beispiel Laktase, die Laktose (Milchzucker) aufspaltet, kostet Energie. Verzichten Sie nun einen langen Zeitraum unnötigerweise auf laktosehaltige Lebensmittel, so wird die Enzymproduktion heruntergeregelt, um diese Energie zu sparen, was am Ende des Tages die Verträglichkeit von Laktose negativ beeinflusst. Ähnlich verhält es sich mit Fruktose.

Gluten wirkt etwas anders und kann negative Auswirkungen auf die Darmbarriere haben, insbesondere dann, wenn diese ohnehin bereits geschwächt ist. Gluten befindet sich vorwiegend in Getreiden wie Weizen, Dinkel, Roggen, Gerste. Ein kompletter

Ausschluss von Gluten ist dabei selten notwendig (nur bei Zöliakie) und eine glutenfreie Ernährung nicht zwangsläufig gesund. Stellen Sie sich vielmehr die Frage, wie häufig glutenhaltige Lebensmittel auf Ihrem Teller landen, und finden Sie gegebenenfalls Alternativen. Erinnern Sie sich an das Prinzip der Abwechslung auf Seite 253.

Statt Lebensmittel dogmatisch zu eliminieren, gilt eher die Regel: so viel wie nötig, nur so wenig wie möglich weglassen. Setzen Sie Ihre Symptome besser mit einem Ernährungstagebuch in Bezug zu dem, was Sie essen, und holen Sie sich gegebenenfalls Hilfe durch eine Ernährungsberatung.

Abschließend sei noch einmal erwähnt, dass das Nervensystem maßgeblich an der Verdauung beteiligt ist. Vielleicht helfen Ihnen die Übungen in diesem Buch daher mehr als Ernährungsinterventionen, auch wenn Ihre Symptome auf den ersten Blick ernährungsassoziiert scheinen.

Über die Autoren

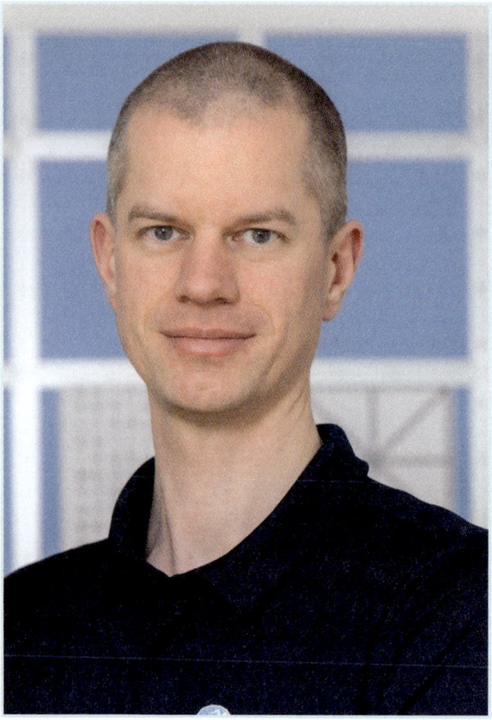

Andreas Könings ist Personal Trainer, Coach, Ausbilder und einer der führenden Experten für neurozentriertes Training. Mehrfache Verletzungen in der Jugend beendeten seine sportliche Laufbahn im Basketball vorzeitig. Dem Sport allerdings weiter verbunden, arbeitete er mehrere Jahre als Teammanager für die Telekom Baskets Bonn in der Basketball Bundesliga (BBL) und schloss währenddessen sein Sportökonomiestudium mit Diplom ab. In dieser Zeit kam er mit dem neurozentrierten Training in Kontakt und blickt nunmehr auf eine 15-jährige internationale Erfahrung zurück. Sein Wissen über die angewandte Neurologie sammelte er unter anderem in den USA bei Dr. Eric Cobb.

Als erster deutscher Z-Health® Master Practitioner und Inhaber der Deutschen Akademie für Neuro-Performance gibt Andreas Könings seine Erfahrung und sein tiefgründiges Wissen in Ausbildungen für neurozentriertes Training an ambitionierte Trainer, ganzheitliche Therapeuten und Ärzte weiter. Ziel ist immer, Training und Therapie aus neurozentrierter Sicht zu verbinden, um Schmerzen effizient zu reduzieren und Bewegungsabläufe zu optimieren. Zudem gibt er sein Wissen in zahlreichen Fachartikeln, seinem YouTube Kanal Neuroathletik Training – Die Schmerzrevolution sowie in verschiedenen Podcasts weiter, ganz nach seiner Überzeugung: Training neu(ro) gedacht.

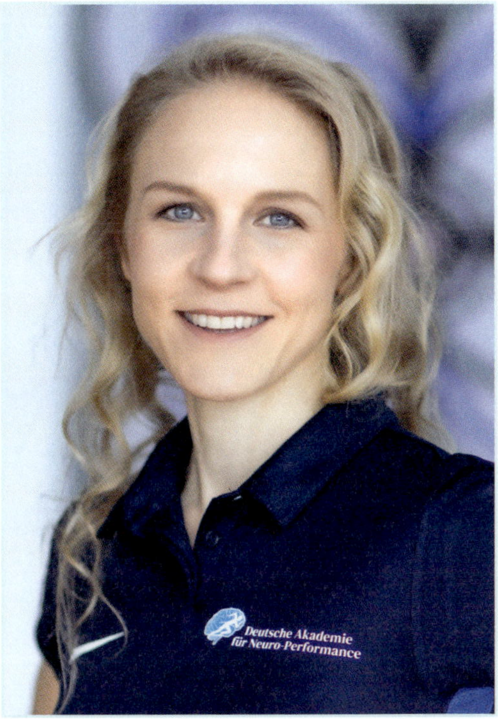

Lisa Könings ist Mitinhaberin der Deutschen Akademie für Neuro-Performance, zertifizierte Ernährungsberaterin (DGE), Z-Health® Practitioner, Personal Coach, Referentin, unter anderem im Rahmen des betrieblichen Gesundheitsmanagements, Mitglied beim BerufsVerband Oecotrophologie (VDOE), beim Verband für Ernährung und Diätetik (VFED) sowie bei der Deutschen Gesellschaft für Ernährung (DGE). Neben ihrem Studium der Diplom-Ökotrophologie absolvierte sie zudem eine Ausbildung zur Gesundheits- und Fitnesstrainerin und nahm an zahlreichen Fortbildungen bei den genannten Verbänden teil. Mit dieser einzigartigen Kombination setzt sie neue Maßstäbe in der Ernährungsberatung unter Anwendung neurozentrierter Prinzipien. Deshalb führte sie ihr Weg über das Qualitätsmanagement in einem Großkonzern zu einer eigenen Praxis, in der sie ihre wahre Berufung lebt: Menschen mit ernährungsassoziierten Problemen eine ganzheitliche Hilfe zu bieten, die die Beschwerden ursächlich behandelt und ihnen somit wieder mehr Lebensqualität ermöglicht, getreu dem Motto: Train smart. Eat smart. Be smart.

Des Weiteren gibt sie ihr Wissen und ihre Vision, Ernährung, Training und Lebensstil neurozentriert anzugehen, in Fachartikeln und als Podcasterin an ein breites Publikum weiter.

Dank

Unser Dank geht an die vielen Kolleginnen und Kollegen sowie Partner für den stetigen Austausch und ihre Unterstützung. Ein besonderer Dank gilt Dr. Eric Cobb, dem Gründer von Z-Health®, ohne dessen Pionierarbeit im Feld des neurozentrierten Trainings dieses Buch so nicht möglich gewesen wäre.

Ebenfalls bedanken möchten wir uns bei allen unseren Kunden und Klienten sowie Seminarteilnehmern für ihre Treue und ihr Vertrauen. Nur durch sie ist es uns möglich, bei unserer täglichen Arbeit zu wachsen und stetig besser zu werden.

Weiterführende Literatur

Deutschsprachige Bücher

Asprey, Dave (2017): *Hirntuning. Die Bulletproof-Methode für höhere geistige Leistungsfähigkeit, besseren Schlaf und mehr Energie*. riva Verlag, München

Berndt, C. (2015): Resilienz. *Das Geheimnis der psychischen Widerstandskraft. Was uns stark macht gegen Stress, Depressionen und Burn-out*. 7. Auflage, dtv, München

Deepak, Chopra, Tanzi, Rudoph E. (2013): *Super Brain. Angewandte Neurowissenschaften gegen Alzheimer, Depression, Übergewicht und Angst*. Nymphenburger bei KOSMOS, Stuttgart

Butler, David S., Moseley, Lorimer G. (2016): *Schmerzen verstehen*. 3. Auflage, Springer, Heidelberg

Dennison, Paul E., Dennison, Gail E. (2015): *Brain Gym® – das Handbuch*. 3. Auflage, VAK, Freiburg

Doidge, Norman (2017): *Neustart im Kopf. Wie sich unser Gehirn selbst repariert*. 3. Auflage, Campus Verlag, Frankfurt am Main

Foote, Amanda (2023): *Ernährung für mentale Gesundheit – kompakt. Wie Nahrungsmittel die Psyche stärken*. riva Verlag, München

Gonder, Ulrike, Heilmeyer, Dr. med. Peter (2017): *Essen! Nicht! Vergessen! Demenzrisiko einfach wegessen – oder: Wie die Ernährung vor Alzheimer & Co. schützen kann*. Systemed im riva Verlag, München

Kabat-Zinn, Jon (2019): *Im Alltag Ruhe finden. Meditationen für ein gelassenes Leben.* Überarbeitete Neuausgabe, 3. Auflage, Knaur.Leben, München

Kreutzer, Martin, Weisdorf, Simone (2018): *Anti-Entzündungs-Ernährung gegen Rheuma, Arthrose und Gicht. Richtig essen für starke Gelenke.* riva Verlag, München

Lienhard, Lars, Schmid-Fetzer, Ulla, Cobb, Dr. Eric (2019): *Neuronale Heilung: Mit einfachen Übungen den Vagusnerv aktivieren – gegen Stress, Depressionen, Ängste, Schmerzen und Verdauungsprobleme.* riva Verlag, München

Nestor, James (2021): Breath. *Atem: Neues Wissen über die vergessene Kunst des Atmens.* 15. Auflage, Piper, München

Skuban, Ralph (2020): *Die Buteyko-Methode: Wie wir unsere Atmung verbessern für mehr Gesundheit und Leistungsfähigkeit im Alltag, Beruf, Yoga und Sport.* Crotona, Amerang

Storr, Martin, Weißbrod, Julia (2018): *Darmgesund kochen: Wie die richtige Ernährung Ihren Darm beruhigt.* TRIAS, Stuttgart

Seth, Anil (2015): *Das Gehirn in 30 Sekunden: Die wichtigsten Erkenntnisse und Theorien aus der Geschichte der Neurowissenschaften.* Librero IBP in der Bielo Verlagsgesellschaft, Köln

Schmiedel, Volker (2019): *Nährstofftherapie. Orthomolekulare Medizin in Prävention, Diagnostik und Therapie.* 4. Auflage, Thieme Verlag, Stuttgart

Englischsprachige Bücher

Benedetto, F. (2011): *The Patient's Brain. The Neuroscience Behind the Doctor-Patient Relationship.* Oxford University Press, Oxford

Craig, A. D. (2015): *How Do You Feel? An Interoceptive Moment with Your Neurobiological Self.* Princeton University Press, New Jersey

Gonzales, Laurence (2017): *Deep Survival: Who Lives, Who Dies, And Why.* W. W. Norton & Company

Moseley, G. Lorimer, Butler, David S. (2017): *Explain Pain Supercharged.* Noigroup Publications, Adelaide/Australien

Tsakiris, Manos, De Preester, Helena (2019): *The Interoceptive Mind. From Homeostasis to Awareness.* Oxford University Press, Oxford

Deutsch- und englischsprachige Artikel

Aulenkamp, Jana, Steinmüller, Kathrin, Icenhour, Adriane, Elsenbruch, Sigrid (2022): Vom Bauchgefühl zum viszeralen Schmerz. In: *Der Schmerz* 36, S. 182–188. link.springer.com/article/10.1007/s00482-021-00614-w

Groh, Alexander, Mease, Rebecca, Krieger, Patrik (2017): Wo der Schmerz in das Bewusstsein tritt: das thalamo-kortikale System bei der Schmerzverarbeitung. In: *e-Neuroforum*, Band 23, Heft 3, S. 157–163. doi.org/10.1515/nf-2017-0019

Melzack, Ronald, Katz, Joel (2006). Pain in the 21st Century: The Neuromatrix and Beyond. In: *Psychological Knowledge in Court*, S. 129–148. link.springer.com/chapter/10.1007/0-387-25610-5_7

Verwendete Materialien und Apps

Bezugsquellen

Die in diesem Buch verwendeten Materialien wie Vision Stick, Augenklappe, Snellen Chart, Bauchgurt, Rasterbrille, Relaxator, Faszienball sowie das Z-Vibe können beispielsweise über **www.artzt.eu** bezogen werden. Ebenfalls gibt es dort auch ein Neuro-Starter-Set, wenn Sie tiefer in das Neuro-Training einsteigen möchten. Viele der genannten Materialien finden Sie auch bei Perform Better unter **www.perform-better.de**.

Trainingskarten: Die in Kapitel 3 und 5 zum Testen und bei verschiedenen Übungen verwendeten Neuro-Trainingskarten erhalten Sie direkt bei uns in der Deutschen Akademie für Neuro-Performance unter **www.neuroathletik-training.de**.

Gerät zur Nervstimulation: Das in Kapitel 5 auf Seite 233 zur Vagusnervstimulation beschriebene Gerät der Firma Neuvana ist der Marktführer unter den transkutanen Vagusnervstimulationsgeräten (tAVNS). Weitere Informationen über das Gerät und Möglichkeiten, dieses zu erwerben, finden Sie unter **www.neuvanalife.com**.

Nützliche Apps

Apps bieten des Öfteren eine gute Trainingsmöglichkeit oder sind zur Bedienung von unterschiedlichem Equipment nötig. Hier finden Sie Informationen zu den Apps, die wir für die Übungen verwendet haben.

Neurally-App: Die App Neurally ist einfach zu bedienen und bietet Ihnen eine Vielzahl von Trainingsmöglichkeiten, wie sie in Kapitel 5 beschrieben sind. Somit lässt sich mithilfe der App beispielsweise die bildbasierte Thalamusaktivierung auf Seite 243 sehr einfach durchführen. Auch die Durchführung der Mirror-Box-Therapie auf Seite 159 ist mit der App möglich.

Der in Kapitel 3 beschriebene Sehtest lässt sich ebenfalls mit dieser App durchführen. Nutzen Sie dazu einfach die Funktion »Vision Charts«.

Recognise-App: Alternativ lässt sich zur in Kapitel 5 beschriebenen Rechts-links-Unterscheidung auch die Recognise-App nutzen. Diese ist jedoch nur in englischer Sprache verfügbar und besteht aus einer Vielzahl einzelner Apps für jeweils einen Körperbereich (Hand, Fuß, Rücken und so weiter). Darüber hinaus bietet sie jedoch die Möglichkeit, eigene Bilder zu integrieren, und besitzt weitere zusätzliche Funktionen wie zum Beispiel ein Memory-Spiel.

Snellen-App: Zum Testen des Sehvermögens gibt es eine Vielzahl unterschiedlicher, zum Teil auch kostenfreier Apps. Diese lassen sich sowohl für IOS- als auch Android-Systeme unter dem Suchbegriff »Snellen« im jeweiligen App-Store finden.

Bildnachweis

Alle Fotos im Innenteil von Nils Schwarz, www.nilsschwarz.com, außer:
Fotografie Stoess: 6
Jürgen Hofmann: 278
Lisa und Andreas Königs: 72, 93 u., 185 re. u., 243
riva Veralg: 263
riva Verlag unter Verwendung von Shutterstock/MattL_Images: 224
riva Verlag unter Verwendung von Shutterstock/LongQuattro: 32
Shutterstock/Andrey_Popov: 270
Shutterstock/Auttapon Wongtakeaw: 80
Shutterstock/Axel_Kock: 46
Shutterstock/Billion Photos: 8
Shutterstock/Chatham172: 256
Shutterstock/Denise I Johnson: 253
Shutterstock/Designua: 35
Shutterstock/Dilok Klaisataporn: 24
Shutterstock/Double Brain: 255
Shutterstock/Elena Eryomenko: 244
Shutterstock/Elena Terletskaya: 18
Shutterstock/gritsalak karalak: 38
Shutterstock/Ian Lesogor: 13 li. u.
Shutterstock/Inna Kharlamova: 230
Shutterstock/Iozzzk: 213
Shutterstock/Krakenimages.com: 19
Shutterstock/Leremy: 13 re. Mi., 13 u., 13 li. o.
Shutterstock/Macrovector: 44
Shutterstock/Marko Aliaksandr: 21
Shutterstock/matsabe: 13 re. o.
Shutterstock/mentalmind: 276
Shutterstock/Mopic: 116
Shutterstock/New Africa: 78
Shutterstock/Overearth: 74
Shutterstock/petrroudny43: 269
Shutterstock/Pikovit: 198
Shutterstock/rob9000: 223
Shutterstock/shopplaywood: 71
Shutterstock/smx12: 261
Shutterstock/Take Photo: 105
Shutterstock/TimeLineArtist: 29
Shutterstock/Toxa2x2: 251
Shutterstock/Vasilisa Tsoy: 31
Shutterstock/VectorMine: 27, 47

Überblick über die Übungen

Kapitel 3: Testen als Grundlage für Ihren Erfolg

Kapitel 5: Neurozentrierte Übungen bei Schmerzen

Nervenentspannung – die Informationsübertragung verbessern 160–177

Augentraining für mehr Sicherheit 178–197

Gleichgewichtsübungen 198–211

Atemübungen 212–221

Übungen für die Innenwahrnehmung 222–243